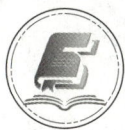

康复治疗技术专业创新型精品教材

"互联网＋"新形态教材

运动治疗技术

YUNDONG ZHILIAO JISHU

主　编　肖品圆　郭　辉

副主编　吴肖洁　高　宁　闫成龙　陈　松

编　者（排名不分先后）

丁学坤　万　康　代任涛　刘　全

刘广天　谷媛媛　李嘉城　姚宇琴

文一博　袁佳铭　路鹏程　谢翰宸

中南大学出版社
www.csupress.com.cn

·长沙·

图书在版编目（CIP）数据

运动治疗技术 / 肖品圆，郭辉主编. — 长沙：中
南大学出版社，2019.10
全国医药卫生类院校精品教材
ISBN 978-7-5487-3815-2

Ⅰ.①运… Ⅱ.①肖… ②郭… Ⅲ.①运动疗法 — 医
学院校 — 教材 Ⅳ.① R454

中国版本图书馆 CIP 数据核字（2019）第 256957 号

运动治疗技术

肖品圆　郭　辉　主编

□责任编辑	王雁芳　陈海波	
□责任印制	易红卫	
□出版发行	中南大学出版社	
	社址：长沙市麓山南路	邮编：410083
	发行科电话：0731-88876770	传真：0731-88710482
□印　　装	定州启航印刷有限公司	

□开　　本	787×1092　1/16	□印张 13.5	□字数 309 千字
□版　　次	2019 年 10 月第 1 版	□2019 年 10 月第 1 次印刷	
□书　　号	ISBN 978-7-5487-3815-2		
□定　　价	42.00 元		

前　言

　　康复医学始于20世纪初，战争催化了它的成长，在第一次世界大战中，出现了大量的脑神经损伤的年轻军人急需抢救治疗，一些从事神经医学及物理医学的医生开始对患者的运动障碍进行治疗。第二次世界大战期间及战后出现了大量的残疾患者，以欧美国家为主的医学家对受伤后引发的运动障碍进行了研究与治疗。到国家60年代后期各国相继成立了具有规模性的康复医学中心，加快了康复医学发展的步伐。运动治疗学作为提高日常生活能力的重要组成部分获得了快速的发展。我国康复医学始于20世纪70年代初，80年代末期在吸纳、总结、研究西方物理治疗的基础上，开始了残疾人运动障碍的治疗工作。

　　本书的编写在遵循"三基、五性"的基础上，适当介绍国内外最新进展，重点在于理论与实践相结合，提高动手能力。本书还加入了技术操作插图300余幅，便于读者理解、掌握和操作。本书主要学习对象为高职高专院校康复治疗学专业学员，还可供各类康复医学工作者临床康复治疗工作时参考。

　　本书由肖品圆进行统稿，吴肖洁编写项目七的任务一至任务三，高宁编写项目七的任务四、任务五，陈松编写项目四的任务一、任务二，闫成龙编写项目一的任务一、任务二，丁学坤编写项目五的任务一、任务二，谷媛媛编写项目一的任务三、任务四，万康编写项目八的任务一，代任涛编写项目三的任务三，刘全编写项目六的任务三、任务四，刘广天编写项目六的任务一、任务二，李嘉城编写项目三的任务一、任务二，姚宇琴编写项目九的任务一，文一博编写项目二的任务一、任务三，袁佳铭编写项目八的任务二、任务三，路鹏程编写项目九的任务二、任务三，谢翰宸编写项目二的任务二。

　　全书内容是国外先进经验与国内实践工作的结晶，坚持了先进性与实用性的统一。多数编者有过国外学习的经历，并在国内长期从事康复治疗工作和教学。本教材由肖品圆、高宁统稿，全国各高等职业院校和各医院中的共17位专业人员共同编写。在此向百忙中抽出时间编写的各位临床老师表示由衷的感谢。尽管编委有丰富的教学和临床工作经验，但难免有不尽如人意的地方，恳请各位同人及广大师生多提宝贵的意见和建议，以便再版时修订和完善。

另外，由于篇幅的限制，将牵引技术、有氧运动、呼吸训练、步行训练、水中运动、医疗体操、本体感觉性神经肌肉易化技术、Rood 技术、运动再学习技术、中医疗法部分的相关资源放于网络平台，有需要的读者请前往 www.textbookcenter.cn 自行下载学习。

编　者

目录

项目一
绪论

学习目标

1. 正确认识运动治疗技术的形成与发展。

2. 能够说出运动治疗技术的基本概念和分类。

3. 对运动治疗的作用、适应征及禁忌证有充分认识。

运动疗法是结合现代医学、运动理念，使病、伤、残者身心健康，功能恢复。它是一种重要手段，也是病、伤、残综合治疗的一个组成部分。其主要内容包括：.基本概念与运动疗法特点、运动治疗技术的形成与发展、运动治疗的作用、运动治疗技术的分类、运动治疗的适应证与禁忌证、运动治疗的注意事项、运动治疗常用的器械和设备等内容，其目的在于让学生了解运动治疗技术的形成与发展，熟悉运动治疗技术的基本概念与分类，最后严格掌握运动治疗的作用、适应证及禁忌证，将其规范化、合理化、最大限度化地运用于临床。

■ 任务一　运动治疗技术概念及特色

案例导入 ◆

　　李某，男，78岁，有高血压病史20年，长期服用降压药，3个月前突发脑卒中入院治疗，治疗后病情得到控制，但造成身体行动不便的后遗症，后转入康复科进行后续康复治疗。

思　考

康复科将为患者进行哪些康复治疗？

物理治疗技术包括运动治疗技术和物理因子治疗技术两部分。物理治疗技术指按摩、牵引、应用躯体运动、机械设备训练等力学因素和光、电、声、磁、冷、热等其他物理因素治疗和预防伤病的一种治疗方法。物理因子疗法是指运用光、电、声、磁、冷、热等物理因子治疗，对炎症减轻、疼痛缓解、肌肉瘫痪改善、痉挛抑制、防止瘢痕的增生以及促进局部血液循环都有较好的疗效。

一、运动治疗技术的概念

在康复治疗技术中，运动治疗技术作为基本和最积极的治疗方法，在发展过程中形成了自己独特的科学治疗体系。运动治疗技术在临床康复治疗中发挥着重要作用。运动治疗技术是指以运动学、神经发育学和生物力学为基本原理，通过主动或被动运动方式，采用徒手及器械进行训练，以恢复和改善伤、病、残患者生理、心理、情感及社会功能障碍的方法，是物理疗法的重要组成部分。运动疗法作为一种重要的康复治疗手段，适用于各种运动功能障碍性疾患，如偏瘫、截瘫、骨折术后康复等。

二、运动治疗技术的特点

（一）积极主动参与治疗

运动疗法本质上是通过患者主动运动来达到治疗的目的，而不是仅仅被动地接受治疗。运动治疗技术要求治疗对象及相关人员主动配合和参与治疗，强调在训练中激发患者的主观能动性和潜在能力，达到促进患者的身心功能障碍及社会功能障碍得到全面康复的目的。

（二）局部锻炼与全身治疗相结合

在运动治疗过程中，一方面采用活动肌肉关节的训练以锻炼肢体的局部功能，使功能障碍康复；另一方面要结合其他治疗方法和手段促进患者功能的全面康复，如通过体液调节和神经反射来改善全身功能等。

（三）预防与治疗相结合

运动治疗技术不仅对疾病有其独特的治疗作用，还可以在一定程度上预防疾病的发作。通过一些有氧训练方法，如慢跑、游泳等，可增强患者、老年人及亚健康人群的免疫功能，改善心肺功能与机体的代谢能力，促进身心健康。故运动治疗既能够用来治疗患者的身心功能障碍，减少后遗症，减轻并发症和不良后果，还可以用来锻炼身体、愉悦心情，预防疾病的发生。

【案例分析】

患者在康复科首先应进行的是运动疗法，是指以运动学、神经发育学和生物力学为基本原理，通过主动或被动运动方式，采用徒手及器械进行训练，以恢复和改善伤、病、残患者生理、心理、情感及社会功能障碍的方法，是物理疗法的重要组成部分。运动疗法作为一种重要的康复治疗手段，适用于各种运动功能障碍性疾患，如偏瘫、截瘫、骨折术后康复等。预防与治疗相结合，积极主动参与治疗，全身锻炼与局部锻炼相结合，预防疾病进一步发展。

■ 任务二　运动治疗技术的分类

案例导入 ◆

潘某，男，54岁，自觉左侧肢体乏力，临床治疗2天后入住医院康复医学科。患者第一次进入治疗室是坐着轮椅进来的，当时患者评估的基本情况大概是：①患者能在少量帮助下完成床上翻身、坐起、坐位移动等活动；②双腿跪位躯干骨盆不稳，平衡欠佳；③膝关节稳定性差，不敢负重站立、行走。患者本人期望是能恢复步行功能。

思　考

从临床实用角度分析，应对患者进行哪些训练。

运动疗法可分为全身运动疗法和局部运动疗法两大类。全身运动疗法是以恢复全身体力为目的的训练，局部运动疗法是以针对肢体局部运动功能障碍所进行的训练方法。除此，还有以下多种分类方法：

一、按治疗方式分类

（1）徒手运动疗法；
（2）器械运动疗法；
（3）水中运动疗法。

二、按治疗的顺序和内容分类

（1）局部功能恢复训练，包括关节活动度训练、力量性训练、协调性训练等；
（2）综合功能提高训练；
（3）日常生活动作训练；
（4）特殊训练，包括对截肢、腰痛患者的训练及呼吸训练等。

三、按临床实用角度分类

（一）传统的运动疗法

（1）维持关节活动度的运动疗法主要用于改善和维持关节活动范围，以利于患者完成功能性活动。根据是否借助外力，可分为主动运动、主动辅助运动和被动运动三种；根据是否使用器械可分为徒手运动和器械运动。

（2）增强肌力与肌肉耐力的运动疗法，肌力训练是根据超量负荷的原理，通过肌肉的主动收缩来改善或增强肌肉的力量。可根据肌肉力量级别的不同选择不同的方法。包括主动助力运动、主动运动、抗阻力运动。

（3）牵伸软组织的技术，牵伸是指使挛缩组织拉长或软组织短缩的治疗方法，主要作用于软组织，其目的是改善关节周围软组织的伸展性并降低肌张力，恢复或增加关节的活动范围，防止发生不可逆的组织挛缩，预防或降低躯体在活动或从事某项运动时出现的肌肉、肌腱损伤。根据牵伸方式、牵伸力量来源和持续时间，可分为手法牵伸、机械装置被动牵伸和自我牵伸三种。

（4）增强肌肉协调性的运动疗法。

（5）恢复平衡功能的运动疗法。

（6）恢复步行功能的运动疗法包括转移运动与步行练习两种。

（7）增强心肺功能的运动疗法包括放松性运动与耐力性运动两种。

（8）其他治疗技术包括牵引技术、推拿手法、水中运动、医疗体操等治疗方法。这些方法对缓解疼痛症状，增加关节活动度，增强肌力、耐力、平衡、协调及心肺功能等方面具有独特的治疗效果。

（二）神经生理疗法

主要针对治疗中枢神经系统损伤引起的运动功能障碍的治疗方法，包括：Bobath 疗法、Brunnstorm 疗法、本体感神经肌肉促进疗法、运动再学习疗法。

在对患者进行训练时往往是几种方法相互交叉贯穿在治疗的全过程。如对截肢患者进行特殊训练时是从局部功能训练开始，包括综合功能的提高和日常生活动作训练。

【案例分析】

该患者的训练从临床实用角度分析包括：维持关节活动度的运动疗法；增强肌力与肌肉耐力的运动疗法；牵伸软组织的技术；增强肌肉协调性的运动疗法；恢复平衡功能的运动疗法；恢复步行功能的运动疗法；神经生理疗法。

任务三 运动治疗技术的作用及适应证、禁忌证和注意事项

案例导入

陈某，男，76 岁，有高血压病史 20 年，长期服用舒降之，3 年前出现心绞痛，入院治疗，病情稳定后出院，期望为预防疾病的复发，改善动脉硬化，提高生活质量，进行广播体操、步行、慢跑等康复运动。

思 考

患者出院后的运动是否可以帮助预防疾病的复发？

一、运动治疗技术的目的

（一）增强心肺功能，改善呼吸功能

运动时肌肉活动，消耗体内大量的能源，新陈代谢水平急剧增高，运动时新陈代谢水平远高于休息水平，增加的程度与运动的强度成正比。运动时，心率加快，心肌收缩力加强，心输出量增加，呼吸加深、加快，胸廓和横膈的活动幅度增大，以适应机体的需要。

（二）改善运动的控制和协调性

运动可以使血液循环加快，增加供应骨骼肌肉系统的血液，并促进关节滑液的分泌，牵伸挛缩和粘连的软组织，维持和改善关节活动范围，提高和增强肌肉的力量和耐力，改善和提高平衡和协调能力，预防和延缓骨质疏松。

（三）促进形成和发展机体的代偿功能

对于因伤病丧失一定解剖结构，虽经系统运动治疗，其功能仍难以完全恢复的患者，通过对健侧肢体或非损伤组织反复的功能训练，可以发展代偿能力，以补偿丧失的功能。如偏瘫患者健侧肢体经训练可能性代偿患侧肢体的功能；截瘫患者可通过训练上肢肌力以驱动轮椅，代偿下肢的行走功能。

（四）增强神经系统的调节能力

运动是一系列生理性条件反射的综合，适当的运动可以保持中枢神经系统的兴奋性，改善神经系统灵活性和反应性，维持正常功能，发挥对全身脏器的调节能力。

（五）提高内分泌系统的代谢能力

主动运动可以促进糖代谢，胰岛素分泌减少，维持血糖水平；增加骨组织对矿物质的吸收。

（六）预防长期卧床所致的并发症

长期卧床常影响机体的各种功能，如关节挛缩、肌肉萎缩、心肺功能降低等废用综合征；血液循环较差会导致深静脉血栓的形成；肠蠕动减弱，机体的消化和吸收功能下降，出现便秘等症状。运动疗法可有效预防或改善以上症状。

（七）调节精神和心理

运动可以提高内啡肽释放，改善患者情绪和心态，从而有利于患者的机体功能恢复。低中强度运动锻炼可以促进大脑皮质、尾状核等处的内啡肽分泌增多，从而产生镇痛作用；运动中机体代谢活动增强，肾上腺素分泌增加并由此而产生的欣快感，可以缓解精神和心理压力，打断抑郁或焦虑情绪与躯体器官功能紊乱之间的恶性循环，改善情绪、增强患者的信心；提高适应能力；增强社会交往等。

> **课程思政**
>
> 运动疗法不仅仅是一种治疗方法，更是一种态度。

二、运动治疗术的适应证与禁忌证

（一）适应证

1. 神经系统
（1）脑卒中；
（2）脑外伤；
（3）帕金森综合征；
（4）下运动元疾患；
（5）脑肿瘤。

2. 关节疾患
（1）关节挛缩；
（2）骨折及骨折后关节功能障碍；
（3）断肢再植及手外伤后；
（4）烧伤后关节挛缩；
（5）腰痛症；
（6）类风湿关节炎及强直性脊柱炎；
（7）脊柱侧弯。

3. 软组织损伤
（1）肌肉拉裂伤及肌腱断裂术后；
（2）肌萎缩；
（3）全身及内脏器官机能低下。

（二）禁忌证

1. 绝对禁忌证

（1）危重病需绝对休息者；

（2）持续发作的冠心病；

（3）心肌梗死后仍有偶发者；

（4）高血压患者安静时舒张压在120mmHg以上，收缩压在180mmHg以上者；

（5）直立性低血压；

（6）重症的心律不齐；

（7）Ⅱ～Ⅲ级的心功能障碍；

（8）动脉瘤；

（9）高热。

2. 相对禁忌证

（1）安静时舒张压在120mmHg以上，收缩压在180mmHg以上者；

（2）运动时血压急剧升高者；

（3）心室室壁瘤；

（4）心传导异常（WPW症候群）。

三、运动疗法的注意事项

在进行运动疗法的治疗时应注意以下方面：

（一）运动损伤

不适当的运动有可能导致或加重组织损伤，使患者的病情加重。常见导致损伤的因素包括：准备或结束活动不充分、运动方式选择不当、运动训练强度或总量过大、运动训练动作错误、高危患者的病情判断失误等。常见的损伤包括：关节扭伤或脱位、椎间盘突出或腰椎滑脱、韧带拉伤或断裂、骨折等。

（二）脏器功能超负荷或衰竭

疾病或损伤后各脏器功能储备都有不同程度的下降。如果运动强度或总量过大，超过功能储备，就可能诱发脏器功能衰竭。常见的脏器衰竭包括：心力衰竭、肾衰竭、呼吸衰竭等。

（三）诱发心脑血管事件

心脑血管事件指各种突发性心脑血管意外，包括脑卒中、心肌梗死、心脏骤停等。与运动相关的常见诱因包括：运动诱发血压过度升高导致脑血管破裂（脑出血）或左心房或动脉血栓脱落导致脑梗死、心律失常导致心脏骤停（窦性停搏、完全性传导阻滞合并心脏停搏、室性心动过速或心室颤动等）、心脏破裂、主动脉瘤破裂等。

【案例分析】

患者虽患有高血压病并有心绞痛病史，但经住院治疗后病情稳定，可以采用适当的运动治疗技术进行预防疾病复发。且适当的运动治疗技术可以增强心肺功能；改善呼吸功能；改善运动的控制和协调性；促进形成和发展机体的代偿功能；增强神经系统的调节能力；调节精神和心理。

■ 任务四　运动治疗常用器械和设备

案例导入 ◆

张某，半个月前突感到右侧肢体无力，经头部 CT 与 MRI 诊断为积极性脑梗，入院治疗，病情稳定后转入康复科，患者右侧肢体偏瘫，上肢肌力为 1 级，下肢肌力 3 级，右肩伴有关节脱位，活动受限，右侧肢体深浅感觉障碍，平衡能力较差，肢体协调能力较差。

思　考

患者如进行四肢康复治疗，可借助哪些器材？

在运动治疗中，常常需要借助很多治疗设备来达到训练目的，常用的器械和设备如下：上肢训练常用器械肋木架、悬吊架、手支撑器、弹簧拉力器、墙壁拉力器、哑铃、沙袋、肩关节训练器、前臂旋转训练器、腕关节训练器、体操棒、磨砂板、重锤式手指训练器、分指板、上螺丝、上螺母、抛接球。

一、下肢训练常用器械

起立床、站立架、股四头肌训练器、踝关节训练器、踝关节矫正板、平衡板、平行杠、助行器、训练阶梯、功率自行车、运动平板、四肢联动训练器、实用步行训练装置。

二、其他常用训练设备

姿势矫正镜、训练球、训练床、训练凳、运动垫、楔形垫、牵引装置、等速肌力训练仪、辅助设备、平衡功能检测训练系统、下肢康复机器人。

【案例分析】

根据患者具体情况可使用的器械，上肢训练常用器械：肋木架、悬吊架、手支撑器、弹簧拉力器、墙壁拉力器、哑铃、沙袋、肩关节训练器、前臂旋转训练器、腕关节训练器、体操棒、磨砂板、重锤式手指训练器、分指板、上螺丝、上螺母、抛接球。

下肢训练常用器械：起立床、站立架、股四头肌训练器、踝关节训练器、踝关节矫正板、平衡板、平行杠、助行器、训练阶梯、功率自行车、运动平板、四肢联动训练器、实用步行训练装置。

学习检测

运动治疗的定义？

项目二
关节活动度的训练

学习目标

1. 能识别需要做关节活动度训练的患者症状。

2. 会正确使用关节活动度测量方法。

3. 具有针对不同患者、不同疾病，进行个性化治疗的能力。

　　卧床休息和石膏固定都会导致人体关节活动度受限、肌肉萎缩和软组织挛缩等问题。所以我们提倡在疾病早期就要进行全身各关节活动度训练，进而起到维持并扩大人体关节活动度和维持肌肉长度的作用。人体关节活动度受限的原因，一类是由肌肉的原因导致的关节活动度受限，叫作肌源性受限；另一类是由关节及周围软组织的原因导致的关节活动度受限，叫作关节源性受限。脑血管疾病、脑外伤、脊髓损伤、骨折、关节置换、运动损伤术后等疾病都会导致患者关节活动度受限，治疗师很重要的一项工作就是帮助患者训练关节活动度。

■ 任务一　基本概念

案例导入 ◆

　　孙某，女，54岁，因左肩关节疼痛伴活动受限1个月余来太和医院东院区骨伤三病区（骨与关节科）就诊。病史：患者1个月前无明显诱因出现左肩疼痛，呈持续性酸胀痛，夜间痛甚，不能左侧卧位，左肩关节活动受限，无发热、盗汗、双手麻木等不适。患者病后在外院查左肩X线片未见异常，行局部针灸、拔罐、膏药外敷等治疗，症状未见明显改善，为求进一步治疗，来我科就诊。查体：左肩皮色、皮温正常，周围压痛明显，活动受限明显（前屈70°，外展60°，后伸10°）。诊断：左肩周炎。

思　考

关节活动度受限的原因有哪些？

一、概念

　　关节活动范围训练是指利用各种方法以维持和恢复因组织粘连或肌痉挛等多种因素引起的各种关节功能障碍的运动疗法技术。关节活动范围是指关节运动时所通过的轨迹，主要沿着三个相互垂直的运动轴进行，包括前屈—后伸、内收—外展、内旋—外旋等。正常各关节的屈伸和旋转均有一定的角度范围，此范围就是关节的活动度；各关节都有其正常活动范围，也就是关节活动度的正常值。这些正常值根据个体、性别、年龄、职业、人种、运动史而有所不同。

　　关节活动度训练主要针对的是有关节活动受限、关节僵硬的患者，如脑血管病、脊髓损伤长期卧床导致关节活动受限、关节僵硬的患者，还有骨折术后、石膏固定后、关节置换术后、运动损伤术后具有关节功能障碍的患者。

二、影响关节活动范围受限的因素

（一）正常的生理因素

　　限制关节活动范围的生理因素主要包括：骨性限制、软组织的限制、韧带的限制和肌肉的张力以及失神经支配等。

　　1. **拮抗肌的肌张力**　如髋关节的外展动作受到内收肌张力的限制，使它不能过度外展，同样的，髋屈肌会限制髋部的伸展动作。又如，在膝关节伸展位进行屈髋将受到腘绳肌的限制。

　　2. **软组织相接触**　如髋膝关节屈曲与胸腹部相接触影响髋膝关节的过度屈曲。

　　3. **关节的韧带张力**　关节韧带强，则活动的幅度就小，如髋伸展受髋部韧带的限制，伸膝时会受到前交叉韧带、侧副韧带等的限制。

4. 关节周围组织的弹性情况 关节囊薄而松弛，关节的活动度较大，如盂肱关节与胸锁关节同属轴关节，但因关节囊松紧不同而关节活动度不同，前者较为灵活。

5. 骨组织的限制 如伸展肘关节时，会因关节形态而有骨与骨的接触，限制肘过伸。

（二）病理性因素

1. 关节周围软组织挛缩 关节囊外软组织挛缩可导致关节活动受限，影响关节的主动、被动运动范围。临床上，由于关节长期制动、卧床、创伤、烫伤等造成肌肉皮肤短缩，形成瘢痕而导致挛缩。

2. 神经性肌肉挛缩 主要包括 3 种：反射性挛缩、痉挛性挛缩、失神经支配性挛缩。

（1）反射性挛缩：为了减少疼痛，长时间将肢体置于某一种强制体位造成的挛缩。

（2）痉挛性挛缩：中枢神经系统原因所致的痉挛性疾患，因肌张力亢进造成的挛缩为痉挛性挛缩。如关节的主动肌进行运动时，因拮抗肌不能放松而将限制关节的运动范围。

（3）失神经支配性挛缩：因末梢神经疾患，肌肉失神经支配所致的弛缓性瘫痪造成的挛缩。由于肌张力低下，患者身体在抗重力、阻力的情况下不能完成某种动作，因此将影响关节的主动运动，不能达到全关节的活动范围。

3. 粘连组织的形成 发生于关节内、关节周围软组织的粘连以及引起该关节活动的主要肌肉的粘连。例如，关节组织受损伤后，大量的浆液纤维组织渗出，局部出现胶原纤维，导致粘连形成，又因为疼痛，关节活动少、不充分，使韧带、肌腱等被胶液粘在一起，一旦形成组织粘连，将影响关节的运动范围。同样，关节的周围组织烧伤、烫伤后形成的瘢痕也将与皮下软组织粘连，降低关节的活动范围，影响关节的主动、被动运动。因此，应在不加重患者的损伤及不引起难以忍受的疼痛的条件下，尽早做轻柔的关节被动或主动活动，维持关节周围组织的灵活性，防止粘连的发生，以缩短功能恢复的时间，增大关节活动范围。

4. 关节内异物 如关节外伤后，关节腔内纤维软骨撕裂，使关节内产生异物，造成关节活动受限。

5. 关节疾患 如类风湿关节炎、关节僵硬、异位骨化、骨性关节炎等，也将影响关节的活动范围。

6. 疼痛、保护性肌痉挛 关节损伤后，由于疼痛或为了防止进一步的损伤而常常限制关节局部的活动，疼痛还常引发保护性痉挛，其后会产生继发性粘连和挛缩。这将影响关节的主动运动，偶尔也会影响被动运动。

7. 关节长时间制动后 关节周围的结缔组织是由网硬蛋白和胶原组成，这是一种疏松的网状组织，关节损伤后制动将使胶原纤维和网硬蛋白沉积，形成致密的网状结构。受伤后的关节固定 2 个星期后就会导致结缔组织纤维融合，导致关节运动功能受限。如肩关节受损后，如不固定，18 天内就能恢复；如固定 1 周，则需 52 天才能恢复；如固定 2 周，需 121 天才能恢复；如固定 3 周，则需 300 天才能恢复。因此应在不使损伤、疼痛加重的情况下，尽早进行关节的被动活动。

【案例分析】

限制关节活动范围的生理因素主要包括：骨性限制、软组织的限制、韧带的限制和肌肉的张力及失神经支配等。

任务二 关节活动度的训练方法

案例导入

潘某，男，17岁，于2016年4月12日玩单杠从高处摔下，肘关节脱位，X线片检查显示肱骨滑车骨折，当时并未进行康复治疗，而是在家做引体向上、推举哑铃等高强度动作。随后诊断有骨化性肌炎，手肘角度受限，肘关节无法弯曲到正常进食，写字时无法将手心转向桌面，遂于5月21日来医院就诊。经专家评估显示肘关节无法完全伸直，屈曲角度为90°，末端有明显的肌肉拉扯感，触诊肱二头肌、肱三头肌、疤痕组织紧张。肘关节做主动屈伸时内侧副韧带处疼痛明显，已经影响到正常进食及基本生活学习。故遵循治疗计划进行手法及运动训练康复。

思 考

如果你是一名康复治疗师，你会用什么方法来帮助他改善并恢复膝关节活动度。

维持关节活动范围的训练是以维持正常或现存关节活动范围和防止关节挛缩、变形为目的。有时无须肌肉主动收缩参与运动，而是借助他人、器械或自我肢体辅助来完成即可。

一、防止关节周围软组织挛缩造成的关节活动障碍

患者肢体损伤制动后，在短期内就可能引起关节的挛缩和变形。因此，在患者卧床期间，就要认真考虑预防关节挛缩的发生。常用的方法有：

（一）保持肢体良好的体位

具体操作参见项目七《体位摆放及转移训练》。

（二）体位转换如翻身、坐起等，可防止关节挛缩，保持关节活动度

具体操作参见项目七《体位摆放及转移训练》。

（三）被动运动

1. 目的　通过适当的关节被动运动，可保持肌肉的生理长度和张力，保持关节的正常活动范围。被动活动对恢复关节正常活动范围有较大的帮助，是维护关节正常形态和功能不可缺少的方法之一，特别是对有轻度关节粘连或肌痉挛的患者，做关节的被动活动训练非常有利。对于肌肉瘫痪的患者，在神经功能恢复前应及早进行关节的被动运动，可以达到维持关节正常活动范围的目的。

2. 训练方法

（1）躯干的被动活动方法（图2-1）：患者仰卧位，患侧下肢膝屈曲，治疗师一手固定患者的一侧肩关节，另一只手放在患侧骨盆部位，使肩和骨盆向相反的方向旋转并停留数秒钟，以达到充分牵拉患侧躯干的作用。

（2）肩关节屈曲的被动活动方法（图2-2）：患者仰卧位，治疗师一手握住患者肘关节上方，另一只手握住腕关节处，然后慢慢把患者上肢沿矢状面向上高举过头。

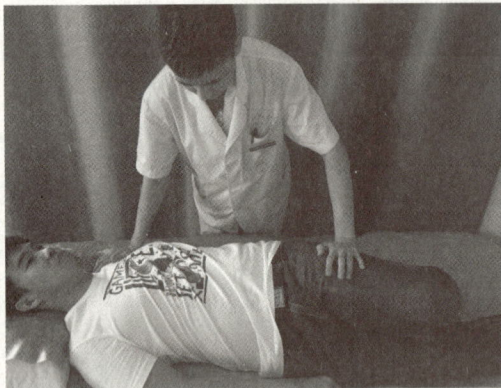

图2-1　躯干被动活动

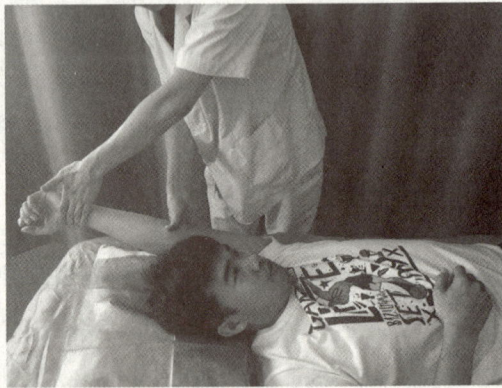

图2-2　肩关节屈曲被动活动

（3）肩关节外展的被动活动方法（图2-3）：患者仰卧位，治疗师一手握住患者肘关节上方，另一只手握住腕关节处，然后慢慢将患者上肢沿额状面向上高举过头，但当患者上肢被动移到外展90°时，要注意将上肢外旋后再继续移动直至接近患者同侧耳部。

（4）肩关节内外旋的被动活动方法（图2-4、图2-5）：患者仰卧位，肩关节外展90°伴肘关节屈曲，治疗师一手固定肘关节，另一只手握住患者的腕关节，以肘关节为轴，将上肢向内、向外方向旋转。

（5）肘关节的被动活动方法（图2-6）：患者仰卧位，上肢呈外展位，治疗师一手固定肘关节，另一只手握住腕关节做肘关节的屈伸动作。

（6）前臂和腕关节的被动活动方法（图2-7～图2-10）：前臂的被动活动包括旋前、旋后动作。患者肘关节处于屈曲位，治疗师一手握住腕关节上方进行固定，另一手抓握手指，然后

肩关节被动活动

肘关节被动活动

旋转前臂，进行旋前旋后的动作。腕关节的被动活动方法与肘关节的方法相似，但治疗师手的握法稍有不同，其一手握住腕关节的上方，另一只手握住腕关节的下方，做腕关节的屈曲伸展动作。

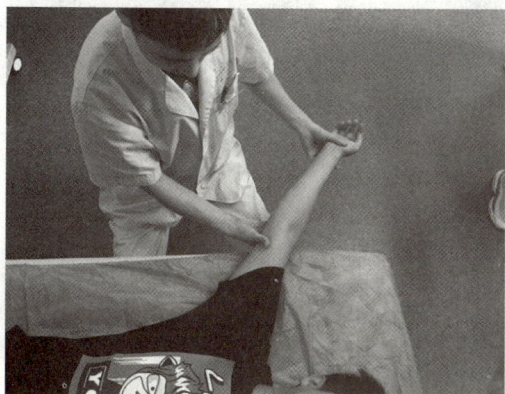

图2-3　肩关节外展被动活动

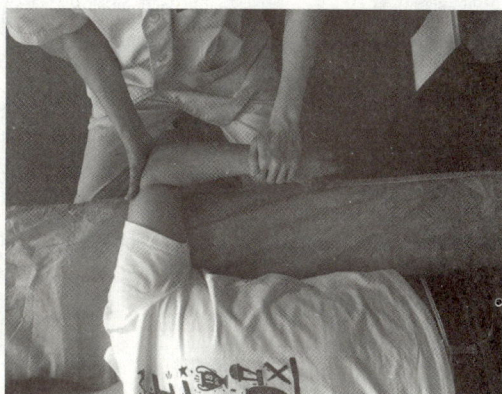

图2-4　肩关节内旋被动活动

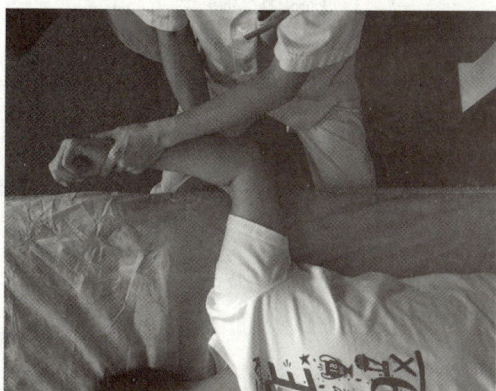

图2-5　肩关节外旋被动活动

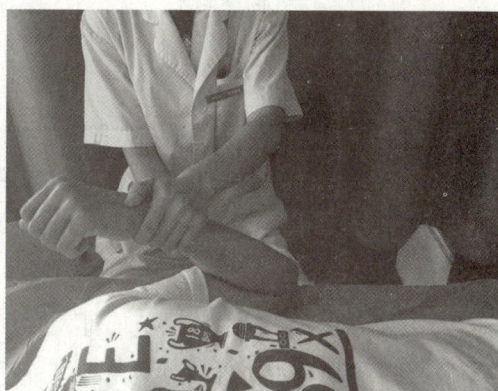

图2-6　肘关节屈曲被动活动

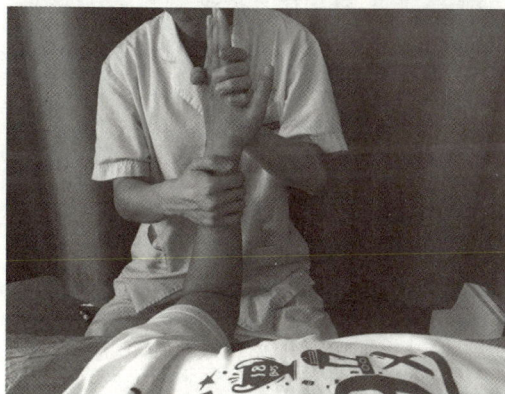

图2-7　前臂旋前被动活动

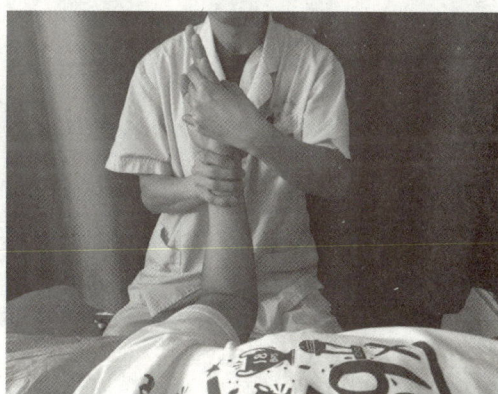

图2-8　前臂旋后被动活动

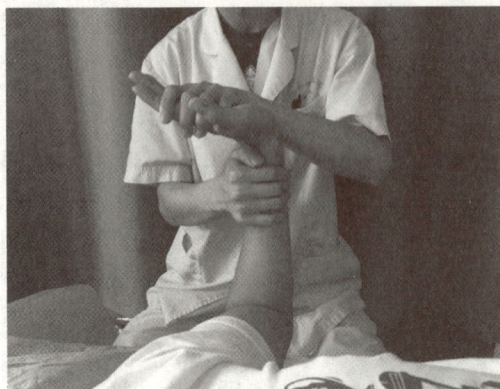

图 2-9　腕关节背屈被动活动

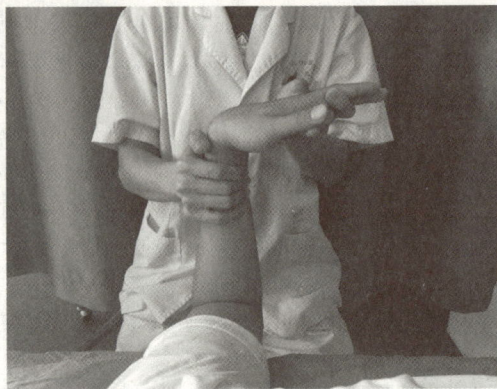

图 2-10　腕关节掌屈被动活动

前臂被动活动

腕关节被动活动

（7）髋关节屈曲的被动活动方法（图 2-11）：患者仰卧位，治疗师一手托住患者小腿，一只手用手心托住患者足跟处，双手将患者大腿沿矢状面向上弯曲，使大腿前部尽量接近患者腹部。

（8）髋关节伸展的被动活动方法（图 2-12）：患者俯卧位，治疗师一手抓握踝关节上方另一只手从下方抓住膝关节前部，并用前臂托住患者小腿和膝关节部位，用力向上方抬，被动伸展髋部。

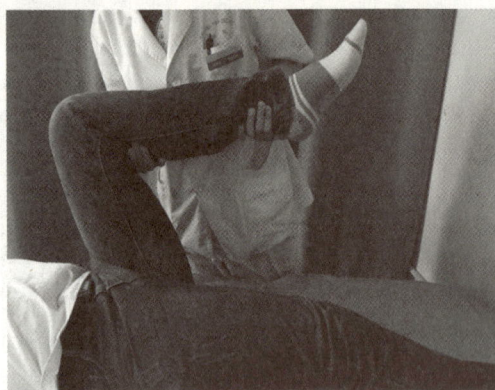

图 2-11　髋关节屈曲被动活动

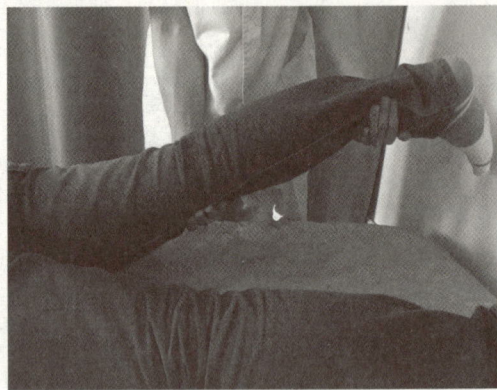

图 2-12　髋关节伸展被动活动

（9）髋关节外展的被动活动方法（图 2-13）：患者仰卧位，治疗师一手放在膝关节下方，另一只手握住患者踝关节上方，将下肢沿额状面方向移动，一直达到全关节活动范围。

（10）踝关节背屈的被动活动方法（图 2-14）：患者仰卧位，治疗师一手固定踝关节上方，另一只手用手心握住患者的足后跟，前臂贴住患者足掌及外侧，用力向上方拉动。

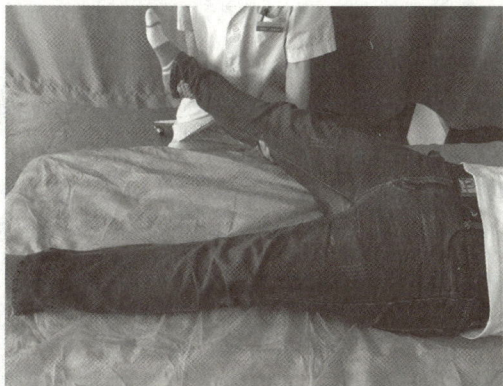 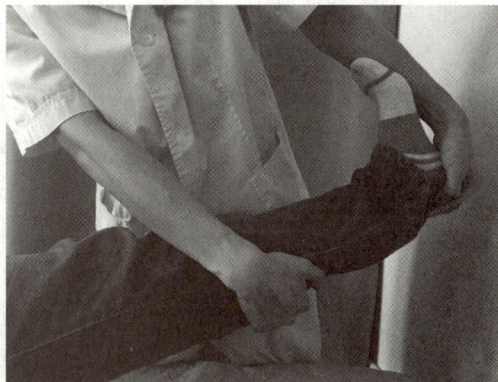

图 2-13　髋关节外展被动活动　　　　图 2-14　踝关节背屈被动活动

3. **注意事项**　在进行关节被动运动时要注意以下原则：

（1）对于因伤病而暂时不能活动的关节，要尽早在不引起病情、疼痛加重的情况下进行关节的被动活动，活动范围应尽可能接近正常最大限度的活动。

（2）关节活动范围的维持训练应包括身体的各个关节；每个关节必须进行全方位范围的关节活动（如肘关节屈曲、伸展；肩关节的屈曲、伸展、内收、外展、外旋和内旋等）。

（3）固定关节的近端，被动活动远端；运动时动作要缓慢、均匀；每次各方向活动进行3～5遍。

（4）必须熟练掌握关节解剖学结构、关节的运动方向、运动平面及其各个关节活动范围的正常值等。

（5）每次活动只针对一个关节，固定的位置应尽量接近关节的中心部位。

（6）对于跨越两个关节的肌群，应在完成逐个关节的活动后，再对该肌群进行牵张。

（7）对于那些活动受限的关节或长期处于内收、屈曲位的关节，要多做被动牵拉运动，如牵拉跟腱维持踝关节的背屈活动、对屈曲的肘关节做伸展活动等。

（8）患者的体位应舒适，被固定的部位要稳定、牢固。

（9）关节的被动活动之前，要对患者做好解释工作，以得到患者的合作。

（10）在运动某一关节时，要给予该关节一定的牵拉力，这样可减轻关节面之间的摩擦力，使训练操作容易进行，并能保护关节，防止关节面挤压。

4. **关节松动术**　具体操作手法参见项目三。

二、防止神经肌肉性挛缩造成关节活动障碍

主动运动训练　主动运动在运动疗法技术中应用最为广泛，对于神经性痉挛或挛缩可使用放松训练及主动的关节活动训练等方法扩大关节的活动范围。

（1）放松训练：

目的：放松训练不仅可用于减轻痉挛，增加关节的活动范围，也可用在增强肌力训

练或其他运动疗法之后，以消除肢体的疲劳感。肌张力常受意识的影响，对肌张力升高的患者，关节活动范围受到限制，若采取一定的放松训练，能较好地增大关节运动范围。

训练方法：放松时，除要求治疗师有一定的技巧外，还要使患者明确放松的含义和作用，增强患者的自信心，使其较好地配合治疗师完成训练，大大提高放松效果。放松训练时的体位以卧位和坐位多见。临床常用的方法有对比法（contrast method）、交替法（re-ciprocal method）和暗示法（suggestive method）。①对比法：是根据肌肉强力兴奋收缩后将使同一肌肉产生相同程度放松的原理进行的一类放松训练。此方法从肢体的远端开始训练，然后再到肢体的近端；先从一侧肢体放松开始再到另侧肢体放松，按顺序进行。如指示患者用力握拳、放松；用力屈肘后放松；用力外展肩关节后放松等训练，做此训练时最好配合深呼吸同时进行，即肢体用力时要吸气；肢体放松时要呼气。但对于明显肺部疾病及高血压患者不能用此方法。②交替法：是根据主动肌强力收缩后导致拮抗肌产生松弛的原理进行的一类训练方法。如偏瘫患者上肢屈肌过分紧张，治疗师通过使其肘关节伸肌用力收缩来缓解屈肌的紧张，使之放松。③暗示法：此方法要求在特定的环境下进行，如房间温暖、通气良好、光线柔和，治疗师要用平静缓和的语调指导患者，使其把注意力集中在需要放松的部位，先想象此肢体"非常沉重"并重复数次，直至该部位显示为放松。

（2）徒手体操或利用设备的训练：

目的：主动运动还包括各种徒手体操或借助简单设备，如体操棒、肋木等增进关节活动范围。徒手体操是增进关节活动范围最常用的方法。

训练方法：肩关节由于长期固定而导致的运动功能受限，可采用太极拳中"云手"的方法，患者弓箭步站立位，指示患者用健手和前臂托住患侧肘部，随着身体重心前后移动做肩关节的划圈运动。当手指功能有障碍时，指示患者主动屈伸各指间关节，治疗师可帮助患侧手指屈伸。对于肘关节的屈伸障碍，有时也可借用一些简单的设备，如利用固定在墙上的肩肘关节旋转器或墙壁拉力器进行训练；对于手指功能有障碍的患者，可使用分指板、橡筋网等。对于膝关节功能障碍的患者，可利用固定的自行车、可调节坡度的跑台等进行改善关节活动范围的训练。

三、防止软组织粘连形成关节活动障碍

为防止损伤后软组织粘连，常用 RICE 法进行处理，即休息（rest）、冰敷法（ice）、压缩（compression）、抬高（elevation）。如 RICE 法常常应用于关节的急性损伤（图 2-15）：受伤部位的冷却可用冰水、冰袋、冷喷剂来进行，但要防止冻伤；压迫要稍重一些（可用弹力绷带、沙袋等），但注意不要使患者产生血液循环障碍；将患肢抬高至高于心脏的位置，可防止伤处出血、肿胀。急性期后，可以用温热疗法来减轻疼痛并开始进行关节的活动训练。当组织粘连有可能造成关节活动障碍时，应及时训练治疗，改善因组织粘连或挛缩引起的关节功能障碍。

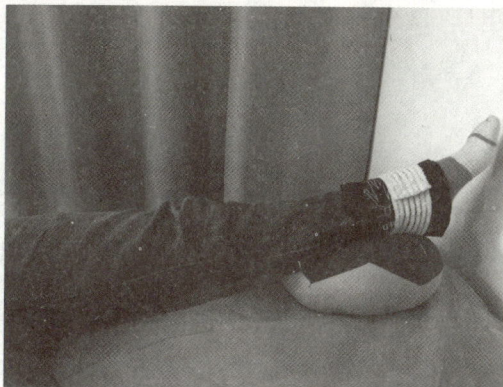

图 2-15　踝关节扭伤患者，冰敷踝关节并且抬高患肢

POLICE 原则

近年来，随着对运动医学研究的深入，医学界在此前经典处理原则——RICE 原则基础上，提出了一个更加科学的原则，这就是 POLICE 原则：

Protect，做好保护，防止受伤处再受创。

Optimal Loading，适当负重，让肌肉不能因为受伤而"休息"。

Ice，冰敷，禁止使用药物外敷及热敷。

Compression，加压包扎患处。

Elevation，多抽时间抬高患肢。

升级版的 POLICE 原则非常强调早期活动，尽管有研究认为两者在扭伤 6～8 周以后治疗效果无明显差异，但经 POLICE 原则治疗患者在伤后前 4 周的效果明显优于 RICE 原则，可使伤者尽早返回工作岗位。特别提醒大家，禁止使用药物外敷（红花油等）、针灸及手法按摩等错误治疗，此类方法无明确的科学证据支持，甚至会因处理不当而加重病情。

改善软组织粘连挛缩。挛缩多是由于皮肤、肌肉及包绕关节周围的软组织变化而引起，运动疗法是有效的治疗手段，常用方法如下：

1. 伸张训练　是使关节周围挛缩的软组织松弛的一种牵拉矫正方法，常常利用治疗师的手法、训练器具或患者自身的重量、体位等方法进行牵张。

（1）目的：持续牵伸关节周围组织，缓解关节肌肉痉挛，扩大维持关节活动范围。

（2）方法：

方法一：外力牵张。选择不同的作用力，根据关节挛缩的原因和程度、伸展的难易程度、患者体力、挛缩部位以及器具类型等决定外力。在外力下伸张单个或多个关节的周围组织，使挛缩的组织得到伸展。

1）利用患者自身重量的方法（图 2-16、图 2-17）：髋关节屈曲受限的患者，在双膝跪位下，可利用自身体重进行矫正，被动加大髋关节的屈曲活动范围，若此训练在浴池中或热敷后进行效果更佳。对于膝关节屈曲受限的患者，也可利用此体位，再加上身体的重量来训练。

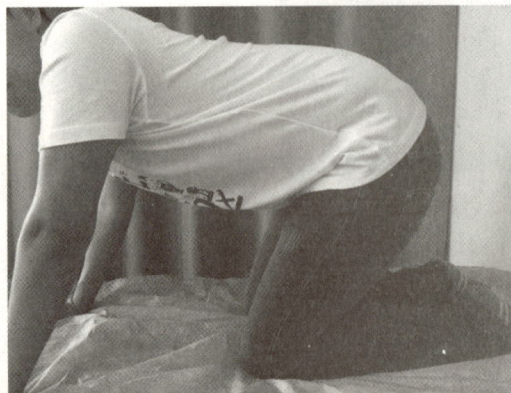

图 2-16　利用自身体重改善髋关节屈曲　　　图 2-17　利用自身体重改善膝关节屈曲

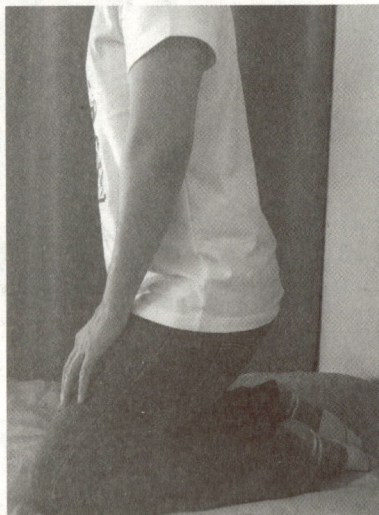

对于偏瘫患者的足下垂，可让患者站在踝关节矫正板上，利用自身的体重进行被动牵拉，矫正度数及楔板高度的选择可根据患者的具体情况而定，若关节受限程度较大，初期可用较小高度的楔板，再逐渐增加高度进行矫正（图 2-18）。

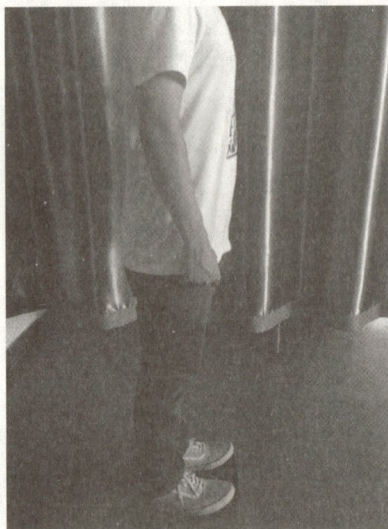

图 2-18　利用楔板改善足下垂

2）利用重物重量的方法（图 2-19、图 2-20）：可以利用将沙袋、哑铃直接或间接地放在患者的肢体上的方法进行伸张，治疗师可根据患者治疗的状况，逐渐加大或减少重物的重量或延长牵拉的时间来伸张关节。

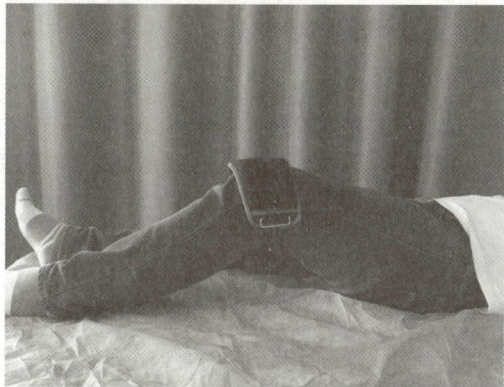

图 2-19　利用沙袋改善膝关节伸直

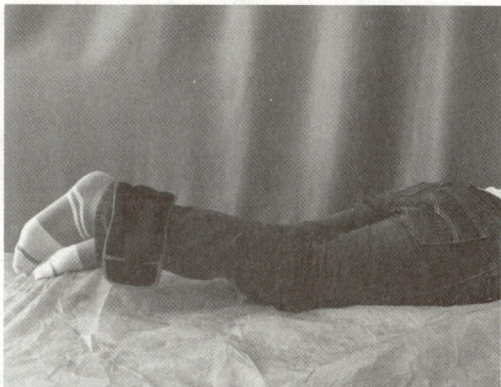

图 2-20　利用沙袋改善膝关节伸直

3）利用体位的方法（图 2-21）：可利用仰卧位时对髋部产生的自然下垂的压力、健侧下肢保持屈曲位时产生的牵拉力等改善关节周围肌肉的挛缩，或将健侧下肢悬吊并使之处于屈曲位，然后在患侧下肢膝关节上方挂一重物以加强对髋部向下伸展的牵拉力，矫治髋关节的屈曲挛缩。

4）治疗师徒手治疗方法：手法训练可以增加关节的活动范围。常用的方法为：被动运动、辅助及主动运动和抗阻运动等。治疗师应正确掌握牵拉的力度，一旦掌握熟练的手法操作后，就能收到良好的效果，特别是对于骨折和手术后固定的患者应进行早期训练，在应用主动运动的同时可结合关节的被动伸展手法。常见的手法操作举例如下：

股四头肌伸展法（图 2-22）：患者俯卧位，治疗师一手固定大腿远端，另一只手的前臂支持小腿部位，并缓慢用力向患者头部方向进行牵拉，再指示患者用力伸展膝部，进行膝关节的等长运动，然后继续牵拉膝部，再指示患者进行主动的膝关节伸展动作。

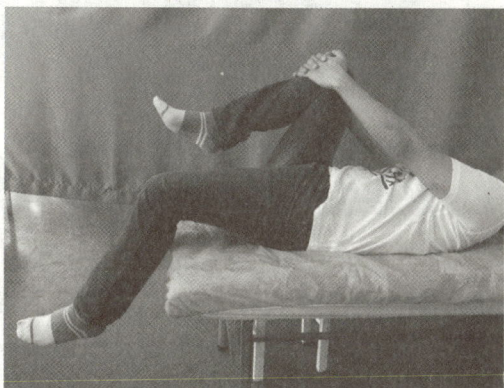

图 2-21　利用体位矫治髋关节屈曲挛缩

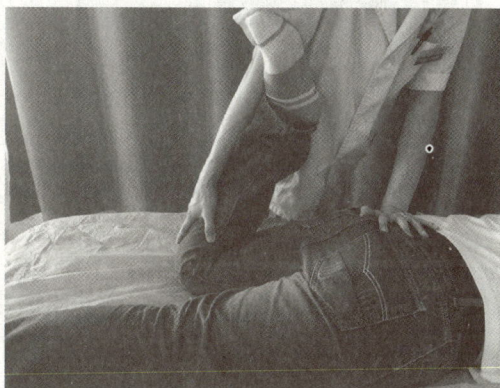

图 2-22　治疗师帮助患者牵拉股四头肌

双下肢屈膝肌群的伸展法（图 2-23）：患者长坐位，双上肢向前伸展。治疗师位于患者身后，双手放于患者肩部，指示患者向前方弯腰，进行躯干和髋关节的屈曲动作，尽量用手指去触摸足尖。训练时，应保持双膝伸展位，不可屈膝。

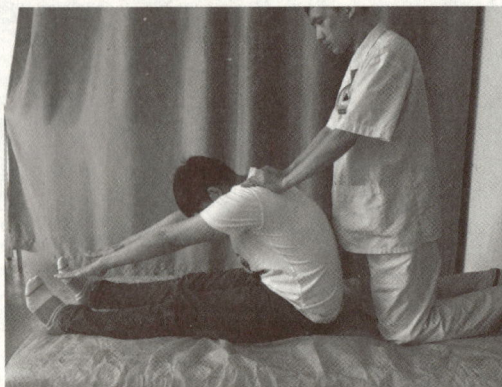

图 2-23　治疗师帮助患者牵拉腘绳肌

5）利用器械的方法（图 2-24、图 2-25）：对于膝关节屈曲受限的患者，可进行下蹲训练，再用自身体重下压来扩大膝关节的屈曲活动范围。在下蹲过程中注意使患者保持足跟着地。治疗师也可利用肋木让患者保持稳定的体位，然后再下蹲进行改善膝关节屈曲受限的训练。

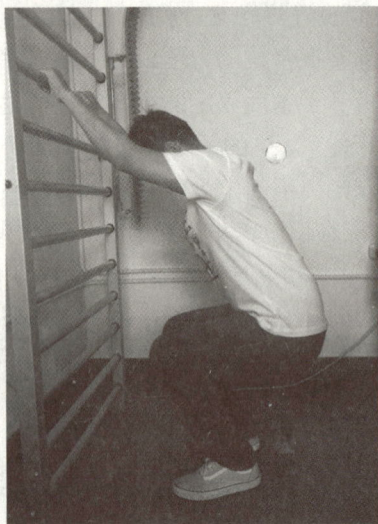

图 2-24　利用肋木和自身体重改善膝关节屈曲

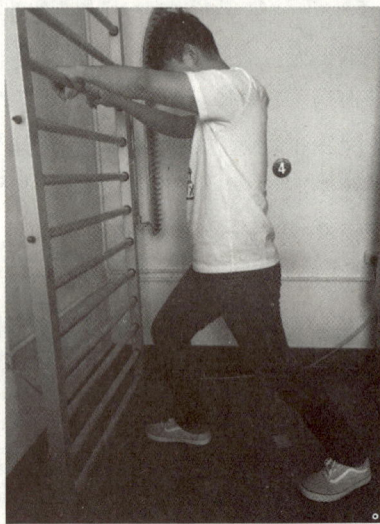

图 2-25　利用肋木和自身体重改善膝关节屈曲

6）利用拮抗肌收缩的方法：指利用短缩肌的拮抗肌随意收缩来对抗肌肉短缩，而增大关节活动范围的一种训练方法，主要适用于疼痛或僵直而发生肌肉短缩时。

方法二：自我牵张训练。具体操作如下：

1）髋膝关节屈曲动作的自我牵张方法：患者长坐位，将左手放在膝关节下方，用力将下肢拉起（图 2-26）。指示患者将右手放在小腿上，尽量将下肢屈曲靠近自己的胸部。

2）髋关节外展外旋动作的自我牵张方法（图 2-27）：患者将左足掌顶在右腿膝部，左手放在左侧膝关节部位，轻轻向下振动。

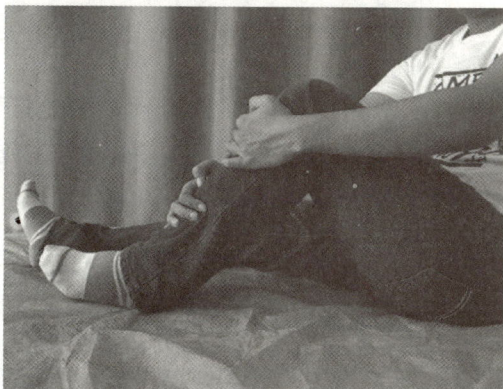

图 2-26 髋膝关节屈曲的自我牵张

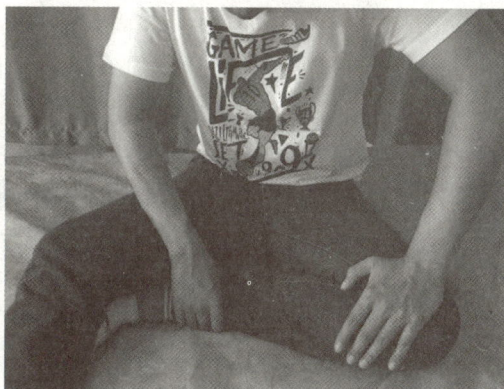

图 2-27 髋关节外展外旋的自我牵张

3）踝关节背屈动作的自我牵张方法（图 2-28）：患者将左手掌根部放在前足掌的下方并用力朝着膝关节方向拉动。

4）腘绳肌的自我牵张方法（图 2-29）：仰卧位，患者右手抓住右侧大腿的裤子，用力向上把腿拉起，用左手抓住踝关节部位，将右手掌放在膝关节前方，左手用力将小腿朝自己头部方向拉动，同时指示患者用右手保持膝关节的伸展位。

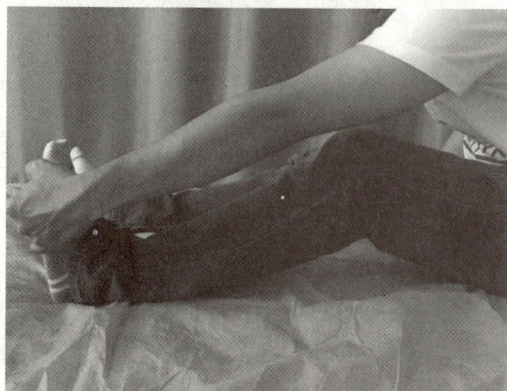

图 2-28 踝关节背屈的自我牵张

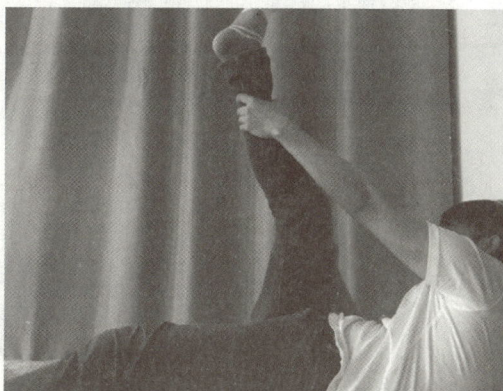

图 2-29 腘绳肌的自我牵张

患者学习掌握自我训练方法，应坚持每日 1 次，合并有痉挛及容易引起关节挛缩时应每日数次。

2. 摆动训练（pendular swinging）

（1）目的：此方法可牵拉关节周围组织，在短时间内改善关节的运动范围，也可收到肢体放松的效果。

（2）方法：如图 2-30，摆动训练是一种手臂和腿部前后摆动，放松肢体的训练。将上肢或下肢置于下垂体位，做前后放松摆动，直至肢端有麻木的感觉为止。摆动时也可在肢体上加 1~2kg 的重物，再做摆动。这样可拉大关节间隙，加大摆动趋势，带动肢体超出关节的受限范围，对短缩的关节组织起到牵拉作用。这种摆动非常适用于减轻强直性震颤（如帕金森病），多用于肩关节、髋关节、膝关节等。

3. 自动滑轮训练法

（1）目的：牵伸患侧的挛缩组织，从而改善关节的活动范围。

（2）训练方法：如肩关节的上举训练（图2-31），患者端坐在靠背椅上，根据滑车与身体的位置，滑车牵拉的方向可以调节在患者的正前方、侧方和后方。患者通过滑轮拉动肢体快速轮流屈伸带动受限的关节活动，并使之超出受限的范围，或者也可让患者在受限部位故意加大牵拉力，从而达到牵拉挛缩组织的目的。

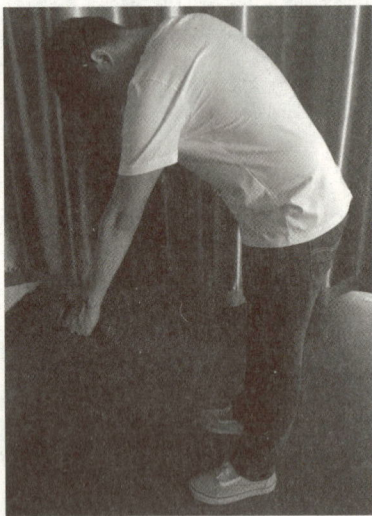

图 2-30　肩关节摆动训练

滑轮吊环
康复训练器

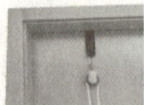

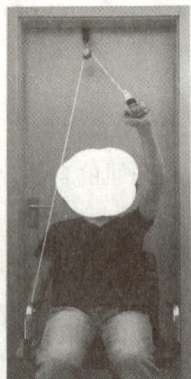

图 2-31　肩关节滑轮训练

【知识链接】◆

滑轮训练

　　肩关节滑轮训练可以帮助改善肩关节活动度，但是切忌暴力牵拉肩关节，暴力牵拉肩关节容易导致患者肩袖损伤，进而引起更大的疼痛和肿胀等炎症反应。对于偏瘫患者我们也不建议做肩关节滑轮训练，因为偏瘫患者的上肢大多肌肉萎缩、肌肉无力，做肩关节滑轮训练极易导致患者肩关节拉伤。

4. 持续关节功能牵引

（1）目的：通过持续牵引松解关节周围的粘连组织，但不破坏其组织弹性，可增强关节活动范围。对于已出现短缩的肌肉和活动范围刚出现受限的关节，如及早进行关节的持续牵拉或牵引，常可使功能尽快恢复。

（2）方法：手法牵引有困难或效果欠佳时，可利用重锤滑车等方法做较长时间的牵引。如将患者的患肢处于舒适体位，便于被牵引关节附近的肌群放松。可使用中等强度的重量，长时间持久牵拉。方法为固定障碍关节的近侧，将该关节的远端套上牵引用具，再挂上适宜的重量，重量可从0.5kg开始，逐渐增加，直至被牵引的关节有紧张感。

（3）牵引注意事项：牵引力应稳定而柔和，并应持续一定的时间，若关节周围有炎症时，牵引力要轻柔，使紧缩的肌肉和受限的关节缓慢放松伸展。在牵引时，要根据患者的疼痛限度及忍耐程度调整牵引的强度。牵引的作用点要准确地落在被牵拉组织张力的最大点上，而且牵引一定要在患者关节肌肉完全松弛的状态下进行；最好在患者热敷关节后，使其温度上升到一定程度之后再进行关节的牵引。若患者的肌肉关节疼痛或酸麻感持续24小时以上，表明牵引时用力过大，应减少负荷。正常的感觉应是，患者除了一时性的压痛感以外不应再有任何其他不舒服的感觉。

（4）禁忌证：骨折未愈合；关节内或周围有炎症；关节在进行牵引或肌肉延长时有尖锐剧痛的感觉。骨质疏松患者（如长期卧床、废用、长期应用类固醇等）应用牵引治疗时要特别小心，避免牵引水肿组织，因为它们比正常组织脆弱，更易损伤，且持续牵拉刺激水肿组织通常会加剧疼痛和水肿；避免过度牵引肌力低下的肌肉，特别是抗重力支持身体的肌肉。

5. 利用器械进行的持续关节被动活动（continuous passive motion，CPM）

（1）仪器简介：此器械由加拿大著名骨科医生 Salter RB 经过一系列实验后提出，此方法是一种有效的预防关节活动受限的被动活动方法。目前经大量的实践证明，此方法能防止关节损伤、促进关节软骨再生和修复。该仪器由活动关节的托架和控制运动的机构组成，治疗师将患者受限的肢体固定在托架上，设定所要求的条件，由仪器控制关节的角度、速度、持续时间，进行关节的被动活动（图2-32）。

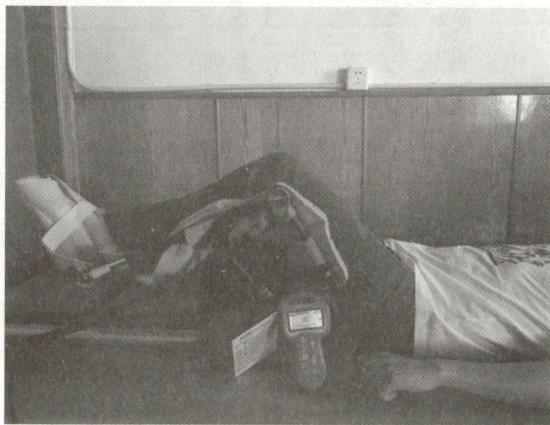

图 2-32 膝关节 CPM 改善膝关节屈曲

（2）使用方法：将肢体固定在 CPM 支架上，再选择治疗条件。①运动速度：仪器上最慢为13分钟1周期，最快为45秒1周期。②运动角度：仪器上髋屈范围为10°～80°，膝关节屈曲范围为10°～115°；踝关节跖屈40°，背屈20°。③持续时间：仪器一般工作1～2小时后停10分钟，可每日进行5～16小时，亦可连续用2～4周。

（3）注意事项：在患者损伤后早期，活动的速度宜慢，随后可根据患者的耐受程度和患者对治疗的反应逐渐增加活动的速度。选择运动的角度时要注意，早期要先从小角度开始活动，如20°～30°开始，逐渐增加，一般应控制在不引起患者疼痛的范围内进行活动；此仪器适用于关节受损后卧床的患者，可长时间连续用，对于能离床活动的患者不太适合。

（4）适应证：四肢骨折、关节软骨损伤、关节囊切除或关节松解术后、关节成形或人工假体置换术后等。

【案例分析】

首先帮助患者放松股四头肌，牵拉股四头肌，然后帮助患者沿上下左右四个方向松动髌骨，最后让患者平躺于治疗床上，嘱患者全身放松，由治疗师辅助患者练习膝关节屈曲活动度，治疗师双手握住患者踝关节上方，用力向身体方向推患者小腿，直至患者不能忍受，重复该动作3～4次。冰敷患者膝关节，以消肿止痛。

■ 任务三　临床应用

案例导入 ◆

张某，男，35岁，公务员，车祸导致髌骨骨折内固定术后2个月余，因膝关节活动受限来康复科就诊。查体：膝关节上方刀口瘢痕形成，愈合良好，质地硬，髌骨因与瘢痕组织粘连而活动受限，膝关节肿胀明显，皮温稍高，无疼痛，无感觉减退，股四头肌明显萎缩，股四头肌肌腹僵硬、短缩，膝关节主动伸展 / 屈曲活动度 $10°$ /$70°$ 。

思　考

如果你是一名治疗师，如何帮助患者牵拉股四头肌？

临床常用的保持关节活动范围的训练方法如下：

一、利用手法

（一）被动牵拉跟腱

治疗师一只手握足跟，另一只手固定踝关节上方，利用治疗师的前臂屈曲动作来牵拉跟腱（图2-33）。

> **课程思政**
>
> "康复一个人，解救一个家庭"，这是我们康复人的目标，希望我们能帮助更多需要帮助的人，让每个人都有机会回归家庭，回归社会。

（二）被动牵拉腘绳肌

患者仰卧，屈髋、伸膝上举患侧下肢，治疗师一只手握住踝关节，另一只手压在足底上，治疗师可利用自身的体重向患者头部方向牵拉，完成髋关节的屈曲动作，但在牵拉过程中，治疗师应注意保持膝关节的伸展位（图2-34）。

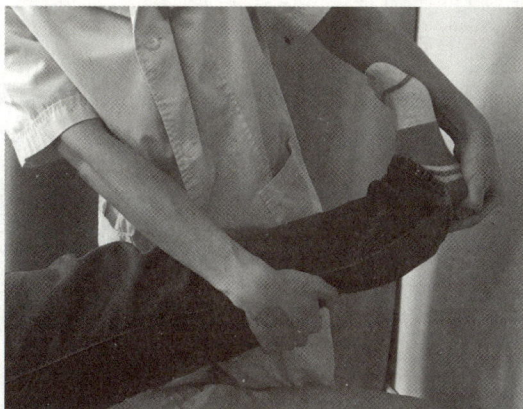

图 2-33　治疗师帮助患者牵拉跟腱

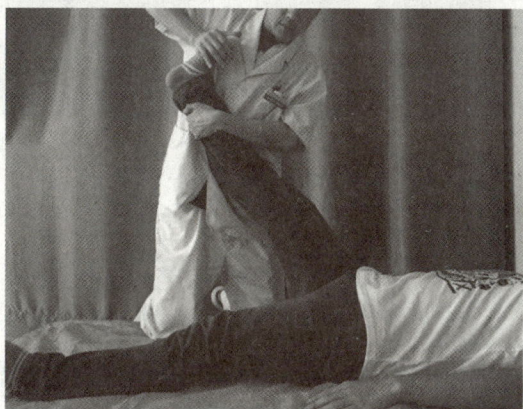

图 2-34　治疗师帮助患者牵拉腘绳肌

（三）被动牵拉股四头肌

患者俯卧位，治疗师一只手固定患者的骨盆部位另一只手将患侧下肢屈曲，当达到关节的末端活动范围时，用力牵拉肢体并停留数秒（图 2-35）。

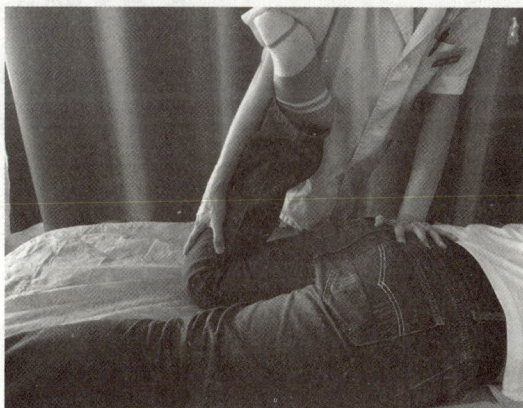

图 2-35　治疗师帮助患者牵拉股四头肌

（四）被动牵拉髋关节内收肌

患者仰卧位，治疗师一只手放在膝关节下方，另一只手抓握踝关节上方，将下肢沿额状面方向移动，当达到关节的末端活动范围时，用力牵拉肢体并停留数秒（图2-36）。

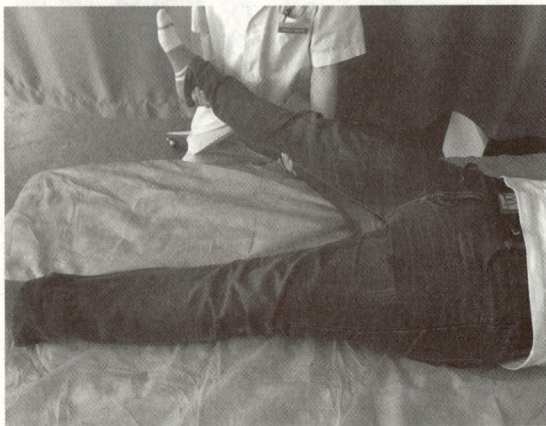

图2-36　治疗师帮助患者牵拉髋关节内收肌

（五）被动牵拉髋关节屈肌

患者俯卧位，治疗师将下肢屈曲，一只手固定在骨盆部位，另一只手固定在膝关节处，用前臂支持小腿部位，并缓慢用力向患者头部方向进行牵拉（图2-37）。

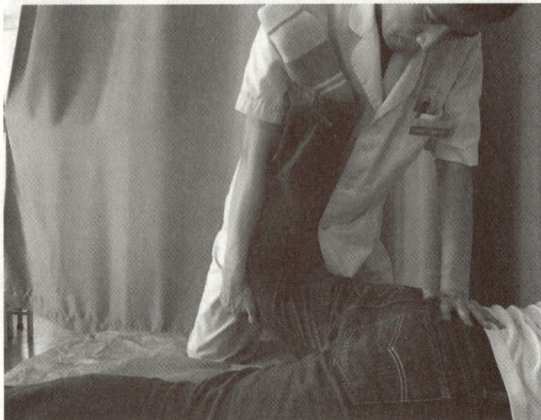

图2-37　治疗师帮助患者牵拉髂腰肌

二、利用器械

（一）肩轮练习

肩轮为固定在墙上的简单器械，患者身体靠近肩轮站立，手握住肩轮的扶手，进行肩关节的环转运动（图2-38）。

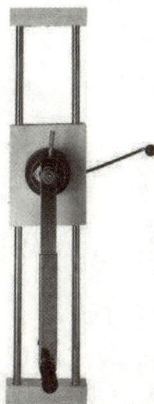

图 2-38　利用肩轮训练

（二）肩梯训练

患者靠近肩梯站立，利用手指向上方做攀岩动作，逐步扩大肩关节的活动范围，患者可从两个方向进行训练，即肩关节的外展和屈曲运动（图 2-39、图 2-40）。

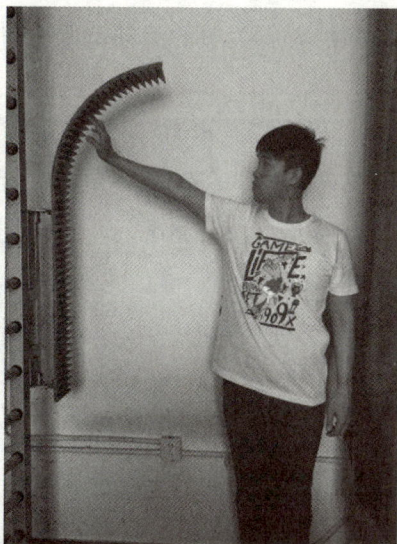

图 2-39　利用肩梯训练肩关节外展

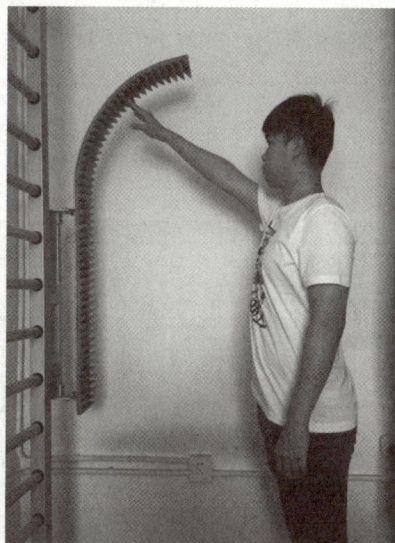

图 2-40　利用肩梯训练肩关节屈曲

（三）肋木训练

患者借助固定的肋木，利用身体重力变化，可进行全身关节的活动训练。如髋关节的屈曲受限和踝关节的背屈受限，患者可手扶肋木站立，身体下蹲，再利用身体自身的重量来扩大关节的活动范围（图 2-41、图 2-42）。

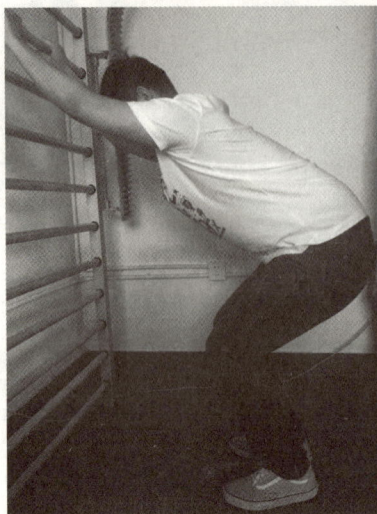

图 2-41　利用肋木训练髋关节屈曲

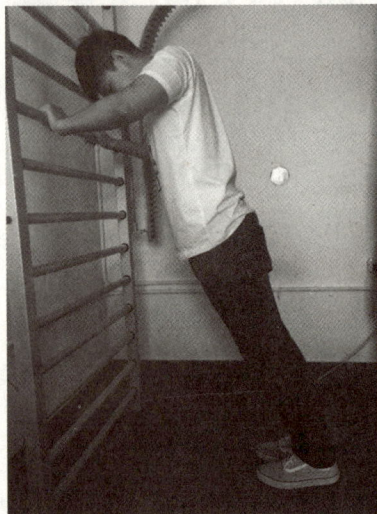

图 2-42　利用肋木训练踝关节背屈

（四）体操棒训练

利用体操棒，进行肩关节的侧方推举动作，可扩大肩关节的活动范围（图 2-43、图 2-44）。

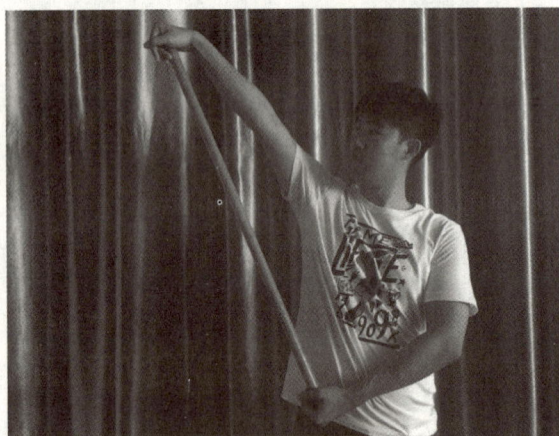

图 2-43　利用体操棒训练肩关节外展

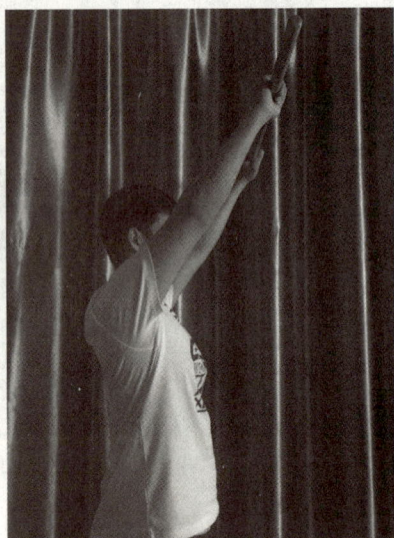

图 2-44　利用体操棒训练肩关节屈曲

三、适应证

（一）用于能引起关节挛缩僵硬的伤病

骨折固定后、关节脱位复位后、关节炎患者（特别是类风湿关节炎）、运动损伤术后、关节置换术后、肩袖损伤术后、肩周炎。

（二）肢体瘫痪

如脊髓损伤后的四肢瘫、截瘫、脑血管病后的偏瘫、脑外伤后的偏瘫等。

四、禁忌证

（1）肌肉、肌腱、韧带有撕裂。

（2）骨折未愈合。

（3）肌肉、肌腱、韧带、关节囊或皮肤手术后初期。

（4）心血管病患者不稳定期。

（5）深静脉血栓。

（6）关节旁的异位骨化。

【案例分析】

被动牵拉股四头肌方法：患者俯卧位，治疗师一只手固定患者的骨盆部位另一只手将患侧下肢屈曲，当达到关节的末端活动范围时，用力牵拉肢体并停留数秒。

学习检测

患者因车祸导致髌骨骨折内固定术后2个月余，因膝关节活动受限来康复科就诊。查体：膝关节上方刀口瘢痕形成，愈合良好，质地硬，髌骨因与瘢痕组织粘连而活动受限，膝关节肿胀明显，皮温稍高，无疼痛，无感觉减退，股四头肌明显萎缩，股四头肌肌腹僵硬、短缩，膝关节主动伸展/屈曲活动度10°/70°。怎样改善和恢复患者膝关节的关节活动度。

项目三
关节松动技术

学习目标

1. 能说出关节松动术的概念，治疗的原理、方法、操作要求和注意事项。

2. 能区分关于生理运动与附属运动。

3. 具有应用关节松动术进行治疗的能力。

关节松动技术是治疗者在关节活动允许的范围内完成的手法操作技术，属于被动运动范畴，用于治疗关节功能障碍，如疼痛、活动受限或僵硬，具有针对性强、见效快、患者痛苦小、容易接受等特点。关节松动技术的基本原理是利用关节的生理运动和附属运动作为治疗手段。属被动运动范畴，其操作速度比推拿速度慢，在应用时常选择关节的生理运动和附属运动作为治疗手段。

■ 任务一　关节松动的基本概念

案例导入

　　小李之前是一位优秀的言语治疗师，但是因为工作调动的原因，他以后需要处理更多的骨科术后的康复患者，尤其以术后关节僵硬的病例为多，而毫无疑问，解决关节僵硬最好的方法就是关节松动。为了能够更好地完成工作，重新学习关节松动技术成了小李的重要任务。

　　思　考

　　何为关节松动治疗？

一、关节松动的治疗目的

（1）治疗师以被动动作，过程中速度慢，可以让患者阻止动作的进行；

（2）利用快速震动或持续牵张以降低患者的疼痛；

（3）利用关节松动术增加或维持病患关节的活动度。

二、关节的生理运动

关节的生理运动指关节在生理范围内完成的运动，可以主动完成，也可以被动完成。关节的活动度（range of motion，ROM）是指关节活动时可达到的最大弧度。

三、关节的附属运动

在自身及其周围组织允许的范围内完成的运动，称附属运动，是维持关节正常活动不可缺少的一种运动。一般不能主动完成，需要其他人或对侧肢体帮助才能完成，如关节分离、髌骨的侧方移动等。

任何一个关节都存在着附属运动，当关节因疼痛、僵硬而限制活动时，其生理及附属运动均受到限制。在生理运动恢复后如果关节仍有疼痛或僵硬，可能附属运动尚未完全恢复正常。通常在改善生理运动之前，先改善附属运动，而附属运动的改善，又可以促进生理运动的改善。

四、基本技术介绍

（一）摆动

骨的杠杆样的运动即生理运动，摆动时要固定关节近端，关节远端做往返运动。摆动必须在 ROM＞60%（正常时）才可应用。例如，肩关节前屈的摆动手法，至少要在肩前屈达到 100° 时才应用，如果没有达到这一范围应先用附属运动手法来改善。

（二）滚动

当一块骨在另一块骨表面发生滚动时，两块骨的表面形状必然不一致，接触点同时变化，所发生的运动为成角运动，其滚动的方向总是朝向成角骨运动的方向，常伴随着关节的滑动和旋转。

（三）滑动

当一块骨在另一块骨上滑动，如为单纯滑动，两骨表面形状必须一致，或是平面，或是曲面（两骨面的凹凸程度必须相等）。滑动时，一侧骨表面的同一个点接触对侧骨表面的不同点。滑动方向取决于运动骨关节面的凹凸形状（凸出为滑动方向与成骨角运动方向相反；凹陷为骨动方向与成骨角运动方向相同），关节表面形状越接近滑动就越多，关节表面形状越不一致滚动就越多。临床应用时，由于滑动可以缓解疼痛，合并牵拉可以松解关节囊，使关节放松，改善关节活动范围，因此应用较多。

（四）旋转

旋转是指移动在静止骨表面绕旋转轴转动，旋转时，移动表面的同一点做圆周运动。旋转常与滑动、滚动同时发生，很少单独作用。

（五）分离和牵拉

分离和牵拉称为牵引。

分离：当外力作用使构成关节两骨表面呈直角相互分开时称分离或关节内牵引。牵拉：当外力作用于骨长轴使关节远端移位时，称长轴牵引。区别分离—外力与关节面垂直，两关节必牵拉—外力与骨长轴平行，关节向可以不分开。

【案例分析】

关节松动治疗技术可以快速改善僵硬关节的关节功能。对于长期制动、骨科术后等引起的关节僵硬有良好的治疗效果。在充分理解关节的生理运动与附属运动后，明确关节松动的治疗目的，并合理采用摆动、滚动、滑动、旋转、分离和牵拉等技术，就能为患者提供最有效的治疗。

■ 任务二　手法操作

案例导入 ◆

赵某，女，52岁，1个月前开始右肩疼痛，无任何外伤。现右肩关节前屈90°，外展80°，后伸35°。VAS评分6分。对于该患者应该采取哪一级关节松动手法。

思　考

应如何对关节松动进行手法分级。

一、Matland 分级标准

Ⅰ级——治疗者在患者关节活动的起始端，小范围、节律性地来回松动关节。

Ⅱ级——治疗者在患者关节活动允许的活动范围内，大范围、节律性来回松动关节，但不接触关节活动起始和终末端。

Ⅲ级——治疗者在患者关节活动允许的活动范围内，大范围、节律性来回松动关节，每次均接触到关节活动的终末端，并能感到关节周围软组织的紧张。

Ⅳ级——治疗者在患者关节的终末端，小范围、节律性地来回松动关节，每次接触到关节活动的终末端，并能感觉到关节周围软组织的紧张。

二、手法应用选择

Ⅰ级、Ⅱ级——疼痛。

Ⅲ级——疼痛，关节僵硬。

Ⅳ级——粘连，挛缩，手法分级可用于关节的附属运动和生理运动。

附属运动：Ⅰ～Ⅳ级均可用。

生理运动：ROM＞正常范围的 60% 才可应用，多用Ⅲ～Ⅳ级，极少Ⅰ级。

三、治疗作用

（一）生理效应

生理效应包括力学作用和神经作用。力学作用：促进关节液流动，增加关节软骨和软骨盘无血管区域的营养，缓解疼痛，防止关节退变。神经作用：抑制脊髓和脑干相关致痛因子的释放，提高痛阈。

（二）保持组织的伸展性

关节松动术，特别是Ⅲ级、Ⅳ级手法直接牵拉了关节周围的软组织，可以保持或增加组织伸展性，改善 ROM。

（三）增加本体反馈关节松动可以提供下列感觉信息

关节静止位置和运动速度及变化，关节的运动方向，肌肉张力及变化。

四、临床应用

（一）适应证

任何力学因素（非神经性）引起的关节功能障碍。包括：①疼痛，肌肉紧张及痉挛；②可逆性 ROM 下降；③进行性关节活动受限；④功能性关节制动。对于后两者主要是维持现有 ROM。

（二）禁忌证

ROM 过度，骨质疏松，感染性关节炎，不稳定关节，未愈合骨折，关节肿胀，急性发炎关节，人工关节置换术，过度疼痛，恶性肿瘤，关节活动度变大，关节液渗出。

五、操作前注意事项

（一）操作程序

1. 患者体位　舒适、放松、无痛的体位。

2. 治疗者的位置　治疗师应靠近治疗的关节，一手固定关节的一端，一手松动另一端。

3. 治疗前评估　找出存在的问题（疼痛、僵硬及其程度）。

（二）手法应用

1. 手法操作的运动方向　可以垂直或平行于治疗平面。治疗平面是指垂直于关节面中点旋转轴线的平面。分离——垂直于治疗平面；滑动和长轴牵引——平行于治疗平面。

2. 手法操作程度　应达到关节活动受限处。疼痛——达痛点，不超过痛点。僵硬——应超过僵硬点。手法平衡，有节奏，持续30秒~1分钟。

3. 治疗反应　轻微疼痛——正常反应。24小时仍不减轻，甚至增加，说明治疗强度过大或持续时间过长。

【案例分析】

根据患者的病情分析，1个月前开始右肩疼痛，无任何外伤。现右肩关节前屈90°，外展80°，后伸35°。VAS评分6分。患者关节疼痛、活动度受限，可用Ⅰ级、Ⅱ级手法缓解疼痛，再用Ⅲ级手法缓解关节僵硬，增大关节活动度。

■ 任务三　四肢各关节及脊柱关节松动术

案例导入 ◆

张某，女，16岁，摔跤队运动员，在一次训练中前交叉韧带断裂，原先存在内侧副韧带损伤、半月板损伤，进行全身麻醉右下膝关节镜探查，前交叉重建术，内侧副韧带重建，内侧半月板成型，病灶清理，滑膜清理术等。术后两周拆线，来我康复中心进行康复训练。查体：温度偏高有肿胀，膝关节屈曲受限，角度30°，股四头肌萎缩，腘绳肌紧张。

思　考

应对患者采用哪些康复治疗手段？

一、肩部关节的构成及运动

构成：盂肱关节、肩锁关节、胸锁关节、肩胛胸壁关节。
生理运动：肩关节的前屈、后伸、内收、外展、旋转。
附属运动：分离、长轴牵引、挤压、前后向滑动等。

二、肩部各关节运动

（一）盂肱关节

1. 分离牵引　一般松动，缓解疼痛。

肩关节关节松动

2. 长轴牵引

3. 向头侧滑动

4. 前屈向足侧滑动　增加肩前屈活动范围。

5. 外展向足侧滑动　增加肩外展活动范围。

6. 前后向滑动　增加肩前屈和内旋活动范围。

7. 后前向滑动　增加肩后伸和外旋活动范围。

8. 外展摆动　外展＞90°时进一步增加外展活动范围。

9. 侧方滑动　增加肩水平内收活动范围。

10. 水平内收摆动

11. 后前向转动　增加肩内旋活动范围。

12. 内旋摆动　增加肩关节内旋活动范围。

13. 外旋摆动　增加肩外旋活动范围。

（二）胸锁关节

1. 前后向滑动　增加锁骨回缩。

2. 上下滑动　增加锁骨上下活动范围。

（三）肩锁关节

后前向滑动　增加肩胛骨活动范围。

三、肘关节的构成及运动

构成：肱骨关节、肱桡关节、桡尺关节近端。

生理活动：屈、伸、旋前、旋后。

附属运动：分离牵引、长轴牵引、前后向滑动、后前向滑动、侧方滑动。

四、肘部各关节及运动

（一）肱尺关节

1. 分离牵引　增加屈肘活动范围。

2. 长轴牵引

3. 侧方滑动　增加肱尺关节的侧方活动。

4. 屈肘摆动　增加屈肘活动范围。

5. 伸肘摆动　增加伸肘活动范围。

肘关节关节松动

（二）肱桡关节

1. 分离牵引　增加肱桡关节的活动范围，增加屈肘和伸肘。

2. 长轴牵引

3. 侧方摆动　增加伸肘活动范围。

（三）桡尺近端关节

1. 长轴牵引　一般松动。
2. 前后向滑动　增加前臂前活动范围。
3. 后前向滑动　增加前臂旋后活动范围。
4. 前臂转动　增加前臂旋转活动范围。

五、腕关节构成及运动

构成：桡尺远端、桡腕关节、腕骨间关节。

生理运动：屈腕、伸腕、外展、内收、旋转。

附属运动：分离牵引、前后向滑动、后前向滑动、侧方滑动。

六、腕部各关节运动

（一）桡尺远端关节

1. 前后向滑动　增加前臂旋前活动范围。
2. 后前向滑动　增加前臂旋后活动范围。

（二）桡腕关节

1. 分离牵引　一般松动，缓解疼痛。
2. 前后向滑动　增加屈腕活动范围。
3. 后前向滑动　增加伸腕活动范围。
4. 尺侧滑动　增加外展活动范围。
5. 桡侧滑动　增加内旋活动范围。
6. 旋转摆动　增加腕关节旋转活动范围。

腕关节关节松动

（三）腕骨间活动

1. 前后向滑动　增加屈腕活动范围。
2. 后前向滑动　增加伸肌活动范围。

七、手部关节构成及运动

构成：腕掌关节、掌骨间关节、掌指关节、拇指腕掌关节、近端和远端指向关节。

生理运动：屈、伸、内收、外展、拇指对掌。

附属运动：分离牵引、长轴牵引及各个方向滑动。

八、手部各关节运动

（一）腕掌关节

长轴牵引，一般松动，缓解疼痛。

手部关节关节松动

（二）掌骨间关节

前后向或后前向滑动　增加掌指伸展。

（三）掌指关节

1. 分离牵引
2. 长轴牵引　一般松动，增加掌指关节屈伸活动范围。
3. 前后向滑动　增加掌指屈曲。
4. 后前向滑动　增加掌指伸展。
5. 侧方活动　增加掌指关节内收、外展活动范围。
6. 旋转摆动　一般松动，掌指关节活动范围。

（四）拇指腕掌关节

1. 长轴牵引　一般松动，缓解疼痛。
2. 前后向滑动　增加拇指掌腕关节屈曲活动范围。
3. 后前向滑动　增加拇指掌腕关节伸展活动范围。
4. 尺侧滑动　增加拇指外展活动范围。
5. 桡侧滑动　增加拇指对掌活动范围。

（五）指间关节

包括近端和远端指间关节，松动手法与掌指关节相同。

九、髋关节的构成及运动

构成：髋臼和股骨头。
生理运动：屈、伸、内收、外展、内旋、外旋。
附属运动：分离牵引、长轴牵引、前后/后前向滑动以及旋转。

十、髋关节各运动

1. 长轴牵引
2. 分离牵引　一般松动，缓解疼痛。
3. 前后向滑动　增加屈髋及外旋活动范围。
4. 后前向滑动　增加后伸及内旋活动范围。
5. 屈曲摆动　增加屈曲活动范围。
6. 旋转摆动　增加内旋及外旋活动范围。
7. 内收内旋摆动　增加内收及内旋活动范围。
8. 外展外旋摆动　增加外展及外旋活动范围。

髋关节关节松动

十一、膝部关节构成及运动

构成：股胫关节、髌骨关节和上胫腓关节。

生理运动：屈、伸、内旋、外旋（屈膝时）。

附属运动：长轴牵引，前后向、后前向、侧方滑动。

十二、膝部各关节运动

（一）股胫关节

1. 长轴牵引　一般松动，缓解疼痛。
2. 前后向滑动　增加膝伸展活动范围。
3. 后前向滑动　增加膝屈曲活动范围。
4. 侧方滑动　增加膝关节的活动范围。
5. 伸膝摆动　增加膝伸展活动范围。
6. 旋转摆动　内旋为增加膝内旋活动范围；外旋摆动为增加膝外旋活动范围。

（二）髌骨关节

1. 分离牵引
2. 侧方滑动　一般松动，增加髌骨活动范围。
3. 上下滑动　向上为增加伸膝活动范围；向下为增加屈膝活动范围。

（三）上胫腓关节

1. 前后向滑动
2. 后前向滑动　一般松动，缓解疼痛。

十三、踝部关节构成及运动

构成：下胫腓关节、胫距（距上）关节、距下关节、跗骨间关节。

生理运动：跖屈、背伸、内翻、外翻。

附属运动：长轴牵引、前后向滑动、后前向滑动、上下滑动。

十四、足部各关节运动

（一）下胫腓关节

前后向或后前向滑动　增加踝关节活动范围。

（二）胫距关节

1. 分离牵引　一般松动，缓解疼痛。
2. 前后向滑动　增加踝背伸活动范围。
3. 后前向滑动　增加踝跖屈活动范围。
4. 向内侧滑动　增加踝外翻活动范围。
5. 向外侧滑动　增加踝内翻活动范围。
6. 屈伸摆动　增加踝屈伸活动范围。

踝关节及足部关节松动

7. 翻转摆动　内翻摆动：增加内翻活动范围；外翻摆动：增加外翻活动范围。

（三）距下关节

1. 分离牵引　一般松动，缓解疼痛。
2. 前后向滑动　增加背伸活动范围。
3. 后前向滑动　增加跖屈活动范围。
4. 侧方滑动　屈伸摆动及屈翻转摆动。同胫距关节的手法。

（四）跗骨间关节（同腕骨）

上下滑动　增加踝背屈及跖屈活动范围。

（五）跗跖关节

1. 上下滑动　增加跗跖间活动。
2. 旋前摆动　增加外翻活动范围。
3. 旋后摆动　增加内翻活动范围。

（六）足部关节

1. 跖骨间关节上下滑动　增加跖骨间活动。
2. 跖趾关节上下滑动　增加跖趾关节活动。
3. 趾骨间关节　与指骨间关节相同。

十五、颈椎的构成及运动

构成：寰枕、寰枢及椎骨间关节。
生理运动：前屈、后伸、侧屈、旋转。
附属运动：牵引、棘突滑动、横突滑动，椎间有关节松动。
注意力量要求，上取颈段 C1～C3 要比颈中下 C4～C7 手法的力量小得多。

十六、颈椎的运动

1. 分离牵引　一般松动，缓解疼痛。
2. 垂直压棘突　增加颈的屈伸运动范围。
3. 侧方推棘突　增加颈侧屈活动范围。
4. 垂直按压横突　增加颈旋转活动范围。
5. 垂直松动椎间关节　增加颈侧屈及旋转活动范围。
6. 屈伸摆动　增加颈屈伸活动范围。
7. 侧屈摆动　增加颈侧屈活动范围。
8. 旋转摆动　增加颈旋转活动范围。

脊椎关节松动（1）

十七、胸椎的运动

生理运动：屈、伸、侧屈、旋转。

脊椎关节松动（2）

附属运动：垂直按压棘突、侧方推棘突、垂直按压横突、旋转摆动。

十八、胸椎的运动

1.垂直按压棘突　增加屈及伸的活动范围。

2.侧方推棘突　增加旋转活动范围。

3.垂直按压横突　增加侧屈及旋转活动范围。

4.旋转摆动　增加旋转活动范围。

十九、腰椎的构成及运动

构成：腰骶关节、骶髂关节、骶尾关节及趾骨联合关节。

生理运动：旋转、前屈、后伸。

附属运动：分为挤压及滑动。

课程思政

　　锤炼自己的技术，帮助需要的人解决疼痛与困扰，帮助他们重回家庭、重回社会、重回岗位，这是我们每一个康复医务工作者为之不懈努力的目标。

二十、腰椎的运动

（一）垂直按压棘突

增加屈及伸的活动范围。

（二）侧方推棘突

增加旋转活动范围。

（三）垂直按压横突

增加侧屈及旋转活动范围。

（四）旋转摆动

增加旋转活动范围。

（五）骨盆整体

1.骨盆　分为增加趾骨联合活动范围。

2.骨盆挤压　增加骶髂关节活动范围。

3.向头侧滑动　增加骨盆前后活动范围。

4.向足侧滑动　增加骨盆前后活动范围。

（六）腰骶关节

1.前屈摆动　增加腰骶屈曲活动范围。

2. 后伸摆动　增加腰骶伸的活动范围。

（七）骶髂关节

1. 侧方转动
2. 交叉转动　增加骶髂关节活动范围。
3. 髂嵴前旋　增加骨盆前倾活动范围。
4. 髂嵴后旋　旋骨盆后倾活动范围。
5. 髂嵴内旋
6. 髂嵴外旋　增加骶髋关节活动范围。

【案例分析】

根据患者情况，前期应消除肿胀，减轻患者疼痛，恢复关节活动度，采用手法治疗软化肌肉、促进血液循环，应用关节松动术缓解疼痛；中期以改善关节活动度、增加肌肉力量为目的，采用关节松动术手法缓解粘连，改善关节活动度，增加力量训练；后期应进一步增加力量训练、增加稳定性及神经肌肉控制能力。

学习检测

简述关节松动的适应证和禁忌证。

项目四
肌力和肌肉耐力训练

学习目标

1. 能说出肌肉力量，肌耐力的概念。

2. 会对肌肉力量、肌肉收缩类型进行分类。

3. 具有应对废用性肌肉萎缩和肌肉力量不足措施的能力。

肌肉力量的定义是肌肉最大收缩产生力以对抗阻力或负荷的能力。肌肉耐力的定义是肌肉在一段时间内连续收缩产生力的能力。肌肉的力量和耐力是有关健康和体质的重要成分之一。从日常生活的角度，力量训练使肌肉力量增加，这意味着我们有更强的能力完成日常工作。

■ 任务一　肌力的分类与训练

案例导入 ◆

小王是卫生院校康复治疗技术专业的学生，在某骨科医院康复科实习，从事康复工作，科主任将其安排在运动疗法治疗组，第一天就跟着刘老师学习患者的肌力训练及运动疗法处方制订。小王开始思索和规划自己今后的职业生涯……

思　考

肌肉力量如何分类？如何锻炼呢？

一、肌肉力量的分类

（一）最大力量

（1）通过最大随意收缩表现最高力值的能力。

（2）离心＞静力＞向心。

（3）很大程度决定其他力量，是其基础。

（二）快速力量

（1）神经肌肉系统快速地发挥出最大力量的能力。

（2）取决于肌肉快速收缩能力和最大力量。

（3）当力量发挥过程＞150 ms 时取决于最大力量，当≤150 ms 时取决于肌肉的快速收缩成分。

（4）由起动力量、爆发力量和制动力量构成。

起动力量是在短时间内使力量达到尽可能高的增长的能力（50 ms）。

爆发力量是肌肉收缩过程中力量发挥的最大速度（power，150 ms）。

制动力量是指以较高的加速度朝相反的方向运动的能力（球类、激流艇）。

（三）反应力量

神经肌肉系统先在极短的时间内进行离心收缩，紧接着迅速转为向心收缩的整个过程（拉长－缩短周期）中所发挥出的快速力量。

（1）远远大于在单纯向心收缩形式下的力量。

（2）由于肌肉的这种工作形式更接近于人体运动的实际，而且往往出现在体育运动的关键环节（如起跳动作），所以 20 世纪 70 年代以来引起了世界研究人员的高度重视。

（3）德国施密特布莱希尔和高豪夫测试了运动员与非运动员在不同高度的跳深动作，得出了"跳深前肌肉的预兴奋程度与训练水平密切相关"的结论。

（四）力量耐力

（1）神经肌肉系统在一定的时间内，以静力性或动力性的工作形式在抗较大负荷，即大于最大力量的 30% 的力量发挥过程中，抵抗疲劳的能力。

（2）远远大于在单纯向心收缩形式下的力量。

二、肌肉力量和耐力训练方法

一般使用最多的就是抗阻训练法也叫负重训练法，是用来发展肌肉力量和耐力素质的训练方法，它主要包括静力性练习和动力性练习。

（一）静力性训练

静力性力量练习是指人体采用相对静止的动作形式进行发展力量素质的练习，主要是指等长收缩练习，即肌肉收缩时的长度保持不变。其好处在于不需要特殊的器械，开支较少，但它的不足之处就是只能发展肌肉在某个特定角度的力量，而不是整个运动范围内的力量。因此，要提高肢体在整个活动范围的力量，就必须在不同的关节运动角度进行同样的等长收缩训练。

静力性练习中的总负荷是影响肌肉力量和耐力发展的重要因素。影响总负荷的因素有负荷重量、练习重复组数、每组持续时间及各组间的间歇时间等（表 4-1）。

表 4-1　等长收缩训练负荷

训练目标	强度	持续时间	重复次数	训练频率
肌肉力量	100%MVC	每次收缩 3～10 秒	5～10 次	每周 5 天
肌肉耐力	60%MVC	达到疲劳	1 次	每周 5 天

注：MVC（maximum voluntary contraction），最大收缩。

（二）动力性练习

动力性练习是肌肉收缩的长度发生了变化，从而使全身或部分肢体发生运动。这种练习是提高绝对力量、速度力量和力量耐力的有效手段。它的训练形式主要包括固定阻力练习、等动练习、循环训练等。

1. 固定阻力练习　在固定阻力练习中，通常使用杠铃和哑铃，以保持肌肉在整个运动范围内的对抗阻力不变（表 4-2）。

表 4-2　固定阻力练习负荷

训练目标	组数	强度	重复次数	训练频率
肌肉力量	3	6-RM 或 85%1-RM	6～10 次	每周 3～5 天
肌肉耐力	3	9-RM 或 60%1-RM	≥15	每周 3～5 天

注：RM（repetition maximum），即用能够连续维持某个负荷量的最高重复次数。

2. 等动练习　是利用一种专门器械（等动练习器）进行力量练习的方法（表 4-3）。

等动练习器的结构是在一个离心制动器上连一条绳索，拉动绳索时，由于离心制动作用，拉动绳的力量越大，器械产生的阻力也越大，器械所产生的阻力总是和用力大小相关。用等动练习器进行训练时，当骨杠杆处于有利位置时，肌肉如用力比较大，器械产生的阻力也大；而当骨杠杆处于不当位置时，力量小，器械产生的阻力也就小，实际上就等于在关节的整个活动范围内，给予运动肌群以不同的负荷。这种方法的最大特点是，人体接受外部负荷刺激所产生的生理反应强度在人体动作的变化过程中始终保持恒定，并使关节各个角度的肌肉用力表现出最大用力或恒定用力，因此被一些学者认为是最佳的肌力训练法。不足之处是设备比较昂贵。

表 4-3　等动练习负荷

训练目标	组数	强度	收缩次数	收缩速度	训练频率
肌肉力量	3	最大收缩	2～15 次	24～180°/s	每周 3～5 天
肌肉耐力	1	最大收缩	直到疲劳	≥180°/s	每周 3～5 天

3. 循环训练　循环练习法是指根据训练的具体任务，建立若干种不同的练习，练习者按照规定的顺序、路线、时间依次完成各种练习内容和次数，周而复始地进行练习的

方法。其特点是能轮流锻炼各个肌群，按先后顺序发展两臂、双肩、两腿、腹部、背部等部位肌群的力量和耐力。

提高肌肉耐力一般采用两种不同方式的循环练习：

（1）大强度间歇循环练习：该方法采用最大力量的50%～80%负荷，重复10～30次，重复速度要快，休息时间应是用力时间的2～3倍。这种方法主要用于短距离高速度和摔跤等项目。

（2）低强度间歇循环练习：采用较低负荷（最大力量的30%～50%），重复次数增加至最高重复次数。完成动作的速度适中或较慢，休息时间比大强度的循环练习时间要短。这种方法主要用于发展周期性运动项目的肌肉耐力，如长跑、长距离游泳等。

4.动力性抗阻力训练法　在动力性抗阻力训练中，首先要设定最大重复次数（repetition maximum，RM），即用能够连续维持某个负荷量的最高重复次数。通常在动力性抗阻力训练中选用10-RM为最大重复次数（即能够重复10次举起的最大负荷）。为使每个肌肉群都得到训练，运动计划要由3组练习组成，其总的重复次数为30次，每组10次。

研究表明，要使肌肉力量和耐力有明显提高，训练的频度应以每周3～5天为宜，而且每次训练要由3组6～10-RM组成。要想提高肌肉的耐力，则要减小运动强度，增加重复次数。动力性抗阻力训练的优点在于能够在整个运动范围内训练肌肉。不足之处就是需要一定的器械设备，而且对空间有一定的要求。

三、肌肉力量和耐力抗阻训练的运动处方的制定（表4-4）

表4-4　肌肉力量和耐力抗阻力训练的运动处方

训练目标	训练周	强度（天/周）	每次组数	每次重复次数	阻力
肌肉力量	1～3	2	2	6～10	12-RM
	4～20	3	3	6～10	6-RM
	20周以后	1～2	3	6～10	6-RM
肌肉耐力	1～3	2	2	15	40% 1-RM
	4～20	3	3	≥15	60% 1-RM
	20周以后	1～2	3	15	60% 1-RM

【案例分析】

肌力训练的目的是逐步增强肌肉力量和肌肉耐力，改善肢体运动功能；同时肌力训练对预防患者的肌肉萎缩、促进肌肉功能恢复有明确作用。肌力训练适用于失用性肌萎缩（制动、运动减少或其他原因引起的肌肉失用性改变，导致功能障碍）、肌源性肌萎缩（肌肉病变引起的肌萎缩）、关节源性肌无力（关节疾病或损伤引起的肌力减弱，肌肉功能障碍）等。

课程思政

凡人皆有生老病死，皆需康复之时，作为年轻一代的康复医务工作者，有责任有义务为广大人民的美好生活贡献自己的一份力量。

■ 任务二　肌力训练的临床应用

案例导入

陈某，男，56岁，前交叉韧带重建术后2个月余，膝关节活动范围已基本正常，但是膝关节周围肌肉萎缩。治疗师制定了肌肉力量的恢复计划，这阶段训练以肌耐力为主要训练目的，治疗师还做出不同的训练方法来训练患者膝关节周边肌肉力量和耐力，使患者基本达到日常生活活动能力。

思　考

如何训练力量与肌耐力，具体有哪些锻炼动作？

力量的要素包括力量耐力、最大力量、快速力量和反应力量。

一、力量耐力

力量耐力是神经肌肉系统在一定的时间内，以静力性或动力性的工作形式抗较大负荷，即大于最大力量的30%的力量发挥过程中抵抗疲劳的能力。包括静态训练每组维持1～2分钟，静力性收缩（图4-1）；动态训练包括动作每组9～20次，较慢进行（图4-2、图4-3）。

二、最大力量

最大力量是神经肌肉通过自主收缩可以产生的最大力量，它的主要要素是增加肌肉生理横切面积和优化肌肉收缩单元内外环境的协调性。静态对抗最大力量，每组维持2～6秒（图4-4）；动态对抗，进行屈伸膝关节训练每组1-RM（图4-5）。

静力性深蹲、屈伸关节训练

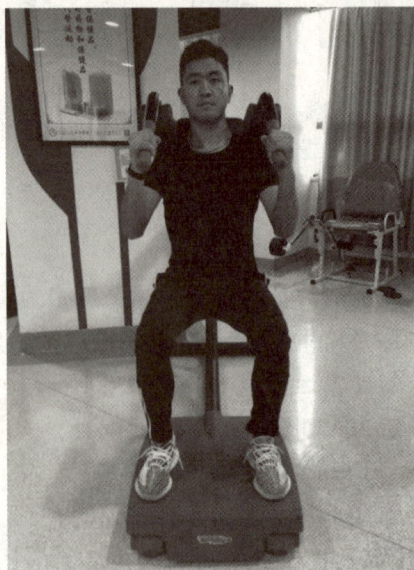

图4-1　静力性收缩

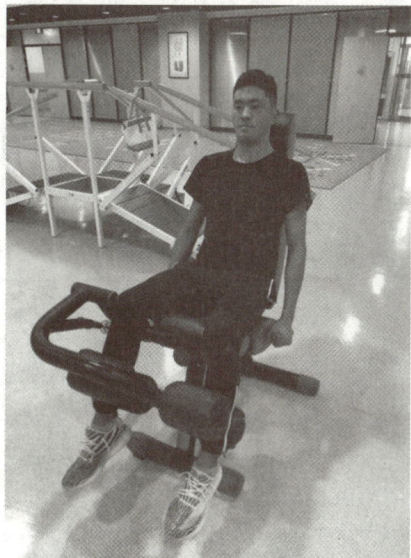

图 4-2　动力性收缩（1）

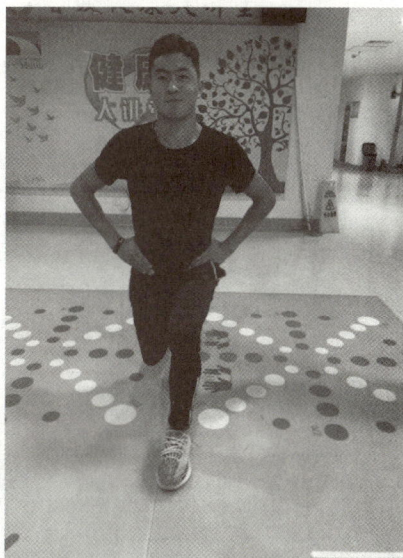

图 4-3　动力性收缩（2）

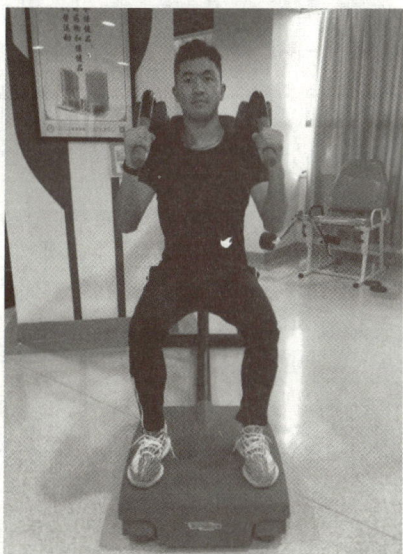

图 4-4　静力对抗最大力量

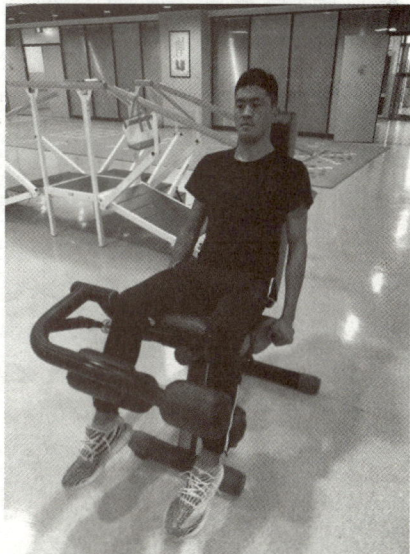

图 4-5　屈伸膝关节训练每组 1-RM

三、快速力量

快速力量是神经肌肉系统快速地发挥出最大力量的能力。弹跳和跳远训练是运用快速力量的典型手段（图4-6）。

速度弹跳

反应力量训练

四、反应力量

反应力量是快速力量的效果，肌肉在由离心式拉长到向心式收缩时，利用弹性能量在肌肉中的储存与再释放，以及神经反射性调节所爆发出的力量。下肢运用踏板训练是训练反应力量的重要方式之一（图4-7）。

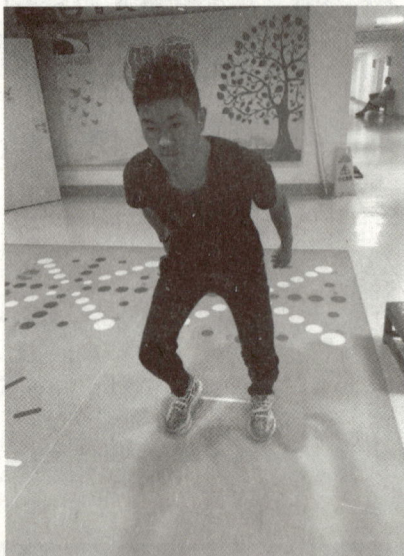

图 4-6　快速力量训练

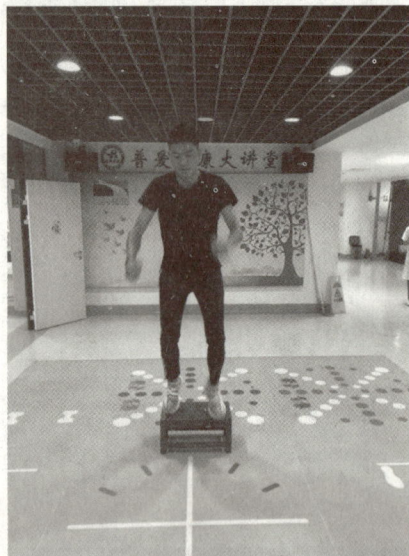

图 4-7　踏板训练

【知识链接】◆⋯⋯

力量训练减缓肌肉减少

研究表明，人在 25 岁以后如果不进行规律的力量训练，每年肌肉的重量将可能减少约 0.5kg。而同时增加的脂肪却反而使体重有所增加。力量训练并非只能解决一些与疾病有关的问题。通过规律的力量训练可使个人的体型更加健美，增强个人的自信心。

【案例分析】

在力量训练中，力量训练分为最大力量、力量耐力、速度力量和反应力量。每一种力量训练都是力量训练不可或缺的组成部分。在不同的阶段训练的力量素质不一样，在康复进程中一般从肌肉耐力开始训练，然后是肌肉最大力量练习，最后是速度力量和反应力量，但是在进程中不断变化和交织，需要我们在实践中更好地应用力量的训练方式。

学习检测

论述常用的肌肉训练方法。

项目五
牵伸技术 ——————————————————————————

学习目标

1. 能说出牵伸技术的概念、原则、作用、临床应用及注意事项。

2. 具有根据患者软组织挛缩的不同类型选择合适的牵伸技术进行治疗的能力。

牵伸技术是临床治疗各种软组织挛缩或短缩导致关节功能障碍的常用技术和方法。其根据牵伸力量来源分为：手法牵伸、器械牵伸、自我牵伸；根据牵伸参与程度分为：被动牵伸、主动牵伸、易化牵伸，一般由物理治疗师操作。

▌任务一　概述

案例导入　◆

　　　　小李在某医院康复科从事康复工作1年多，今天门诊收治一名腰痛患者，康复科张主任安排小李给这名患者做一节牵伸治疗以缓解腰痛症状，小李开始思考自己应该做哪些工作？

思　考 ⋯⋯⋯⋯⋯⋯⋯⋯⋯⋯⋯⋯⋯⋯⋯⋯⋯⋯⋯⋯⋯⋯⋯⋯⋯⋯⋯

　　　　牵伸治疗的程序有哪些？牵伸治疗的注意事项有哪些？

一、牵伸的定义与分类

（一）牵伸的定义

牵伸（stretching）是指为缓解痉挛、减低肌张力、增加或维持组织的伸展性和关节的活动范围，以及预防或降低机体在活动或运动时出现的肌肉、肌腱损伤，运用外力拉长挛缩或短缩的肌肉等软组织，做轻微超过软组织阻力和关节活动范围内的运动。牵伸技术是临床治疗各种软组织挛缩或短缩导致关节功能障碍的常用技术和方法之一，操作简便、安全、有效。

（二）牵伸的分类

牵伸分类法众多，根据牵伸力量的来源分为手法牵伸、器械牵伸和自我牵伸；根据牵伸肌群分为屈肌群牵伸和伸肌群牵伸；根据牵伸强度分为低强度牵伸和高强度牵伸；根据牵伸力量来源和参与方式分为被动牵伸、主动牵伸和神经肌肉抑制技术；根据牵伸时间分为长时间牵伸和短时间牵伸，持续牵伸和间歇牵伸；根据牵伸部位分为脊柱牵伸和四肢牵伸。

二、软组织牵伸的解剖生理基础

软组织是指肌肉及其辅助结构肌腱、筋膜、滑膜囊、腱鞘和关节辅助结构关节囊、韧带以及皮肤等连接组织。各种软组织都有各自的生理特性，影响着制动作用和延长能力。当牵伸这些软组织时，随着速度、强度、温度和时间的不同，会产生不同的临床效果。另外，可收缩和不可收缩组织的机械性特征和可收缩组织的神经生理学特征也影响软组织的延伸。当组织被牵伸时，可收缩和不可收缩组织都具有弹性和可塑性。由骨骼肌、肌腱与周围组织、本体感受器来决定。肌肉和关节中，有两种形式的特异性机械刺激感受器——肌梭和高尔基腱器（图5-1）。

三、牵伸的作用

（1）改善关节活动范围。
（2）防止组织发生不可逆性挛缩。
（3）调整肌张力，提高肌肉的兴奋性。
（4）防治粘连、缓解疼痛。
（5）预防软组织损伤。

四、软组织挛缩及其类型

（一）挛缩的定义和常见病因

1. 挛缩的定义

挛缩是指由于各种原因导致关节周围的软组织发生病理变化，软组织适应性短缩，造成关节活动障碍。临床上通过对肌肉紧张程度和关节活动度的评估，一般容易诊断。

挛缩常根据发病部位和短缩肌肉的动作来命名，比如膝关节股四头肌短缩畸形不能充分屈膝，就命名为伸膝挛缩；腓肠肌短缩而不能充分背伸，就称为踝关节屈肌挛缩。

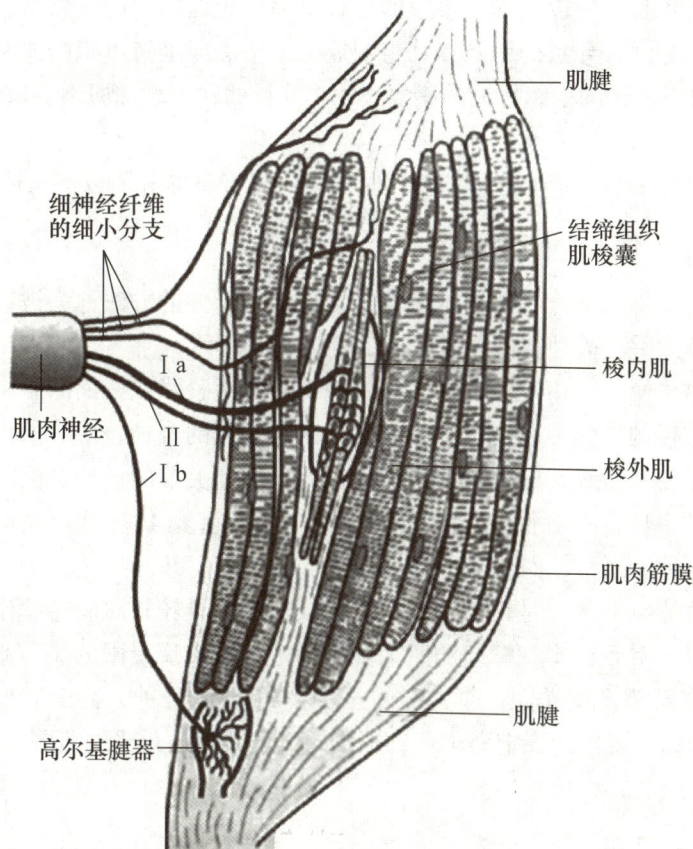

图 5-1　肌梭和高尔基腱器

2.常见病因

（1）皮肤组织挛缩：烧伤、炎症及创伤等所致皮肤挛缩；

（2）结缔组织挛缩：常见的是肌腱和韧带等结缔组织受损；

（3）肌肉源性挛缩：如长期制动某个关节、长期卧床不良的工作姿势和生活习惯以及创伤后所致的肌肉损伤；

（4）神经源性挛缩：各种原因引起的中枢和周围神经损伤，均可导致不同程度的软组织挛缩。

（二）软组织挛缩的类型

（1）肌静力性挛缩；

（2）瘢痕粘连；

（3）纤维性粘连；

（4）不可逆性挛缩；

（5）假性肌静力性挛缩。

五、肌肉牵伸的种类和方法

肌肉牵伸技术是一种以治疗为手段的拉长挛缩或短缩的肌肉等软组织，预防患者因制动或活动减少等因素导致的肌肉等软组织短缩，增加或维持组织的伸展性和关节活动范围，防止发生不可逆的组织短缩的康复技术，其目的在于增加肌肉等软组织的伸展性，提高关节的活动范围。

根据牵伸力量来源、牵伸方式和持续时间，可以把牵伸分为以下几种：

（一）被动牵伸

利用外部力量（如治疗者、器械或自身力量）来牵伸的方法称为被动牵伸。根据是否使用器械又分为手法被动牵伸和机械被动持续牵伸两种。

1. 手法被动牵伸　是指治疗者运用手法技术对发生紧张或挛缩的肌肉等软组织或活动受限的关节进行的牵伸。手法被动牵伸是临床最常用的牵伸技术。治疗者通过手法控制牵伸方向、速度和持续时间，增加挛缩组织的长度和关节的活动范围。手法被动牵伸是一种短时间的牵伸，一般每次牵伸持续 15～30 秒，重复 4～6 次。又可分为维持性牵伸和弹性牵伸两种。

2. 机械被动持续牵伸　是指借助机械装置或辅助支具较长时间持续作用于挛缩组织的一种牵伸方法。对于已出现挛缩的肌肉和活动范围刚出现受限的关节，应及时进行持续的牵伸，常有希望恢复功能。牵伸时间至少要 20～30 分钟，甚至数小时，才能产生治疗效果；牵伸的力要持续稳定而柔和，不要超过患者疼痛耐受的范围。

（二）易化牵伸

大多数易化牵伸技术通过被动或主动—助力运动实现。其中两种主要类型也叫放松技术，即保持—放松技术和收缩—放松技术。易化牵伸是主动—助力牵伸，其利用主动动作和等长收缩以改善柔韧性并促进运动学习。简单地说，易化牵伸主要有三个步骤：

（1）牵伸者主动拉长被牵伸的肌肉（靶肌肉）；

（2）牵伸者等长收缩靶肌肉 6 秒；

（3）牵伸者主动牵伸靶肌肉到新的活动范围。

例如，牵伸腘绳肌时，牵伸者先收缩股四头肌和腰大肌（屈髋肌），主动移动下肢到开始牵伸的位置，没有任何阻力。然后进行腘绳肌的等长收缩，保持 6 秒对抗治疗师提供的阻力。最后，牵伸者收缩屈髋肌进一步抬高下肢，使其主动牵伸腘绳肌到新的长度（图 5-2）。

募集更多的肌肉以提高神经肌肉功能，易化牵伸能够提高肌肉与神经系统的联系。肌肉听从神经系统的指令进行工作，因此互相影响很明显。当肌肉主动参与易化牵伸的整个过程，不断学习能使之更有效地工作。而被动牵伸是在外力作用下进行的，牵伸者的神经系统或肌肉系统只有少部分参与工作，效果不明显。

图 5-2（a）腘绳肌牵伸的起始位置（右下肢），治疗师利用适当的身体力学姿势支持下肢，其所提供的阻力与牵伸者等长收缩腘绳肌的力度相匹配；图 5-2（b）治疗师的

不同体位变化；图 5-2（c）牵伸者主动移向进一步牵伸的位置，治疗师不用力。

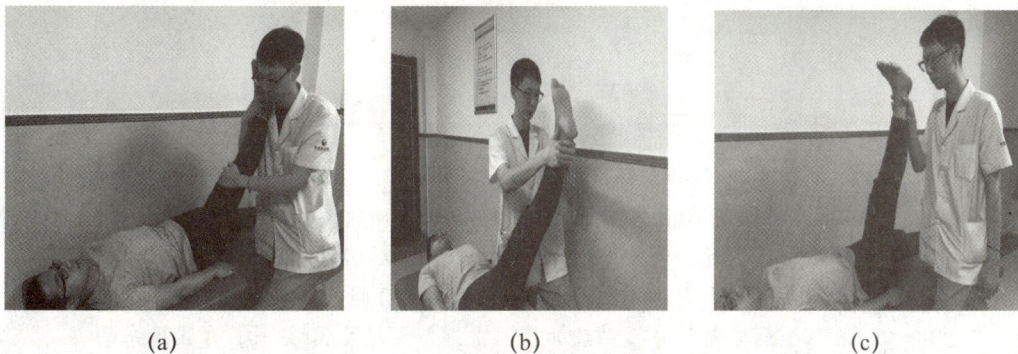

(a)　　　　　　　　　　(b)　　　　　　　　　　(c)

图 5-2　腘绳肌的易化牵伸

（三）自我牵伸

自我牵伸是指患者利用自身重量作为牵伸力量，自身独立完成的一种肌肉伸展性训练。牵伸强度和持续时间与被动牵伸相同。自我牵伸与被动牵伸技术结合运用，其可巩固并增强被动牵伸技术的疗效。

（四）其他有助于牵伸技术的方法

1. 冷热疗法　热疗可以增加组织的伸展性，降低治疗中发生损伤的可能性，热敷后的肌肉更容易被牵伸。常用的方法有蜡疗和超声波等，超声波疗法可以降低挛缩肌肉和结缔组织张力以及感觉神经兴奋性，缓解疼痛和痉挛；还可以使坚硬的结缔组织延长、变软。蜡疗则可以使皮肤保持柔软有弹性，防止皮肤过度松弛和形成皱褶，提高皮肤紧张度；对瘢痕、肌腱挛缩等有软化和松解作用，并能减轻因瘢痕挛缩引起的疼痛。也有人建议在牵伸前后予以局部冷敷，以减轻软组织牵伸后的肌肉疼痛，改善关节活动范围。

2. 手法按摩　尤其是深部手法按摩，能够改善局部的血液循环，降低肌紧张。一般选择在热疗后进行按摩，软组织的伸展性将进一步提高，便于下一步进行肌肉牵伸。

3. 夹板和支具　由于肌肉的弹性和黏滞性，被牵伸的软组织会产生一定程度的反弹；为使肌肉保持在最大有效长度，可在牵伸之后应用夹板或支具进行长时间持续的牵伸，能有效地起到牵伸挛缩部位和增加关节活动度的目的。一般来说，夹板常用于上肢，支具主要用于躯干和下肢。

【案例分析】

牵伸治疗是指为缓解痉挛、降低肌张力、增加或维持组织的伸展性和关节的活动范围，以及预防或降低机体在活动或运动时出现的肌肉、肌腱损伤，运用外力拉长挛缩或短缩的肌肉等软组织，做轻微超过软组织阻力和关节活动范围的运动。牵伸技术是临床治疗各种软组织挛缩或短缩导致关节功能障碍的常用技术和方法之一，操作简便、安全、有效。

▋ 任务二　牵伸的临床应用

案例导入 ◆

　　患者，男，46岁，程序员。主诉：久坐后腰部持续疼痛7天。7天前在搬东西时感觉下背部明显刺痛，同时左侧臀部出现牵扯痛，之后卧床休息3天并服用止痛药后缓解，后回到工作岗位继续工作，久坐后腰部持续疼痛。既往史：十年间有间断腰痛病史，无法参加足球、篮球等体育活动。加重因素：久坐超过30分钟、弯腰捡东西、穿裤子和袜子、进出汽车、参加体育活动。缓解因素：服用药物和屈髋屈膝仰卧位。患者期望：防止腰痛再次发作，回归体育活动。经检查和评估后，为患者做牵伸技术来进行治疗。

　　思　考 ···

　　应对患者进行怎样具体的牵伸技术？

一、肌肉牵伸程序

（一）牵伸前的评估

　　牵伸前，康复医生和治疗师必须对患者进行系统的检查，了解受累关节的发病原因、性质以及功能状况，再依据相关的评定量表来评估，制定合理的治疗计划。

（二）选择牵伸方法

　　积极与患者沟通，让其尽量保持在舒适、放松的体位；被牵伸部位处于抑制反射、易于牵伸的肢体位置；充分暴露牵伸部位，如有可能应去除绷带、夹板或较多的衣服。根据引起关节活动受限的原因，选择最有效的治疗方法。如果功能受限的主要原因是由软组织挛缩引起的，可选用肌肉牵伸技术；如果是关节本身的原因，可选用关节松动术或两者兼顾。

（三）牵伸技术参数

　　1. 患者体位　一般选择卧位和坐位，尽可能暴露治疗的部位，便于关节被牵伸至最大的活动范围。

　　2. 牵伸方向　牵伸力的方向应与肌肉紧张或挛缩的方向相反。先施以小强度、主动牵伸软组织结构；在可控制的关节活动范围内活动；缓慢移动肢体至运动受限的终末端；固定近端、运动远端肢体，以增加肌肉长度和关节活动范围。

　　3. 牵伸强度　强调在无痛或微痛的范围内实施操作，避免造成医源性损伤。临床实践证明，低强度、长时间的持续牵伸效果优于高强度、短时间的牵伸。

　　4. 牵伸时间　被动牵伸持续时间一般为每次10～15秒，也可达30～60秒；然后重

复 10～20 次，反复使被牵伸肌肉在长度上延伸、局部有紧张牵伸感；每次间隔时间为
30 秒左右，同时配以轻手法按摩来放松，利于组织修复并缓解治疗反应。机械性牵伸每
次 15～20 分钟。住院患者视病情 1～2 次 / 日，门诊患者每日 1 次；治疗 10 次为 1 个疗程，
一般需行 3～5 个疗程。如果规范治疗 1 周后仍无明显疗效或者症状加重，应该重新评估，
立即调整参数或改用其他治疗方法。

二、临床应用

（一）适应证

适用于各种原因导致的软组织挛缩、粘连或瘢痕形成，继发引起患者的关节活动范
围降低和日常生活活动能力受影响；预防由于制动、内外固定和失用等造成的肌力减弱
以及相应组织短缩的发生。另外，体育锻炼前后的有效牵伸，利于预防肌肉骨骼系统受损。

（二）禁忌证

关节内外组织有感染、结核和肿瘤等，特别是各种炎症急性期；新发生的骨折和软
组织损伤；严重的骨质疏松；神经损伤或神经吻合术后 1 个月内；关节活动或肌肉被拉
长时出现剧烈疼痛；骨性因素造成的关节活动受限；挛缩或软组织短缩已经造成关节僵
硬，形成了不可逆性挛缩。此外，对于截瘫或肌无力严重者，为了维持关节的稳定性和
保持一定的肌力，应慎用肌肉牵伸技术。

（三）注意事项

1. 功能评估　对拟牵伸的肌肉进行功能评估，明确牵伸和限制的肌肉和关节，充分
固定好近端，牵伸动作宜缓慢可控制。

2. 积极介绍病情　取得患者的理解和配合，使被牵伸部位放松；治疗后密切观察患
者的反应，一般肌肉酸痛不能持续 24 小时以上，否则需要调整牵伸参数。

3. 避免挤压关节　为避免牵伸中挤压关节，可对关节先稍加分离牵引力，力度要求
适中、缓慢、持久，这样既能使软组织产生张力，又不会引起或加重疼痛。治疗中，要
避免跳跃性牵伸，尤其在关节活动末端应避免弹动关节，因为可以刺激被牵伸肌肉的牵
张反射，反射性引起收缩，影响牵伸效果。

4. 避免过度牵伸　已长时间制动或不活动的组织，特别是大强度、短时间的牵伸比
小强度、长时间的牵伸更容易损伤软组织，造成关节不稳定。而关节不稳定又会加剧疼痛，
增加了骨骼肌再次损伤的风险。另外，应注意避免牵伸已出现水肿的组织和过度牵伸肌
力较弱的肌肉。

5. 运用口令指导牵伸　通常，在等长收缩期运用口令指导牵伸者，如推、拉、转、
扭或踢，这些词清晰地表达了预期发生的动作。如果让牵伸者"抵抗"，这意味着治疗
师会对牵伸者做某些动作，牵伸者需要主动对抗治疗师的力。实际上就是让牵伸者收缩
肌肉发力，作为促进者，治疗师要抵抗牵伸者的力量。使用口令也促进了牵伸者担当主
动角色，而不是被动的。

6. 鼓励正常呼吸 肌肉需要氧气才能工作，但我们经常会在肌肉用力时屏住呼吸。首先我们认为，呼吸更加重要，尤其是不要求牵伸者的身体任何部位在任何环节中进行最大的用力。其次，在等长收缩期屏住呼吸，经常伴随其他肌肉的代偿性募集。最后，肌肉收缩时屏住呼吸会升高血压，这存在一定危险性。监控牵伸者和治疗师的整个呼吸过程是很容易的。2～3 个循环的正常呼吸大约需要 6 秒的时间，这正好是等长收缩持续的时间。

7. 体位的重要性 要获得牵伸的最佳效果，目标是尽量通过体位独立出牵伸者的靶肌肉，这种独立能确保靶肌肉在等长收缩阶段进行主要的收缩，以及在拉长阶段被牵伸。虽然完全的独立和激活一块肌肉是不可能的，但体位不当会引起不适当的肌肉募集，会干扰易化牵伸的最佳效果。因为牵伸是由自己完成的，尤其在等长收缩期，很容易出现代偿模式。因此，需要提醒牵伸者注意身体的力学原理和固定。

8. 注意代偿模式 肌肉收缩时，为补偿肌肉无力或不平衡、姿势不良、结构不规则等情况，常会产生代偿动作。

三、颈部肌肉牵伸

功能评价：

> **课程思政**
>
> 以患者为中心，治疗中注重细节、尊重患者、关爱患者、方便患者、服务患者。

颈椎可以 6 个方向运动：屈、伸、左右侧屈以及左右回旋。这些运动组合可产生多种不同的运动。另外，除随颈部进行运动之外，头部可独立于颈椎之外进行屈、伸、回旋和侧屈运动。头部和颈部的运动较其他关节更复杂，每个动作都需要许多肌肉参与，很难一个动作只动用某一块肌肉。因此，即使我们把焦点集中在 5 大肌肉群（斜方肌上部、胸锁乳突肌、枕下肌群、斜角肌和肩胛提肌）上，在进行相同动作时，参与的协同肌也受到影响。

（一）仰卧位牵伸斜方肌上部（治疗师协助）

这种牵伸方法主要用于改善颈椎回旋、屈曲以及肩部下沉的关节活动度。

（1）牵伸者取仰卧位，头部在无痛范围内尽力右旋，然后尽可能收下颌。如果左肩妨碍此动作，可下拉牵伸者的左肩，再收下颌。牵伸者也需下拉左肩远离头部。这一起始位置可将左侧的斜方肌上部在无痛的情况下，最大范围地拉长。

（2）治疗师将左手置于牵伸者枕骨部，手指朝向天花板，右手放在其左肩上（图 5-3）。指导牵伸者开始缓慢地推治疗师的双手，好像要使左肩和头部互相靠近。施加对抗阻力使其左侧斜方肌上部等长收缩 6 秒钟。牵伸者头肩部均匀用力，整个过程中保持正常呼吸。

仰卧位牵伸斜方肌上部

（3）等长收缩后，牵伸者放松吸气。放松时，头部保持在起始位置。

（4）呼气时，牵伸者头部更大幅度地右旋，收下颌（如果可以的话），并将其左肩更大幅度地下拉。这可以加大对斜方肌上部的牵伸。

（5）上述动作重复2～3次。

（二）仰卧位牵伸斜方肌上部（治疗师协助拉臂）

这是另外一种牵伸方法，其易于实施，但与前一方法比较，效果不明显。

（1）牵伸者取仰卧位。治疗师站在其右侧，让其右臂尽力靠近头部，并使其右肩下压。治疗师握住牵伸者的右手腕。这一起始位置可拉长右侧斜方肌上部（图5-4）。

（2）指导牵伸者缓慢地耸右肩，治疗师同时施加阻力，使斜方肌上部等长收缩6秒钟。

（3）牵伸者放松调整呼吸。呼气时，让其右臂再次尽力伸向足部，以使右侧斜方肌上部更大幅度地拉长。

（4）上述动作重复2～3次。

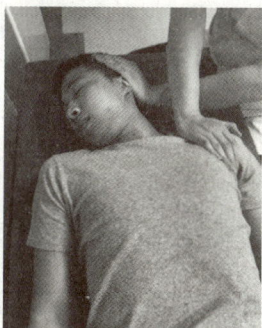

图5-3　牵伸左侧斜方肌上部的起始位置　　图5-4　牵伸右侧斜方肌上部的起始位置，拉臂

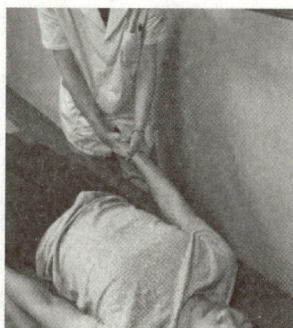

（三）仰卧位自我牵伸斜方肌上部

（1）这是一种较容易的自我牵伸的方法。

（2）牵伸者取仰卧位，保持其颈部拉长，头尽力转向右侧，收下颌，左肩尽力靠向足部。然后将左臂压在身体下以固定左肩。右手绕过头部以使手指能够握住枕骨的基底部（图5-5）。

（3）从起始位置开始，牵伸者试着使其左肩和头后部互相靠拢，并用手施加抗阻防止动作的发生，每次持续6秒钟。

（4）左侧斜方肌上部等长收缩后，可通过更大程度使头部右旋，收下颌，下拉左肩以远离头部来加强牵伸。

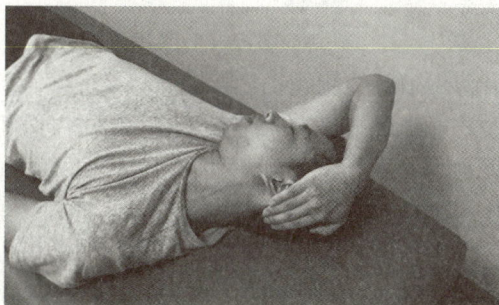

图5-5　自我牵伸斜方肌上部

（四）仰卧位牵伸胸锁乳突肌（治疗师协助）

（1）这种牵伸方法用于改善头颈部的旋转。牵伸者取仰卧位。在无痛原则下，保持颈部拉长，头尽可能左旋，这一起始位置在无痛范围内可使左侧胸锁乳突肌最大限度地拉长。

（2）治疗师用左手托住牵伸者的头部并靠在床上，把右手放在其右耳上（图5-6）。然后指导牵伸者开始试图缓慢地右旋头部，注意不要使头部离开床面。治疗师施加适当的阻力使其等长收缩胸锁乳突肌，持续6秒钟，牵伸者在整个过程中正常呼吸。

（3）等长收缩后，牵伸者放松并调整呼吸。放松时，头部保持在起始的姿势。

（4）呼气时，牵伸者的头部更大幅度地左旋，以加强左胸锁乳突肌的牵伸。

（5）上述动作重复2～3次。

（五）仰卧位自我牵伸胸锁乳突肌

（1）牵伸者取仰卧位，头部尽力左旋，保持颈部拉长。牵伸者一只手置于头下，另一只手放在右耳上。

（2）从起始位置开始，牵伸者缓慢地试图使头部右旋，同时施加阻力，持续6秒钟，注意头部不能离开床或地面，只是头部右旋（图5-7）。

（3）牵伸者等长收缩胸锁乳突肌后，放松，调整呼吸。可通过更大幅度的头部左旋来加强牵伸。

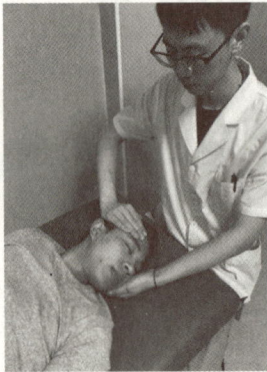

图5-6　牵伸胸锁乳突肌起始位置　　　图5-7　自我牵伸胸锁乳突肌，保持头部在床上

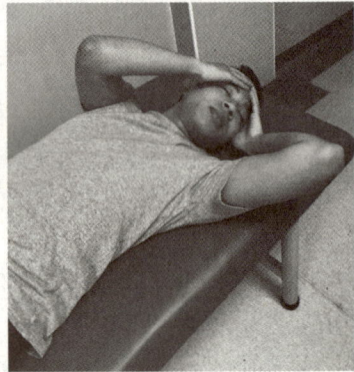

（六）仰卧位牵伸斜角肌（治疗师协助）

这种牵伸方法用于改善头颈部的侧屈。

（1）牵伸者取仰卧位。在无痛原则下，使头颈部尽量向右侧屈。为避免头部额外的回旋动作，注意让牵伸者鼻尖在整个过程中指向天花板。牵伸者也可下拉左肩使其远离头部，并固定斜角肌在肋骨上的附着点。这种起始位置，可使左斜角肌在无痛原则下最大幅度拉长。

（2）治疗师的右手放在牵伸者头部左耳上方。左手放在牵伸者左肩上以固定其左肩（图5-8）。让牵伸者缓慢地推治疗师的右手，就像其试图使左耳靠近左肩。确保其头部没有额外的回旋。牵伸者不能用肩上推，是因为我们固定了肩膀，也就是固定了斜角肌的远端止点。施加阻力使斜角肌等长收缩持续 6 秒钟。牵伸者在整个过程中正常呼吸。

（3）等长收缩后，牵伸者放松，吸气。放松时头部保持在起始位置。

（4）呼气时，让牵伸者右耳尽力靠向右肩，注意使鼻尖一直朝向天花板。这可以加强对斜角肌的牵伸。

（5）上述动作重复 2～3 次，然后帮助牵伸者重新固定头部，以完成右斜角肌的牵伸。

（七）仰卧位自我牵伸斜角肌

（1）牵伸者取仰卧位。下拉左肩以使其远离左耳，并把其左臂压在身下以固定左肩部。

（2）鼻尖始终正对天花板（不可以旋转头部）、颈部侧屈使你的右耳尽量靠近你的右肩。如果不是在地板上，在移动的过程中可能需要轻微地抬起头部。一旦完成颈部的侧屈，使头部再次靠在地板上，将右臂环绕过头部，手指恰好在左耳上方（图 5-9）。

（3）从起始的姿势试着使左耳向左肩靠拢。在用力的过程中，头部不能离开地板，鼻尖始终朝向天花板。等长收缩左斜角肌 6 秒钟，如果可以，尽可能更大幅度使右耳向右肩靠拢。不要用手拉，靠颈部肌肉用力。如果不是在地板上，在移动过程中可能需要轻微抬起头。

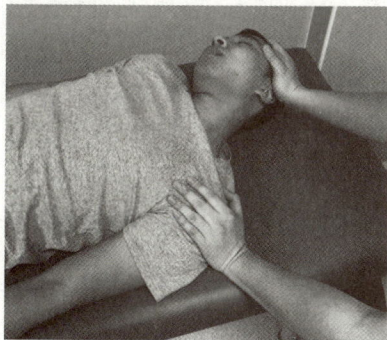

图 5-8　牵伸斜角肌的起始位置，头部无旋转　　图 5-9　自我牵伸斜角肌，保持头部始终靠在床上

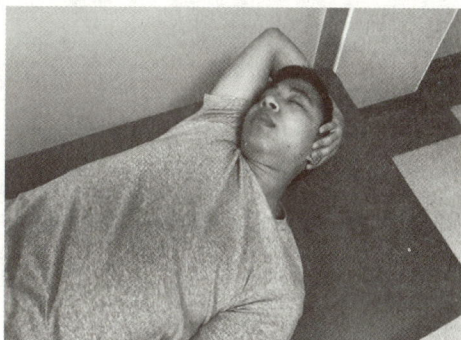

（八）仰卧位牵伸枕下肌（治疗师协助）

这种牵伸方法用于改善头的屈曲。放松头部，以使头部活动更加自如。

牵伸者取仰卧位。治疗师坐在其头侧，用手托住牵伸者的头部，手指垫在头下（不是用手指尖）以使能触到枕骨。让牵伸者收下颌尽力靠向喉部，不能试图抬头让头部靠向胸部，而是尽力拉长颈后部。这是牵伸枕下肌的起始位置，可使枕下肌在无痛范围内最大幅度地拉长（图 5-10）。

（1）治疗师指导牵伸者缓慢柔和地后仰头部。当牵伸者开始后仰时，治疗师可感觉到牵伸者的枕骨从你手指滑脱。如果出现这种情况应停止，重新开始，动作要缓慢，以至于治疗师能与枕骨保持接触。治疗师稍施加力量即可完成这一等长收缩，持续 6 秒钟，正常呼吸。

（2）牵伸者放松呼吸。呼气时，再次收下颌，加强对枕下肌的牵伸。

（3）上述动作重复1～2次。

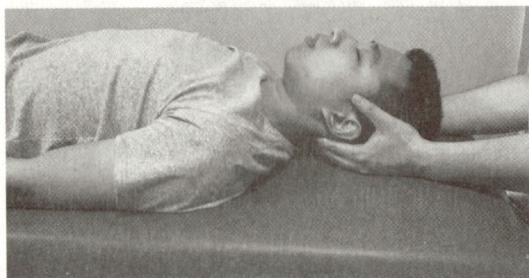

(a) 枕下肌牵伸的起始位置　　　　　　(b) 手指的位置

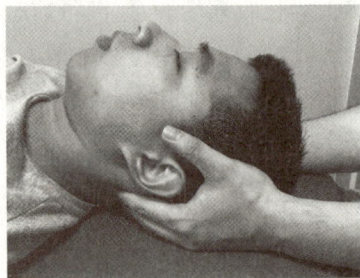

图 5-10　仰卧位牵伸枕下肌

（九）仰卧位自我牵伸枕下肌

（1）牵伸者取仰卧位，双手包绕置于头后，大拇指位于颅骨的基底部。收下颌靠近喉部，但头部不能抬离地板（图5-11）。

（2）牵伸者从起始位置柔和地使头部后仰，大拇指抵住颅骨的基底部以防止动作的产生，等长收缩枕下肌持续6秒钟，然后放松，调整呼吸。呼气时，牵伸者更大幅度地收下颌，加强对枕下肌的牵伸。

（十）坐位牵伸肩胛提肌（治疗师协助）

这种牵伸方法用于改善头颈部的屈曲，并协助保持肩胛骨的正常位置。

1.牵伸者舒适地坐在椅子上或较低的凳子上，保持背部拉长。收下颌使其靠近胸部，然后头部右旋45°。治疗师站在牵伸者身后，一手放在其头后部，另一手放在其左肩胛骨上部，这是起始位置，可使左侧肩胛提肌拉长至最大幅度（图5-12）。

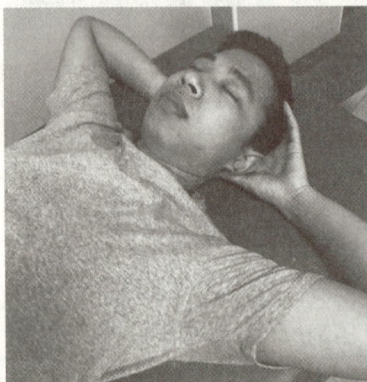

图 5-11　自我牵伸枕下肌

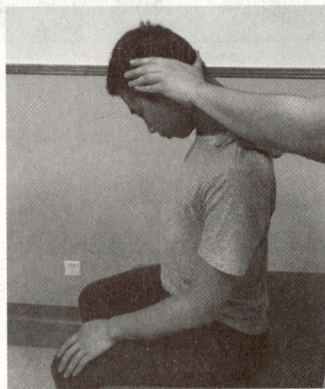

图 5-12　牵伸肩胛提肌的起始位置

（2）治疗师指导牵伸者开始缓慢地抬起头部、颈部及左肩，同时施加阻力，以使左肩胛提肌拉长至最大幅度，持续6秒钟。整个过程中牵伸者应注意不是头部在后伸，而是确保头部和颈部一起后伸。

（3）等长收缩后，牵伸者放松，调整呼吸。呼气时，牵伸者以更大幅度收下颌以使其更靠近胸部，以加强对左肩胛提肌的牵伸。

（4）上述动作重复2～3次。

（十一）坐位自我牵伸肩胛提肌

（1）牵伸者舒适地坐在椅子上，并使脊柱拉长。肩胛骨下降并保持其位置。牵伸者低头使其靠向胸部，然后下颌右旋大约45°。牵伸者的右手放在头顶并轻轻下拉直到感觉左肩胛提肌的牵伸。牵伸者可能需要稍微调整其头部的位置以利于牵伸整个过程中确保其脊柱被拉长（图5-13）。

（2）牵伸者从起始位置开始，缓慢地抬起头颈部以对抗自己施加的阻力，左肩胛提肌等长收缩6秒钟，然后放松并调整呼吸。呼气时，通过更大幅度地收下颌以加强牵伸。

（3）上述动作重复2～3次。

四、上肢牵伸

（一）肩关节稳定肌

功能评估：

肩带，主动运动可以用来评价整个肩带（肱骨、锁骨、肩胛骨）的功能，主要观察其活动度和疼痛感觉。肩部肌肉肥大、肌张力高以及疼痛都可能导致肩部活动受限。

1. 仰卧位牵伸肩胛下肌（治疗师协助） 这种牵伸方法用于改善肱骨的外旋。

（1）牵伸者取仰卧位，肩关节外展90°，肘部屈曲90°。上肢尽量外旋，上臂完全放松，置于床上，避免募集其他肌肉。牵伸者在无痛的范围内最大限度地牵伸肩胛下肌。

（2）治疗师手置于牵伸者肘部的下方，一手握住牵伸者的腕部，以提供阻力，使肩胛下肌等长收缩（不动）（图5-14）。

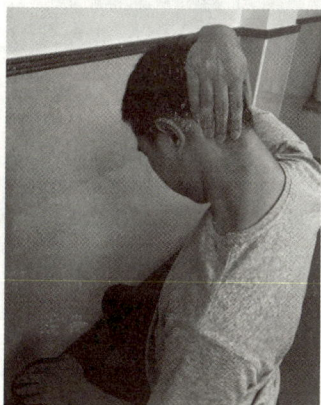

图5-13 自我牵伸肩胛提肌

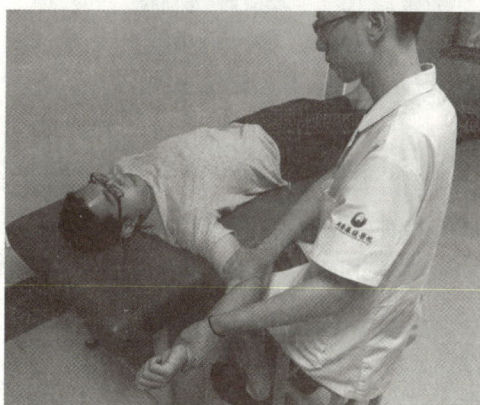

图5-14 牵伸肩胛下肌的起始位置

（3）治疗师指导牵伸者缓慢内旋肱骨，要求其注意力集中在旋转动作上。等长收缩肩胛下肌6秒钟（治疗师口令，"尽量让手腕靠近天花板"）。

（4）等长收缩之后，让牵伸者放松并深吸气。在此期间，手臂保持在起始位置。

（5）呼气时，牵伸者收缩冈下肌，进一步外旋肱骨，加深对肩胛下肌的牵伸。

（6）上述动作重复2～3次。

2. 站立位自我牵伸肩胛下肌（使用练习架）

（1）肩胛下肌的简单牵伸运动可以在一个训练架或门框旁进行。牵伸者取站立位、手臂置于体侧、肘部屈曲90°，肱骨尽量外旋，可以把手臂想象成一道前后旋转的门（图5-15）。

（2）用门框（或任何固定的直义物体）来提供阻力，使"门"不能关上（手臂尽量向腹部方向用力）维持6秒钟，使肩胛下肌做等长收缩。

（3）通过多次做"开门"动作来进行牵伸。

3. 俯卧位牵伸冈下肌和小圆肌（治疗师协助） 这种牵伸方法用于改善肱骨的内旋。

（1）牵伸者取俯卧位，肩关节外展90°，肘关节屈曲90°。手臂尽力内旋，上臂完全放松，置于床上，避免募集其他肌肉（俯卧位有助于阻止肩部旋前，旋前会对肩部内旋造成假象）。牵伸者在无痛的范围内最大限度地牵伸冈下肌。

（2）治疗师一手置于牵伸者的肘部上面，一手握在腕部下面，提供阻力，使冈下肌等长收缩（图5-16）。

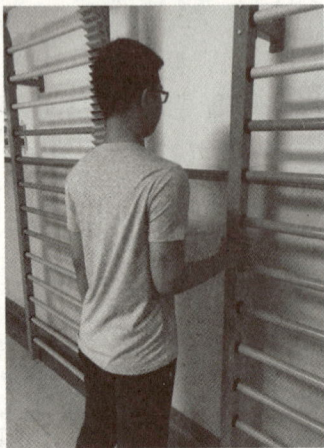

图5-15 自我牵伸肩胛下肌

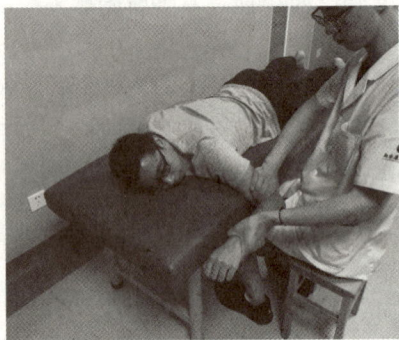

图5-16 牵伸冈下肌起始位置

（3）治疗师指导牵伸者缓慢外旋肱骨，要求其注意力集中在旋转动作上。等长收缩冈下肌6秒钟（治疗师口令"尽量让手腕靠近地面"）。

（4）等长收缩之后，牵伸者放松并深吸气。在此期间，手臂保持在起始位置。

（5）呼气时，牵伸者收缩肩胛下肌，进一步内旋肱骨，加深对冈下肌的牵伸。

（6）上述动作重复2～3次。

4. 站立位自我牵伸冈下肌和小圆肌

（1）有一种方法能实现冈下肌的自我牵伸，即"锁臂"体位。牵伸者站立位，把左手臂放在背后，此时关节屈曲约90°，后背尽可能靠近关紧的门，左手紧抓门把手。也可以拉住系在一个物体上的绳子（图5-17）。

（2）抓住绳子，前臂用力向背部靠近，等长收缩冈下肌6秒钟。

（3）等长收缩之后，左手一直拉着绳子，向前迈一两步，使前臂远离后背，进一步牵伸冈下肌。

5. 俯卧位牵伸前锯肌（治疗师协助）　这种牵伸方法可降低前锯肌的肌张力，有助于保持肩胛骨在胸廓上的正常位置。

（1）牵伸者取俯卧位，两臂放松置于身体两侧。此时很容易活动肩胛骨。治疗师站在治疗床头侧，把手指的指腹（不是手指尖）放在右肩胛骨的外侧缘。指导并帮助牵伸者向脊柱方向牵拉（回缩）肩胛骨。可能需要一些被动的牵伸才能触及前锯肌的软组织屏障，这样能使前锯肌得到最大范围的牵伸（图 5-18）。

（2）从起始位置开始，治疗师指导牵伸者肩胛骨前伸至抵抗其手指的阻力，使前锯肌等长收缩 6 秒钟。

（3）等长收缩之后，牵伸者放松并自然呼吸。呼气时，治疗师指导牵伸者运用菱形肌拉动肩胛骨靠近脊柱。这样可以使前锯肌牵伸幅度加大。

（4）上述动作重复 2～3 次。

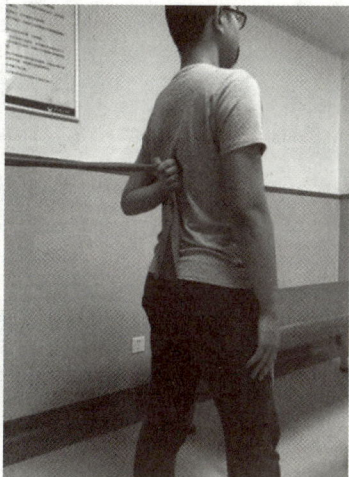

图 5-17　自我牵伸冈下肌

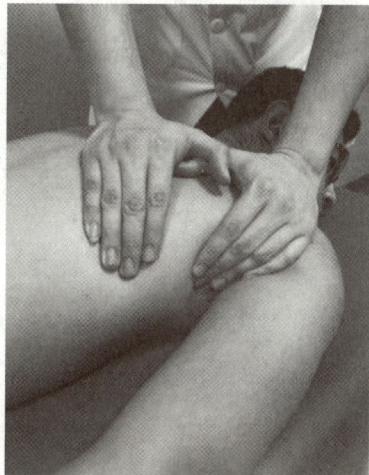

图 5-18　牵伸前锯肌起始位置

6. 自我牵伸前锯肌

（1）牵伸者站在门框或者可以安全抓握的垂直物体旁，右手扶住墙面与肩同高。首先收缩牵拉背部肌肉（菱形肌）使肩胛骨向脊柱靠近，然后身体前倾转向左侧，使你的右臂位于身体后方，让肩胛骨更靠近脊柱，这样会增加前锯肌的牵伸幅度（图 5-19）。

（2）从起始位置开始，牵伸者右手推墙，但是不要有位置移动。保持前锯肌等长收缩 6 秒钟，然后放松，自然呼吸。

（3）呼气时，牵伸者身体前倾。躯体转向左侧，这样可以拉动肩胛骨靠近脊柱，加大前锯肌的牵伸度。

（4）上述动作重复 2～3 次。

7. 仰卧位牵伸菱形肌和斜方肌中部（治疗师协助）　这种牵伸练习可以改善肩胛骨的前伸运动（即肩胛骨远离人体中线）。

（1）牵伸者取仰卧位，右肘关节屈曲，上臂放在胸前尽可能伸向左侧，也可以用左手拉住右手来完成这一动作。身体不能左转，至少保持肩胛骨部分接触床面。这种练习可以最大限度地拉长右侧菱形肌。

（2）治疗师面向牵伸者站在其右侧，双手放在牵伸者右侧背后，这样就可以牢固地接触到牵伸者右侧肩胛骨，左手抓住其肩胛骨内侧缘（图5-20）。治疗师指导牵伸者缓慢地将肩胛骨靠近脊柱，并以适当的力量阻止其肩胛骨后缩，完成6秒钟的等长收缩。在这一过程中牵伸者要保持自然呼吸。确保菱形肌参与收缩，而不是上臂的作用。

（3）等长收缩之后，牵伸者放松，自然呼吸。放松时，牵伸者的肩胛骨和上臂保持在起始位置。

（4）呼气时，让牵伸者上臂放在胸前伸向左侧更远处，肩胛骨前伸远离脊柱，这一动作可以增加菱形肌的牵伸幅度。

（5）上述动作重复2～3次。

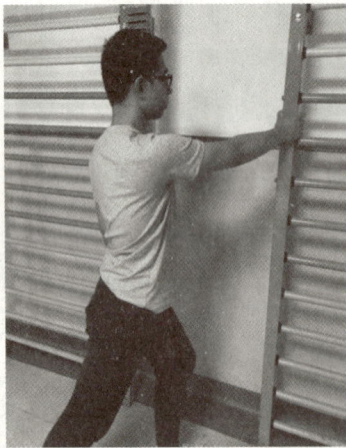

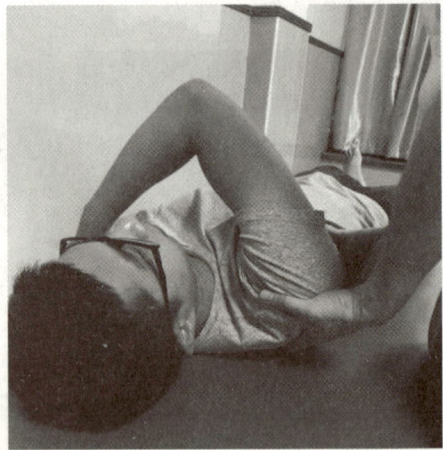

图5-19　自我牵伸前锯肌　　图5-20　仰卧位牵伸菱形肌和斜方肌中部的起始位置

8. 侧卧位牵伸菱形肌和斜方肌中部（治疗师协助）　这种牵伸练习可以改善肩胛骨的前伸（即肩胛骨远离人体中线）。

（1）牵伸者取左侧卧位、头枕在左臂上有利于固定躯干，右臂伸向右侧床沿，使肩胛骨远离脊柱、最大限度地拉长菱形肌和斜方肌中部。

（2）治疗师站在牵伸者背后，双手放在牵伸者肩胛骨上，两手拇指呈对接置于肩胛骨的内侧缘（图5-21）。治疗师指导牵伸者缓慢地向脊柱方向回缩肩胛骨，使菱形肌和斜方肌中部等长收缩6秒钟。在这一过程中，注意力应放在肩胛骨上，右臂要保持放松。

（3）等长收缩之后，牵伸者放松并深吸气。呼气时，右臂伸向床沿更远处，加大菱形肌和斜方肌中部的牵伸幅度。

（4）上述动作重复2～3次。

9. 坐位自我牵伸菱形肌和斜方肌中部

（1）牵伸者肩关节、肘关节屈曲90°，使上臂位于胸前。这一动作可使肩胛骨远离脊柱、牵伸菱形肌。用另一只手握住肘部，以固定手臂。

（2）试着让肩胛骨靠近脊柱，使菱形肌等长收缩6秒钟。

（3）等长收缩之后，使上臂在胸前伸向对侧更远处，这一练习可以加大对菱形肌的牵伸（图5-22）。

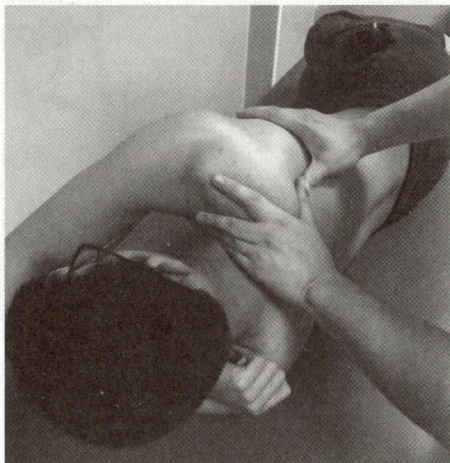

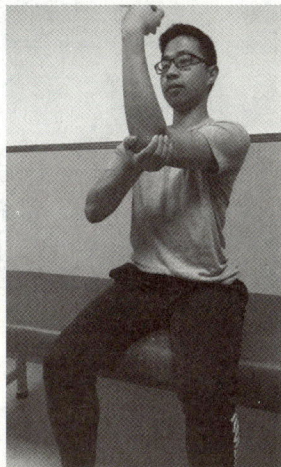

图 5-21　侧卧位牵伸菱形肌和斜方肌中部的起始位置　图 5-22　自我牵伸菱形肌和斜方肌中部

10. 仰卧位牵伸胸小肌（治疗师协助）

这种牵伸练习可降低胸小肌过高的肌张力，有利于保持肩胛骨在胸廓上的正常位置。

（1）牵伸者取仰卧位，治疗师站在其右侧，并用右手握住牵伸者的右手。牵伸者的右上臂可放松置于体侧，这样可以避免右臂发生移动。治疗师把左手放在牵伸者肩前部，指导牵伸者的肩部靠近床面，使其肩胛骨向后下方运动（治疗师口令，"肩胛骨向你对侧裤子后袋的方向运动"）。治疗师可辅助牵伸者被动完成这一动作。这样可以最大限度地拉长胸小肌（图5-23）。

（2）指导牵伸者缓慢地向其上方用力活动肩部抵抗治疗师左手的用力，使胸小肌等长收缩6秒钟。

（3）等长收缩之后，牵伸者放松，自然呼吸。呼气时，牵伸者再次使肩部靠近床面，肩胛骨向后下方移动，治疗师可轻轻地协助完成这一动作。这样可以加大对胸小肌的牵伸。

（4）上述动作重复2~3次。

11. 站立位自我牵伸胸小肌

（1）牵伸者取站立位，双手在背后相扣。注意力集中，肩胛骨向后下方运动。这一动作使胸小肌处于牵伸状态。

（2）用左肩前部顶住门框或其他固定垂直物，肩部缓慢地向前转动（图5-24）。

（3）保持肩部等长收缩6秒钟后，放松，自然呼吸，然后再一次使肩胛骨向后下方运动，拉长胸小肌。

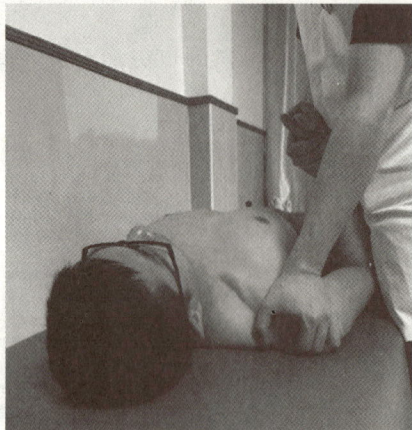

图 5-23　牵伸胸小肌起始位置

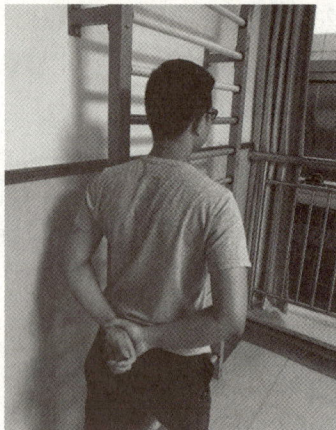

图 5-24　自我牵伸胸小肌

（二）胸大肌、肱二头肌、肱三头肌

功能评估：

肘关节屈曲会受到前臂肌群肌肉体积和肱三头肌肌张力过高的限制。一般情况下，牵伸者能够触摸到自己肩部的前方。

1. 俯卧位牵伸胸大肌（治疗师协助）　胸大肌的牵伸练习可以改善肱骨水平外展，屈、伸和外旋的活动范围，这种练习的效果还取决于在牵伸练习中肌肉哪些部分得到牵伸。注意：通过改变上臂外展的角度，可以牵伸胸大肌不同部位的肌纤维。小角度的外展（45°）主要牵伸位于锁骨部的肌肉；大角度的外展（135°）主要牵伸位于下部胸肋部的肌肉。

（1）牵伸者取俯卧位。左臂外展 90°，肘关节屈曲 90°，外旋。上臂放松置于床上。治疗师站在牵伸者左侧指导牵伸者将左上臂尽可能高地抬起，在这个过程中要保持前臂处于水平位。在抬高上臂时，确保胸骨不能离开床面，如果胸骨离开了床面说明躯干发生了旋转。这一姿势可以使胸大肌在无疼痛的范围内最大程度地拉长。

（2）治疗师用前臂和手支撑牵伸者的前臂和手，与之相贴（图 5-25）。指导牵伸者缓慢地从肘部开始收缩，试着将手臂缩回至胸前，使胸大肌等长收缩 6 秒钟。在此期间，要确保菱形肌处于放松状态。

（3）等长收缩后，牵伸者放松，吸气。在此期间，上臂保持在起始位置。

（4）呼气时，让牵伸者把上臂进一步抬高。但是要保持前臂处于水平位，以及胸骨贴着床面，防止躯干扭转。

（5）上述动作重复练习 2～3 次。改变上臂外展的角度，可以使胸大肌不同部位分别得到牵伸。

2. 自我牵伸胸大肌（使用练习架）　胸大肌的牵伸可以借助练习架、门框或者其他任何垂直物提供的阻力来完成。上臂上抬的高度不同，则牵伸胸大肌的部位不同。注意：上臂上抬较高主要牵伸胸肋部的胸大肌，上臂上抬较低主要牵伸锁骨部的胸大肌。

（1）牵伸者站在练习架旁，用前臂抵住练习架垂直部。注意姿势，采用左右腿前后弓步站立。保持背部直立，不可弯曲。用背部上方的肌肉拉动上臂尽可能远地向后靠，然后身体向前上一步或两步，直到前臂再一次贴到垂直物（图 5-26）。此为起始位置。

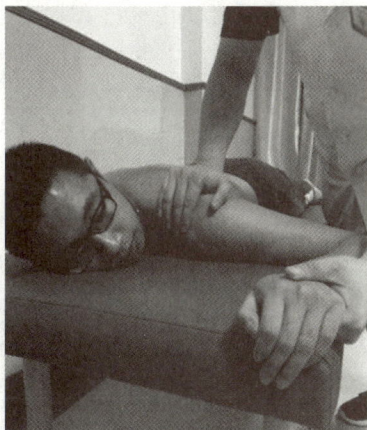

图 5-25　牵伸胸大肌，确保牵伸者胸骨不能离开床面　　图 5-26　自我牵伸胸大肌

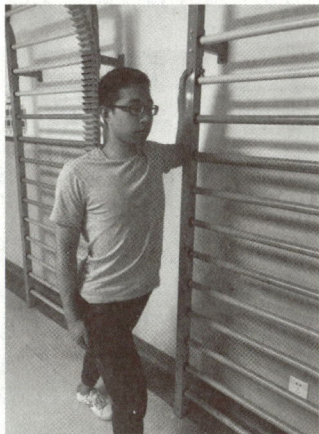

（2）牵伸者前臂用适当的力量缓慢地推垂直物，胸大肌做等长收缩，注意上臂只推不能移动，自然呼吸，等长收缩 6 秒钟后放松。

（3）再一次呼吸，呼气时，用上背部肌肉拉动上臂向后运动，尽可能远离垂直物，这可以进一步牵伸胸大肌。

（4）上述动作重复练习 2～3 次。

3. 仰卧位牵伸肱二头肌（治疗师协助）　这种牵伸练习可以提高肘关节和肩关节伸展的活动范围。

（1）牵伸者取仰卧位，右肩位于床的边缘部以保证肩部的活动范围不受限制。肘伸直，肩关节最大幅度地后伸。前臂处于标准体位，既不内旋也不外旋（手心向内）。这一姿势可以最大限度地拉长肱二头肌。

（2）治疗师右手握住牵伸者右前臂给予阻力，以使牵伸者肱二头肌做等长收缩，左手固定牵伸者肩部（图 5-27）。

（3）治疗师指导牵伸者缓慢地屈肩、屈肘，前臂旋后用力，等长收缩肱二头肌 6 秒钟（治疗师口令，"前臂旋后，肘关节屈曲，上臂垂直举起"）。

（4）等长收缩后，牵伸者放松，深吸气。在此过程中，上臂放下，或者保持在起始位置。

（5）呼气时，牵伸者肱三头肌收缩，使上臂进一步伸展，从而加大肱二头肌的牵伸幅度。

（6）上述动作重复练习 2～3 次。

4. 自我牵伸肱二头肌

（1）牵伸者利用一个水平面，如栏杆、舞蹈把杆或椅子的后背，也可以将门关上用门把手练习。牵伸者站立（或单腿跪地），上臂伸直，掌心向内，使上臂尽可能远地伸向后方，保持躯体直立。将伸展的上臂放松在水平面上或者抓住门把手。

（2）从起始位置开始，手向下压（即屈肩、屈肘），等长收缩肱二头肌6秒钟。

（3）等长收缩之后，上臂伸向背后更远处。为了完成这一个伸练习，可能需要采用半跪到合适的姿势（图5-28）。

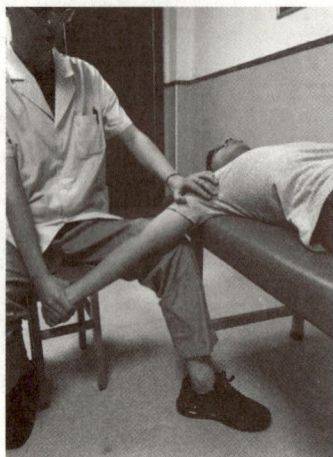

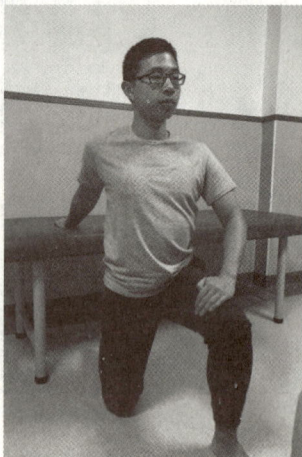

图5-27 牵伸肱二头肌起始位置　　　图5-28 自我牵伸肱二头肌

5. 俯卧位牵伸肱三头肌（治疗师协助） 这种牵伸是为了提高肘关节屈曲时肩关节屈曲的角度。

（1）牵伸者取俯卧位。左侧肩关节、肘关节屈曲，直至手可以摸到肩胛骨，上臂尽可能地贴近耳朵（图5-29）。（肱骨的后面）朝向地面，而不是翻向外侧。这一姿势可以最大限度地拉长肱三头肌。

（2）治疗师手握牵伸者肘部的后面，给予一定阻力。让牵伸者缓慢与治疗师对抗将肘指向地面，等长收缩肱三头肌6秒钟。

（3）等长收缩后，牵伸者放松并吸气。在此期间上臂保持在起始位置。

（4）呼气时，让牵伸者手伸向背部后下更远处。保持上臂靠近耳朵，这样可加大对肱三头肌的牵伸。

（5）上述动作重复练习2～3次。

6. 自我牵伸肱三头肌

（1）牵伸者垂直站立，背部、颈部伸直，也可以取坐位完成。

（2）左侧肩、肘关节屈曲，尽力触摸左侧肩胛骨。上臂尽可能地靠近耳朵，肱骨的后面指向前方，而不要翻向外侧。这样可以最大限度地拉长肱三头肌。

（3）牵伸者可以用右手抓住左侧肘部，为等长收缩左侧肱三头肌提供阻力，手臂姿势（图5-30）。保持颈部竖直，持续等长收缩6秒钟后，正常呼吸。

（4）等长收缩后，放松，深呼吸。呼气时，手触摸背部下方更远处，进一步拉长肱三头肌。练习时要保持背部伸直，才能达到最佳效果。

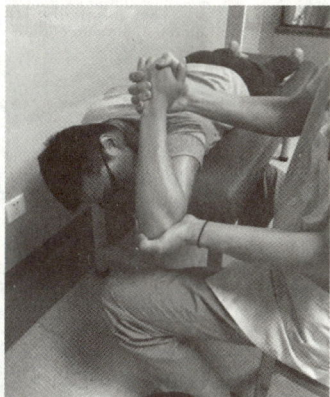

图 5-29　牵伸肱三头肌起始位置

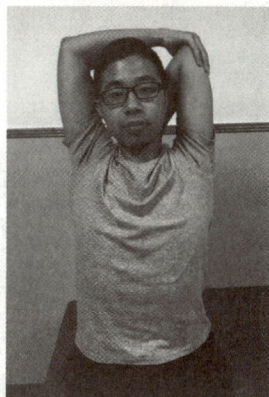

图 5-30　自我牵伸肱三头肌，腰部挺直

（三）腕部和手部的肌肉

1. 仰卧位牵伸腕屈肌、指屈肌（治疗师协助）

这种牵伸练习是为了增加腕部的伸展幅度。

（1）牵伸者取仰卧位，右肘伸直，上臂放松置于床上，腕和手指最大限度地伸展，确保腕部的活动不受床面的阻挡。这种牵伸在无痛的范围内最大限度地拉长右侧腕部和指屈肌肌群。

（2）治疗师的左手与牵伸者右手相贴，手指对手指，手掌对手掌，用另一只手固定牵伸者腕部和前臂（图 5-31）。

（3）指导牵伸者缓慢屈腕屈指（包括拇指），治疗师左手提供阻力对抗其运动，使牵伸者前臂屈肌做等长收缩 6 秒钟。

（4）等长收缩后，牵伸者放松并吸气。在此期间手腕、手指保持在起始位置。

（5）呼气时，牵伸者腕指伸肌等长收缩，加深腕屈肌牵伸幅度。治疗师缓慢用力推牵伸者手指，进一步牵伸。

（6）上述动作重复练习 2~3 次。

2. 坐位自我牵伸腕屈肌、指屈肌

（1）为了牵伸腕屈肌，牵伸者选择舒适的坐位，左臂伸直，位于身体前方，腕、指做最大限度地伸展。这种牵伸在无疼痛的范围内，最大限度地拉长腕指屈肌。

（2）牵伸者把右手手掌和手指放在左手手掌和手指上（图 5-32），牵伸者的左手腕、左手指（包括拇指）开始缓慢屈曲，右手提供阻力，抗阻其运动，使左手腕指屈肌等长收缩 6 秒钟。

（3）等长收缩后，放松并吸气，腕、指保持在起始位置。

（4）上述动作重复练习 2~3 次。

3. 仰卧位牵伸腕伸肌、指伸肌（治疗师协助）

这种牵伸练习主要为增加腕、指的屈曲幅度。

（1）牵伸者取仰卧位，右肘伸直，手臂放松置于床上，腕、指尽最大幅度屈曲，确保床面不会影响腕指关节屈曲。这可以在无痛的范围内最大限度地拉长右侧伸肌。首先

要充分屈腕，然后尽最大幅度地屈指。先屈指会使屈腕的幅度受限，而我们的主要目的是最大限度地屈腕。

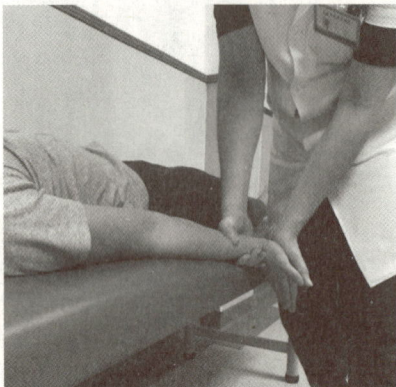

图 5-31　牵伸腕屈肌、指屈肌起始位置

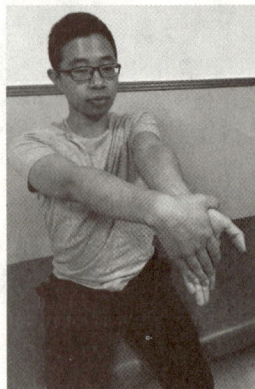

图 5-32　自我牵伸腕屈肌、指屈肌

（2）治疗师的右手握住牵伸者的拳头，拇指及其他手指与牵伸者的手指相对。其另一只手固定牵伸者的胸部和前臂（图 5-33）。

（3）牵伸者缓慢伸展手腕和手指（包括拇指），治疗师右手提供阻力，使伸腕、伸指肌群等长收缩 6 秒钟。

（4）等长收缩后，牵伸者放松并吸气。在此期间，牵伸者腕臂保持在起始位置。

（5）呼气时，牵伸者的腕、臂屈肌收缩，加深伸肌群的牵伸幅度。治疗师可以轻轻地推牵伸者手，以加深对伸肌的牵伸。

（6）上述动作重复练习 2～3 次。

4. 坐位自我牵伸腕伸肌、指伸肌

（1）为了牵伸腕伸肌群，牵伸者选择舒适的坐位，左臂伸直、内旋，手臂置于身体前方，腕指尽最大幅度屈曲。这可以在无痛苦的范围内最大限度地拉长腕指伸肌。首先要充分屈腕，然后屈指。先屈指会限制屈腕的幅度，而我们的主要目的是最大幅度地屈腕。

（2）右手握左手，左手腕指缓慢地伸（包括拇指），右手提供阻力，抗阻左手伸腕、指，使左手腕伸肌、指伸肌等长收缩 6 秒钟（图 5-34）。

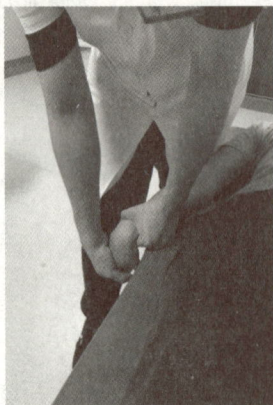

图 5-33　牵伸腕伸肌、指伸肌起始位置

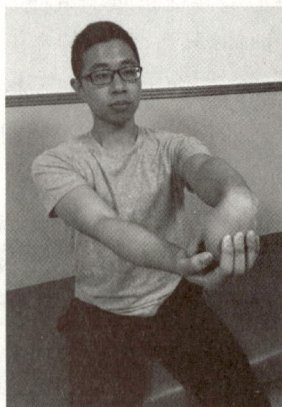

图 5-34　自我牵伸腕伸肌、指伸肌

（3）等长收缩后，牵伸者放松并吸气。腕、指处于起始位置。呼气时，左侧腕指屈肌收缩，以加深伸肌的伸展幅度。

（4）上述动作重复练习2～3次。

5.仰卧位牵伸前臂旋后肌（治疗师协助）　这种牵伸练习用来提高前臂旋前的活动范围。

（1）牵伸者取仰卧位，右上臂放松置于体侧，肘关节屈曲90°，这时治疗师站在牵伸者右侧紧握其腕关节。牵伸者尽量使右前臂和手掌旋前（掌心向下）。这可以在无痛范围内最大限度地拉长旋后肌。

（2）治疗师用一只手支撑前臂，另一只手握住手和腕，注意使腕部保持中立位置，既不屈也不伸，防止对关节产生不必要的压力（图5-35）。治疗师握手用力时应该从近端到远端，以减少关节的受力。

（3）指导牵伸者开始缓慢地后旋前臂（掌心向上），等长收缩旋后肌6秒钟。

（4）等长收缩后，让牵伸者放松并吸气。在此期间，前臂保持在起始位置。

（5）当呼气时，牵伸者收缩旋前肌，以加强对旋后肌的牵伸。

（6）上述动作重复练习2～3次。

6.坐位自我牵伸前臂旋后肌

（1）牵伸者选择舒适的坐位、右肘屈曲，右前臂向左旋转使手掌向下。这一体位能拉伸旋后肌。

（2）牵伸者用左手环绕右手，这样左手手指可以握住右手掌尺侧和手腕（图5-36）。

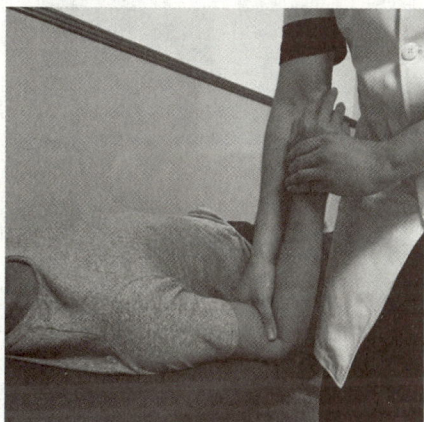

图5-35　牵伸前臂旋后肌的起始位置

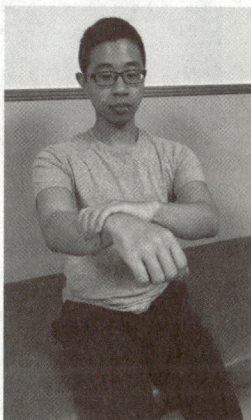

图5-36　自我牵伸前臂旋后肌

（3）从这一起始位置开始，牵伸者缓慢地向左旋转前臂（旋后），等长收缩旋后肌6秒钟。收缩之后放松并吸气。

（4）呼气时，进一步向右旋转前臂，以使旋后肌伸展加深。

7.仰卧位牵伸前臂旋前肌（治疗师协助）　这种牵伸练习主要用于提高前臂旋后的活动范围。

（1）牵伸者取仰卧位，右上臂放松置于体侧，肘关节屈曲90°。治疗师站在牵伸者的体侧紧握其手腕。牵伸者右上臂尽可能旋后，在无痛范围内最大限度地伸展旋前肌。

（2）治疗师面向牵伸者站立，用其右手支撑牵伸者的前臂，左手握住牵伸者的手和腕（支撑腕关节处的中立位，以防止一切不必要的用力作用在腕骨上）（图5-37）。治疗师握手用力时应该从近端到远端，以减少关节的受力。

（3）指导牵伸者缓慢地使前臂旋前（手掌向左侧旋转），等长收缩旋前肌6秒钟。

（4）等长收缩后，牵伸者放松并吸气。在此期间，前臂保持在起始位置。

（5）呼气时，牵伸者前臂旋后加深旋前肌牵伸，治疗师帮助牵伸者做一些被动旋后，以加深旋前肌的伸展。

（6）上述动作重复练习2～3次。

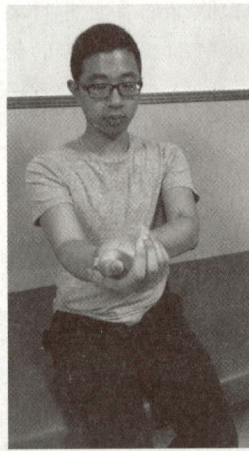

8. 坐位自我牵伸前臂旋前肌

（1）牵伸者选择舒适的坐位，右肘弯曲，右前臂向右旋转，手掌向上。这一体位能拉伸旋前肌，用左手环绕右手（左手在右手下面），这样左手的手指可以握住右手掌桡侧和手腕（图5-38）。

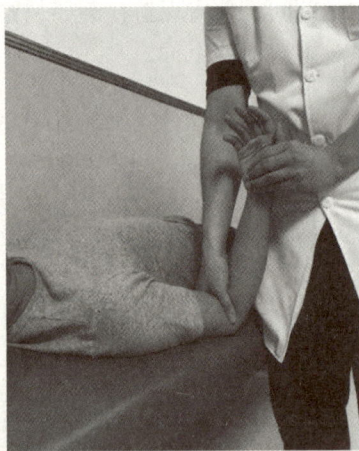

图5-37　牵伸前臂旋前肌起始位置　　　图5-38　自我牵伸前臂旋前肌

（2）从这一起始位置开始，牵伸者缓慢地向左旋转前臂（旋前），等长收缩旋前肌6秒钟。收缩之后放松并吸气。

（3）呼气时，通过收缩旋后肌，进一步右旋前臂，加深牵伸旋前肌。

五、躯干的肌肉牵伸

功能评价：

躯干运动是腰椎和胸椎的联合运动。其可以6个方向运动：前屈、后伸、左右侧屈以及左右回旋。这些动作组合可产生多种不同变化的运动。胸椎、腰椎的运动是各椎体的复杂联合运动。每个动作都需要许多肌肉的参与，很难一次只动用一块肌肉完成某个动作。因此，即使我们把动作的重点放在躯干的大肌群上。但在做相同动作时小肌肉也参与工作，并受到影响。

（一）坐位牵伸躯干回旋肌（治疗师协助）

1. 转向右侧牵伸右侧腹外斜肌和左侧腹内斜肌

（1）牵伸者坐在床上，膝屈曲，小腿垂于床沿，这个姿势将固定髋部，牵伸者脊柱拉长，但不能弓背。尽力向右侧转动身体，保持鼻尖与胸骨一起转动（此中立位较舒适）。这个姿势可在无痛范围内最大幅度拉长左侧躯干回旋肌。

（2）治疗师的右手经牵伸者右臂下绕至右肩前，左手放在牵伸者的左肩胛骨上，靠近内侧缘。治疗师指导牵伸者开始缓慢地往回左旋，保持头部正中位（图5-39）。确保其回旋的力量是由躯干发出而不是靠肩部后推。治疗师施加对抗阻力，使其等长收缩，整个过程中保持正常呼吸。

（3）等长收缩后，放松并调整呼吸。当呼气时，躯干保持在起始位置。

（4）呼气时，牵伸者躯干更大幅度右旋，保持头部正中位，脊柱拉长。这将加强左侧躯干回旋肌的牵伸。

（5）上述动作重复2～3次，然后牵伸者完成左旋，以同样的姿势牵伸右侧的躯干回旋肌。

2. 坐位自我牵伸躯干回旋肌（腹斜肌）

（1）牵伸者舒适地坐在直背椅上，保持脊柱拉长，头部处于正中位，尽力左旋，然后把住椅背以保持这一姿势。

（2）从起始位置开始，尽力往回右转，牵伸者靠的是躯干发力，而不是肩。保持这一姿势，使腹斜肌等长收缩6秒钟，正常呼吸。

（3）等长收缩后，深呼吸。呼气时，左转更大幅度，用躯干发力，而不是用手拉来牵伸腹斜肌（图5-40）。

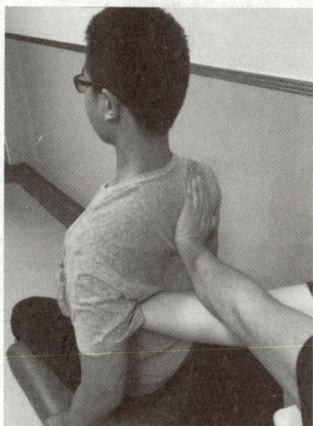

图 5-39　牵伸躯干回旋肌的起始位置

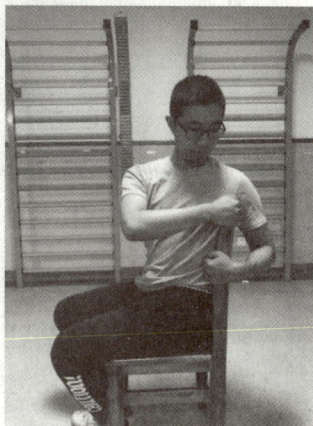

图 5-40　自我牵伸躯干回旋肌

（二）侧卧位牵伸腰方肌（治疗师协助）

腰方肌是多功能肌，可使躯干侧屈（侧弯），抬髋，也可协助稳定腰部。因此，当腰痛时容易受累。腰方肌肌纤维有垂直和两组对角线等不同方向。这种牵伸主要是对组成腰方肌大部分的直行纤维的牵伸。如果首先牵伸髋外展肌，腰方肌牵伸效果较好。

（1）牵伸者取左侧卧位，背靠在床边缘，右腿过伸悬于床缘外。左腿尽力弯曲靠近胸部。保持其髋部正直位。右臂置于头上。这将拉长右侧的腰方肌。如果牵伸者在这个体位下有任何腰部疼痛，可使腰部向前弯曲，同时保持右腿悬于床外。

（2）治疗师站在牵伸者身后，手臂交叉，把左手放在右侧髂嵴处，右手张开放在胸腔侧面（图5-41）。这个交叉的姿势使治疗师有较好的力学条件施加阻力，协助牵伸者完成腰方肌等长收缩。

（3）治疗师开始指导牵伸者，其目的是让牵伸者通过髋、肋互相靠近以收缩右侧腰方肌。躯干侧屈，同时臀部向上用力。许多人做这个动作时有些困难，所以治疗师需要把动作分为几个阶段，使牵伸者循序渐进，直到其能完成每阶段动作，然后完成整个动作。要有耐心和创造力。

（4）一旦牵伸者能完成这个动作，让其开始缓慢地使臀部上端向胸腔互相靠近。治疗师施加对抗阻力，协助牵伸者的腰方肌等长收缩，并控制其发力。

（5）静力收缩后，牵伸者放松，深呼吸。呼气时，允许其腿（和臀部）进一步下降。

（6）呼气时，牵伸者拉其足以更靠近地面，远离头部以增加对右侧腰方肌的牵伸。

（7）上述动作重复2～3次。

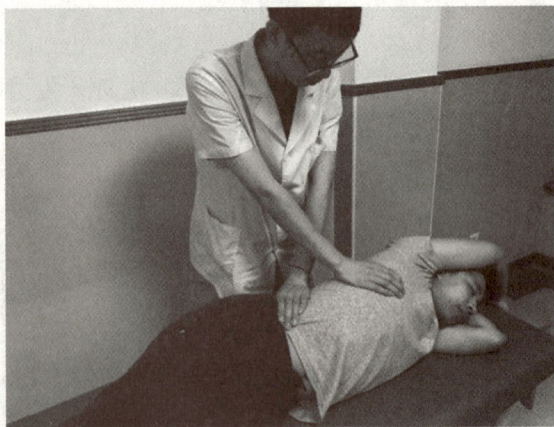

图5-41　牵伸腰方肌的起始位置

（三）坐位侧屈自我牵伸腰方肌

（1）牵伸者取舒适的坐位，脊柱拉长。把一条毛巾或弹力带的一端压在其左足下，左手握住其他部分。身体尽力向左侧屈，别让牵伸带有任何松弛。这将拉长右侧腰方肌的牵伸（图5-42）。

（2）牵伸者用弹力带阻止其试图坐直的动作，等长收缩持续6秒钟，正常呼吸。

（3）等长收缩后，放松并调整呼吸，可通过更大程度的左侧弯曲，以加强对右侧腰方肌的牵伸。

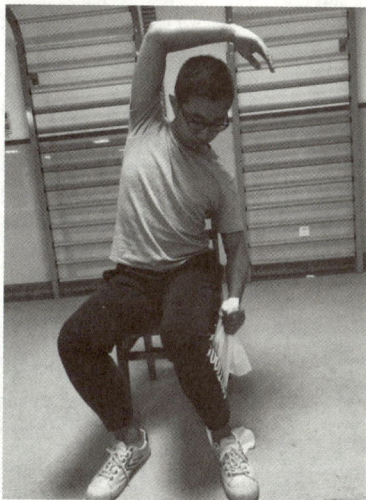

图 5-42　自我牵伸腰方肌

（四）俯卧位牵伸背阔肌（治疗师协助）

这种牵伸方法模仿"拉力器下拉"的动作，通过增强背阔肌肌力，以增加肱骨的屈曲和外旋幅度。

（1）牵伸者取俯卧位，手臂过度伸展，并外旋（拇指朝上）。这个姿势可拉长背阔肌至最大幅度。

（2）治疗师采用固定的前后弓步姿势，双手紧握住牵伸者的手臂或手腕（图 5-43）。指导牵伸者开始试着缓慢地拉肘靠向身体两侧，并手臂内旋。双侧背阔肌等长收缩，保持 6 秒钟。

（3）等长收缩后，放松并吸气。

（4）呼气时，牵伸者的臂向前伸展更远（远离足部），大拇指指向天花板。更大幅度地外旋手臂，以加强对背阔肌的牵伸。

（5）上述动作重复 2～3 次。

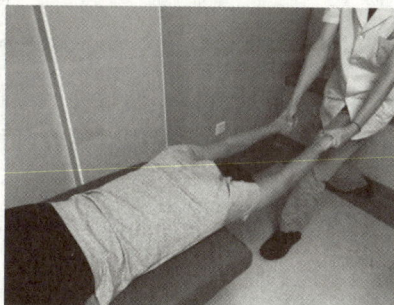

图 5-43　牵伸背阔肌起始位置

（五）坐位自我牵伸背阔肌

（1）这种牵伸方法可取坐位或站立位完成，但坐位更能稳定其髋部以创造较好的生物力学条件。牵伸者背部和颈部拉长，抬起右臂，屈肘，放在头后，尽力够左肩。用左手握住右肘（图5-44）。

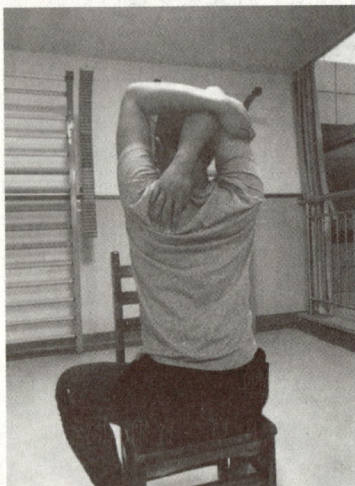

图5-44 坐位牵伸背阔肌

（2）从起始位置开始，牵伸者试着让右臂向下用力靠近身体右侧，同时左手对右臂施加阻力。等长收缩持续6秒钟，正常呼吸。

（3）放松并调整呼吸。等长收缩后，牵伸者的右臂更大幅度移向左侧，以增强牵伸。上述动作重复2~3次。

（4）可通过更大幅度的左侧屈，以加强牵伸。

（六）坐位牵伸背伸肌群（治疗师协助）

这种牵伸方法可用于改善躯干的屈曲能力。

（1）牵伸者坐在床边沿（或地板上），牵伸过程中膝部轻微屈曲（以放松股后肌群）尽力依靠腹直肌和腰肌收缩上身向前倾斜，牵伸者把注意力集中在髋部的屈曲，而不是背部的弯曲。保持头部与脊柱在一条线上，或可以收下颌靠向胸部。这将在无痛范围内最大幅度地拉长背伸肌。

（2）将两只手放在牵伸者腹部，以使施加阻力使背伸肌群等长收缩［图5-45（a）］。

（3）指导牵伸者开始缓慢地试着伸展脊柱，使背伸肌等长收缩。牵伸者把注意力集中在其手部放置的部位上而不能用手臂帮助向后推。治疗师指导牵伸者如何围绕其手的位置发力，使背部后伸。

（4）牵伸者等长收缩后，放松，深吸气，期间保持脊柱在起始位置。

（5）呼气时，牵伸者收缩腹直肌和腰肌以更大幅度屈曲，以加强背伸肌的牵伸力度。牵伸者应注意从髋部弯曲，使背拉长。

（6）上述动作重复3~5次，每次治疗师应将其手向上移更远一些。当其手上移到背部时，牵伸者等长收缩对抗阻力。一旦等长收缩的焦点转移到上背部或背中部，牵伸者可在牵伸时"弯腰"，收下颌靠近胸口以完全拉长背中部和背部的伸肌［图5-45（b）、

图 5-45（c）]。

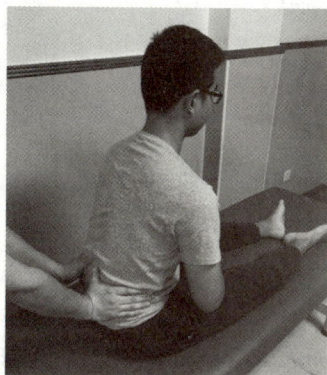

| (a) 背伸肌牵伸的起始位置 | (b) 在背中部施加阻力 | (c) 在背上部施加阻力 |

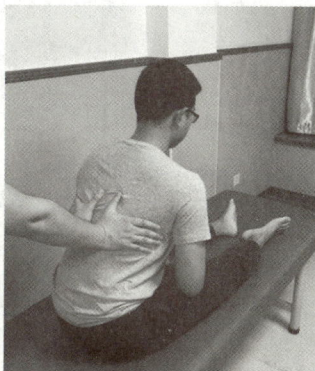

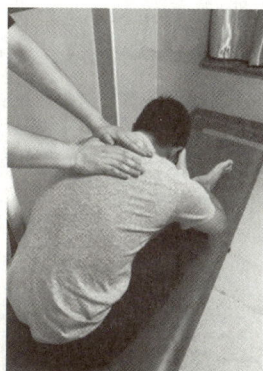

图 5-45　坐位牵伸背伸肌群

（七）坐位自我牵伸背伸肌

（1）牵伸者取坐位。保持上背部正直，从髋部尽可能地向前弯曲（图 5-46）。把一块折叠的毛巾横放腰部，两手握住两端。

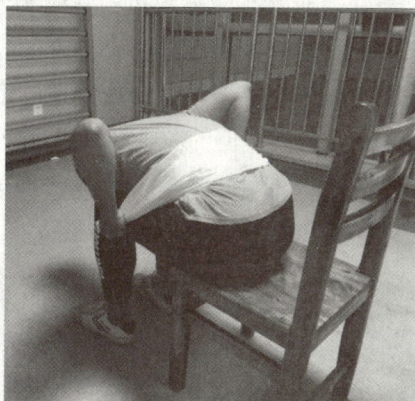

图 5-46　自我牵伸背伸肌

（2）牵伸者开始缓慢地试着向后沿毛巾背伸，等长收缩腰部背伸肌 6 秒钟。

（3）放松并调整呼吸，如果可以尽可能向下弯腰，以加强牵伸力度。

（4）向上移毛巾约 15 cm 并重复上述顺序。可一直以 15 cm 的增量上移毛巾。当毛巾移到背中部时，可弯曲背上部，收下颌靠近胸部，以增加背中部和背上部的背伸肌牵伸。

六、下肢牵伸法

（一）伸髋肌群：腘绳肌和臀大肌

功能评价：

检查关节活动范围（图 5-47）：关节伸直状态下，髋关节能屈曲到 90° 为最理想。如果范围小于 90°，就要对腘绳肌进行牵伸。

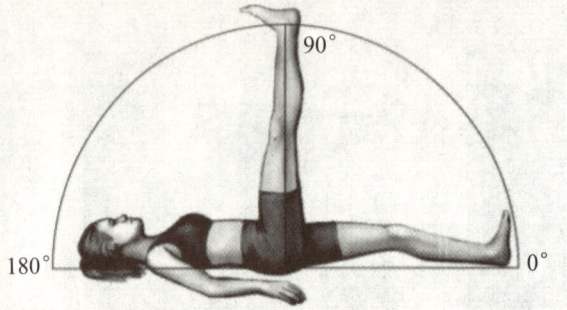

图 5-47　检查髋关节活动范围

1. 仰卧位直腿牵伸腘绳肌（治疗师协助） 这是一种增加髋关节屈曲的常用而有效的牵伸腘绳肌的方法。牵伸过程中，最常见的代偿动作是牵伸者将髋部抬离床面。这时通常都会无意识地通过增加臀大肌的力量来补偿薄弱的腘绳肌。只有牵伸者两侧髋部都平放在床面上，才能确保腘绳肌单独起作用。

（1）牵伸者取仰卧位，尽可能抬高他的右下肢，同时保持膝关节伸直。治疗师要提醒牵伸者在抬起下肢的时候一定要伸直膝关节。在不引起疼痛的情况下最大限度地牵伸腘绳肌。

（2）治疗师摆好体位，为腘绳肌等长收缩提供对抗阻力（图5-48），整个过程牵伸者必须保持其髋部平放在床面上，治疗师需要提醒牵伸者的身体感觉，使其在开始牵伸之前能够正确地保持髋部的稳定。如果要采取一个更舒适的姿势的话，牵伸者可以屈曲左膝使左足平放在床面上，这样就不会使他的左下肢被过度牵伸。

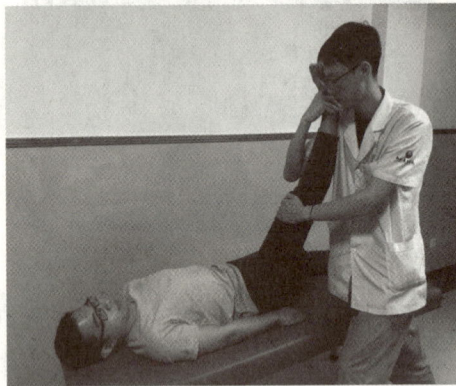

图 5-48　直腿腘绳肌牵伸的起始位置

（3）指导牵伸者开始慢慢地尝试把其足跟向床面方向下压，等长收缩腘绳肌6秒钟（语言提示："抵抗阻力，足跟向床面方向下压"）。

（4）在等长推压之后，牵伸者放松，并且深吸气。这期间保持膝关节在伸直位。

（5）深呼气时，牵伸者收缩屈髋肌（股四头肌和髂腰肌），把下肢举得更高，并保持膝关节伸直，这会加深腘绳肌的牵伸，当牵伸者抬得更高时，提醒他膝关节一定要保持伸直。

（6）治疗师移到新位置，并再次提供阻力。

（7）上述动作重复 2～3 次

2. 仰卧位屈膝牵伸腘绳肌（治疗师协助）　对于腘绳肌短缩程度严重的人来说这是一个更好的牵伸方法。一旦柔韧性增强了，就可以使用直腿牵伸方法。屈膝位置的牵伸更注重腘绳肌末端的等长收缩，因此可作为对这个部位的软组织治疗的辅助手段。

（1）牵伸者取仰卧位，抬起下肢，屈膝状态下屈髋至 90°。

（2）牵伸者在不引起疼痛的情况下，尽量伸直小腿，此时要保持大腿稳定在垂直方向上。这个动作会把腘绳肌拉伸到无痛的最大限度（图 5-49）。

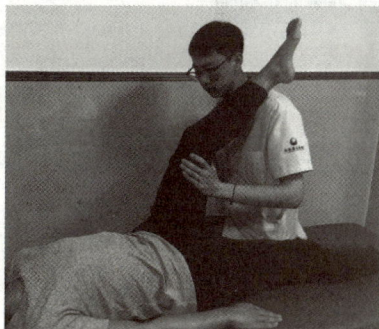

(a) 屈膝位牵伸腘绳肌的起始位置　　　(b) 牵伸者没有治疗师协助下主动牵伸

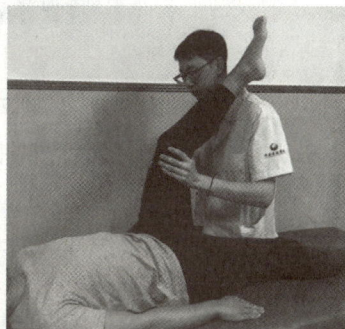

图 5-49　仰卧位屈膝牵伸腘绳肌

（3）治疗师摆好体位，为腘绳肌等长收缩提供对抗阻力。同时保证牵伸者的髋部紧贴床面。牵伸者必须在整个过程中保持髋部放平，不能离开床面。治疗师需要提醒牵伸者的身体感觉，使他的髋部能正确稳定地摆好位置。

（4）指导牵伸者开始试着缓慢地把足跟推向床面。此时屈膝，等长收缩腘绳肌 6 秒钟（语言提示："保持你的大腿位置，试着屈膝，把你的足跟压向床面"）。

（5）等长推压之后，牵伸者放松，深吸气，保持下肢在起始位置。

（6）呼气时，牵伸者收缩股四头肌，把腿伸得更远，这样会加深对腘绳肌的牵伸。当牵伸者伸直他的下肢时，轻轻地扶住他的大腿保持在 90° 位置。

（7）上述动作重复 2～3 次。

3. 仰卧位自我牵伸腘绳肌（使用弹力带）　自我牵伸的步骤顺序和协助牵伸是相同的，只是没有治疗师的情况下，用毛巾、弹力带或直立物体，如门柱等来代替。

（1）牵伸者取仰卧位。尽可能地举高左下肢，保持膝关节伸直。整个过程中要将两侧髋部平放在地板上，屈曲右膝，足平放在地面上休息。这是一种更舒服的姿势，避免了右下肢过度牵伸。用一条毛巾或牵伸带绑住足弓靠近足跟的部分，为腘绳肌的牵伸提供阻力。牵伸带能够代替治疗师的作用（图 5-50）。

（2）开始慢慢地把左足跟推向地板方向，等长收缩腘绳肌 6 秒钟。等长推动之后，放松并深吸气。在这个过程中，腿要保持在起始位置。

（3）呼气时，收缩屈髋肌（股四头肌和髂腰肌），把腿举得更高，保持左膝关节伸直，这样会加深腘绳肌的牵伸。注意这时不要拉牵伸带来加深牵伸。

（4）上述动作重复 2～3 次。

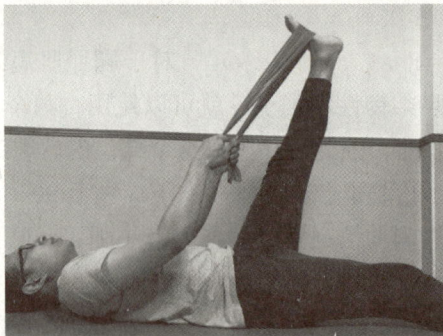

图 5-50　使用牵伸带进行腘绳肌的自我牵伸

4. 站立位自我牵伸腘绳肌

（1）牵伸者取站立位。右下肢和右足向前方自然伸出，足跟着地（足趾翘起），向前屈曲髋关节（但不要弯腰屈背），直到感觉右肢腘绳肌被拉紧［图 5-51（a）］。

（2）从起始位置拖右足跟向后时，地板提供了阻力。等长收缩 6 秒钟，结束后放松，深吸气，这时腿要保持在起始位置。

（3）呼气时，向前倾斜直到再次感到右侧腘绳肌受到了牵伸［图 5-51（b）］。

（4）上述动作重复 2～3 次。

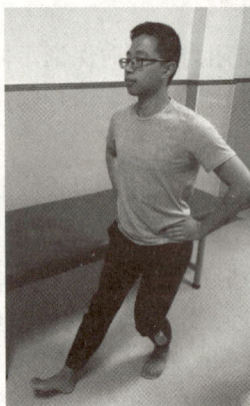

(a)　腘绳肌牵伸的起始位置　　　　　　　(b)　加深牵伸

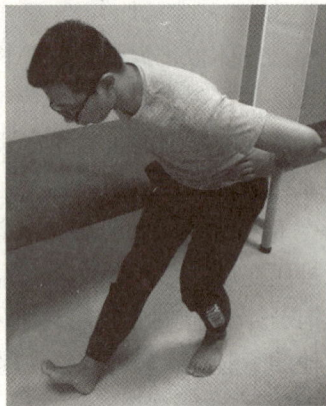

图 5-51　站立位自我牵伸腘绳肌

5. 仰卧位牵伸臀大肌（治疗师协助）

臀大肌是髋部一块强壮有力的原动肌，经常和髂腰肌协同收缩而导致过度疲劳。这种牵伸方法对臀大肌的张力正常化很有好处。

（1）牵伸者仰卧，抬起左下肢。屈膝尽可能地靠近胸部。两侧髋部平放于床上，以确保骨盆在牵伸时不出现旋转。治疗师协助其被动移动的大腿靠近胸部的位置，直到他感觉臀大肌明显被牵伸，或达到感觉舒适的最大活动范围。一些牵伸者在牵伸其下肢贴近胸部时，会在髋部前方感觉到针刺样的疼痛。可用你的手在屈曲的膝关节附近抱住大腿，先把大腿向天花板方向牵伸，再向胸部牵伸来消除这一疼痛的感觉。

（2）治疗师摆好体位，为臀大肌的等长收缩提供阻力，为避免增加膝关节的压力，左手放到膝关节后方［图 5-52（a）、图 5-52（b）］。

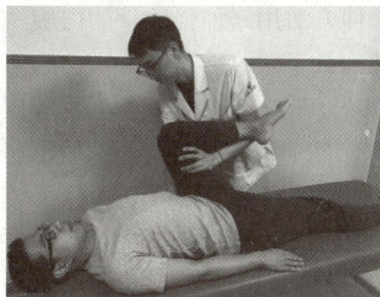

(a) 臀大肌牵伸的起始位置 　　　　(b) 手的摆放位置

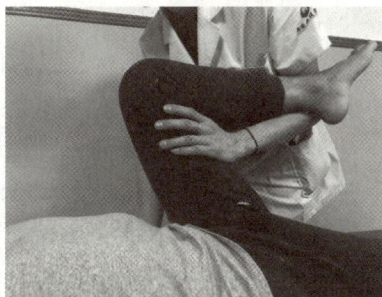

图 5-52　仰卧位牵伸臀大肌

（3）治疗师缓慢推压对抗你的手的力量，把腿向床面方向推。（语言提示："对抗我的力，好像要将大腿放到床面上"）维持等长收缩臀大肌的姿势，持续 6 秒钟。

（4）牵伸者放松并深吸气。在此过程中，腿要保持在起始位置。

（5）呼气时，将牵伸者的腿被动推向胸部，加深对臀大肌的牵伸。

（6）上述动作重复 2～3 次。

6. 仰卧位自我牵伸臀大肌

（1）牵伸者仰卧，抬左膝尽量屈向胸部，两侧髋部平放到床面上。可以把手放在膝关节后方，拉住大腿向身体方向移动，直到感觉到臀大肌受到牵伸（图 5-53）。

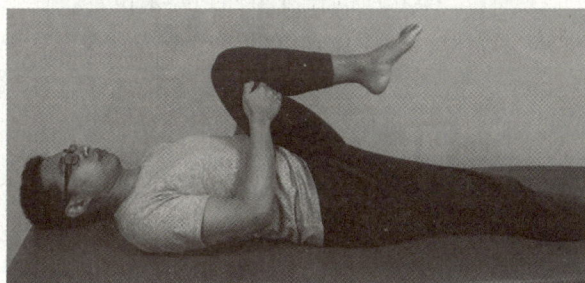

图 5-53　自我牵伸臀大肌的起始位置

（2）从起始位置起，向双手合抱的部位推压，好像要把大腿压向床面（或地面）。持续这种臀大肌的等长收缩 6 秒钟，完成之后放松并深吸气。在此过程中，腿要保持开始的姿势。

（3）呼气时，把大腿更贴近胸部，加深对臀大肌的牵伸。

（4）上述动作重复 2～3 次。

（二）髋关节外旋肌：梨状肌

功能评价：

由于梨状肌是一条重要的姿势肌，因此当检查腰痛病因的时候，常常要考虑梨状肌的因素。患者站立，放松，赤足，检查其髂嵴、髂前上棘和髂后上棘的水平。注意一侧的髂后上棘是否比另一侧更向前突出。这些部位的失衡常常伴有梨状肌综合征。患者仰卧，比较双下肢外旋的角度。过度侧旋（45°以上），提示该侧的梨状肌出现短缩。

1. 仰卧位牵伸梨状肌（治疗师协助） 这种牵伸方法用来加强股骨的内旋。至于牵伸的起始位置可能要多试验几次，因为每个人的肌肉被牵伸的感觉位置可能有所不同。

（1）牵伸者仰卧，左髋关节和膝关节均屈曲90°，向右肩方向拉。右下肢放在床面上休息。牵伸者保持骶骨在床面上，这样才能确保梨状肌的起始位置。然后牵伸者左下肢外旋（保持髋关节屈曲的同时，左足贴近右肩）（图5-54）。

（2）治疗师一手放在牵伸者的膝关节外侧方，另一手在踝关节外侧，协助牵伸者找到牵伸梨状肌的下肢位置。确定牵伸者保持骶骨在床面上，从起始位置开始为等长收缩提供阻力。

（3）指导牵伸者试着开始缓慢向对角方向推压他的腿（在右膝和右踝上施加同等的力）。等长收缩梨状肌6秒钟。

（4）等长推压之后，牵伸者放松，深吸气，放松时保持腿在起始位置。

（5）呼气时，收缩髋关节屈肌和内收肌群来加深梨状肌的牵伸。治疗师可轻轻推动协助做关节屈曲内收，然后增加一些侧旋来加深牵伸。

（6）上述动作重复2~3次。

2. 俯卧位牵伸梨状肌（治疗师协助） 这是另一个常用的增加梨状肌长度的方法。一些牵伸者认为这种姿势的牵伸感觉更强些，但另一些人还是喜欢选用仰卧位牵伸法。

（1）牵伸者俯卧于床上，屈曲右膝约为90°，下肢外旋（向地面方向翻转下肢），同时保持两髋关节平放在床上，梨状肌的长度牵伸到终末位置。

（2）治疗师站在牵伸者右侧，左手放在牵伸者足上或踝关节内侧，右手可轻轻放在牵伸者的骶骨上（图5-55）。指导牵伸者开始慢慢向他的左手推压，试着把他的腿压过身体中线。持续这种梨状肌的等长收缩6秒钟。确保在等长收缩阶段膝关节内侧不产生疼痛。如果牵伸者感觉膝关节内侧疼痛，治疗师调整右手来扶持膝关节内侧。如果这还不能消除疼痛，只能换用另一种牵伸方法。

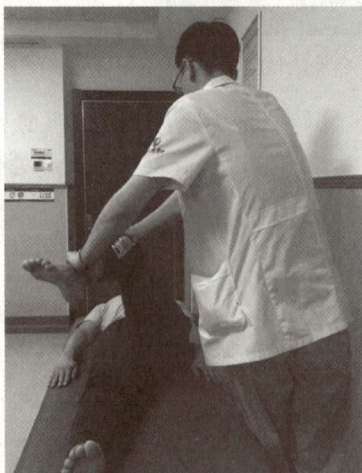

图5-54 仰卧位牵伸梨状肌的起始位置　　图5-55 俯卧位牵伸梨状肌的起始位置

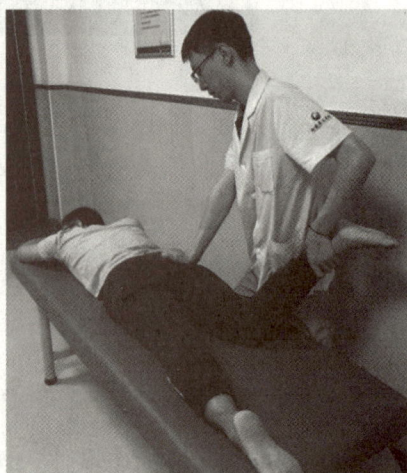

（3）等长推压之后，牵伸者放松，深吸气，放松时下肢保持在起始位置。

（4）呼气时，牵伸者再向地面方向翻转大腿来加深梨状肌的牵伸。

（5）上述动作重复2～3次。

3. 仰卧位自我牵伸梨状肌

（1）牵伸者仰卧位，左腿放在床上休息，屈右膝90°，并向左肩方向抬高膝关节。为得到右臀深部的轻松牵伸感，要通过移动下肢来找到"有效点"。试着把踝关节拉得更近来增加一些下肢的旋转［图5-56（a）］。保持踝关节平放在床面上。很多人做这个动作时因牵伸过度出现疼痛。牵伸应在"感觉舒适"的范围内，而不要产生不适感。

（2）从起始位置起，牵伸者抓起右下肢的踝关节和膝关节向对角方向推压下肢。感觉臀部深处肌肉的动作。这是一种等长收缩动作，所以不能使下肢从开始位置移开，正常呼吸保持压力6秒钟，然后放松。

（3）使右膝和大腿更贴近右肩进行牵伸，尽可能用腿部肌肉做出这个动作，手臂只在牵伸到末端时用力，拉近踝关节增加一点轻微的旋转。记住牵伸动作应停止在感觉舒适的范围内。

（4）作为一种变换的起始位置，也可以将右踝搭在左膝上，然后抬左膝向左肩方向移动，保持髋关节贴在地板或床面上。用这个动作牵伸右侧梨状肌时，双手可在膝关节后方握住左下肢［图5-56（b）］。

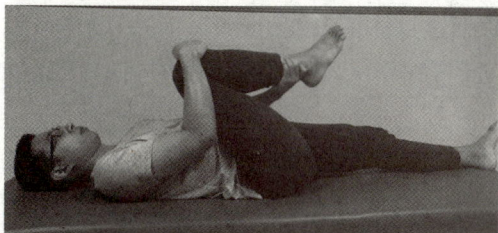 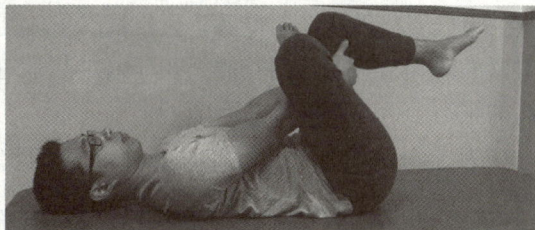

（a）起始位置　　　　　　　　　　　　　　　　（b）替代姿势

图5-56　自我牵伸梨状肌

（5）然后用左膝对抗，把右下肢推开。这是一种等长收缩的动作，因此不要移动右腿。持续推压6秒钟，然后放松。

（6）把右膝和下肢拉近身体进行牵伸，用腿部肌肉尽可能地做这个动作。左下肢和上肢只在牵伸末端用力。记住牵伸动作应停止在感觉舒适的范围内。

4. 坐位自我牵伸梨状肌

（1）坐在椅子边缘，把左踝搭在右膝上，保持脊柱伸直。髋关节屈曲（腰不要弯），直到感觉臀部深处肌肉受到牵伸。做这个动作时很多人感到疼痛，这是因为牵伸过度。牵伸动作应停止在感觉舒适的范围内，不要让牵伸者难受。

（2）从这个起始位置开始，牵伸者向右大腿方向推压左踝，等长收缩梨状肌6秒钟。此时，用左手推压左膝内侧感觉较好。结束后放松，深吸气。

（3）呼气时坐得高些，髋关节前屈加深对梨状肌的牵伸，上述动作重复2～3次（图5-57）。

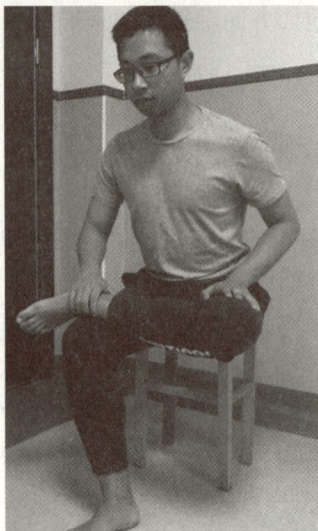

图 5-57　坐位自我牵伸梨状肌

（三）髋关节外展肌

功能评价：

下肢姿势做轻微调整后，正常情况下应能够摆过身体正中线约 30°。这一动作可因过紧的髋关节外展肌而受限。由于髋外展肌通过髂胫束而起稳定膝关节的作用，因此过高的张力会引起膝关节的问题。

为了测试其功能，牵伸者侧卧，上方腿的膝关节屈曲于另一腿的膝后（图 5-58），过于紧张的外展肌会限制这一动作，并导致髂胫束综合征一类的问题。臀中肌和臀小肌频繁地张力过高，会产生敏感点。这可能会导致类似坐骨神经痛或骶髂关节功能受限而引起的疼痛。

1. 仰卧位牵伸髋外展肌（治疗师协助）　这种姿势常用来改善髋关节的内收。

（1）牵伸者取仰卧位，右下肢平放在床面上，左下肢跨过右下肢，屈膝，足平放在床面上（这可保证左腿不妨碍右腿的内收）。右下肢内收尽可能越过中线，保持膝关节正对天花板，以防止下肢的翻转。这个动作会拉伸右侧外展肌到终末位置。

（2）治疗师一只手放在牵伸者的右膝关节外侧，另一只手固定对侧髋关节，为外展肌的等长收缩提供阻力（图 5-59）。

（3）在治疗师指导下，牵伸者开始缓慢地尝试腿部用力靠向治疗师的手，等长收缩外展肌 6 秒钟。

（4）等长推压之后，牵伸者放松，深吸气，放松时保持腿在起始位置。

（5）呼气时，牵伸者再次越过身体中线牵拉大腿，加深对外展肌的牵伸。

（6）上述动作重复 2～3 次。

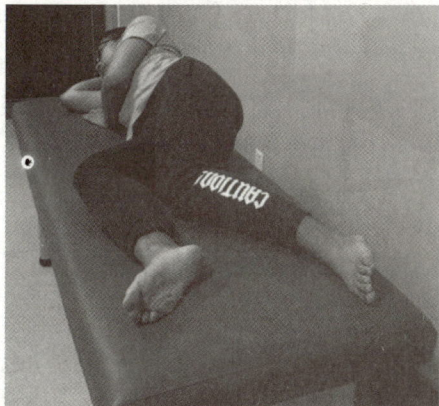

图 5-58　外展肌紧张实验（改良的 Ober 实验）　　　图 5-59　仰卧位牵伸髋外展肌

2. 侧卧位牵伸髋关节外展肌（治疗师协助）　这种牵伸是用来加强髋关节的内收。

（1）牵伸者侧卧于床边缘，上面的腿后伸越过床边缘，下面的腿屈曲，膝关节尽可能靠近胸部，使腹部舒适稳定，髋部垂直于地面。牵伸者收缩内收肌，将上面的腿向地板方向牵伸，拉伸外展肌到终末位置。如果牵伸者在这个位置感到腰部疼痛，他可以向前弯腰，使腰部拱成圆形，此时保持左腿仍搭在床边上。

（2）治疗师站在牵伸者身后提供支持，用一只手稳定髋部，另一只手跨过膝关节外侧来为外展肌提供阻力（图 5-60）。

（3）指导牵伸者开始缓慢地尝试将腿部推向天花板，等长收缩髋部外展肌 6 秒钟。

（4）牵伸者放松，深吸气，放松时允许腿落向地面。

（5）呼气时，牵伸者再把大腿向地面拉，进一步加深外展肌的牵伸。

（6）上述动作重复 2～3 次。

3. 坐位自我牵伸髋关节外展肌

（1）牵伸者舒适地坐在地板或垫子上，左腿向前笔直伸出，右腿跨在左腿上，右膝屈曲，右足靠在左膝关节外侧。坐直，尽可能向右侧转体到最舒适的位置。左肘或左上臂（或两者同时）靠在右膝外侧，右手置于身后以保持身体稳定（图 5-61）。

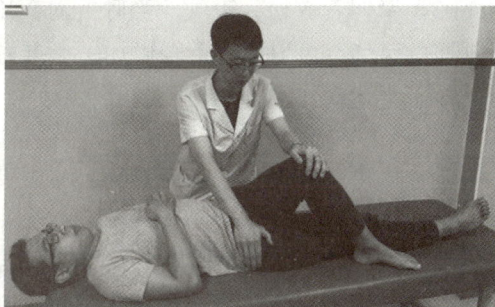

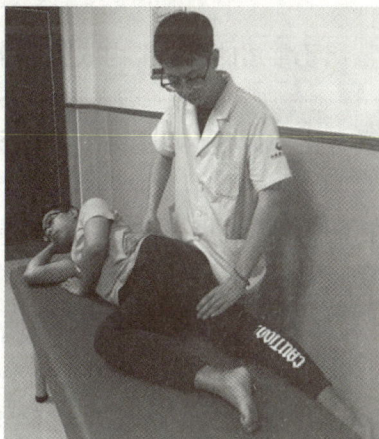

图 5-60　侧卧位牵伸髋关节外展肌的起始位置　图 5-61　坐位自我牵伸髋关节外展肌的起始位置

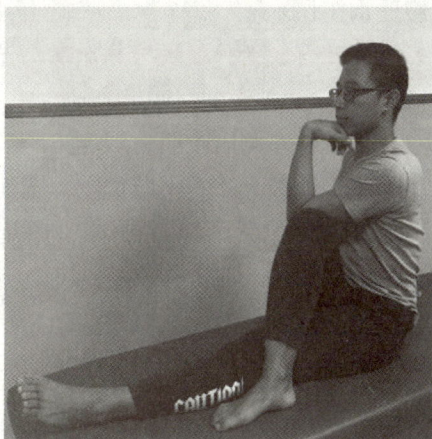

（2）从这个起始位置开始牵伸者推右膝靠近左臂，等长收缩髋关节外展肌6秒钟。这个动作的另一个好处，还可以加强腹外斜肌的肌力。

（3）牵伸者放松，吸气。当呼气时，用腿肌肉（内收肌）将右腿向左腿拉，加深对外展肌的牵伸，可以用左臂轻微加一点推力，舒服的话尽可能保持一段时间。

（4）上述动作重复2～3次。

（四）髋关节内收肌

功能评价：

关节活动范围：正常情况下，下肢可从中线向外展45°～50°。如果关节活动范围受限，原因常为内收肌过紧，易化牵伸法可以增加关节活动范围。

内收肌既可以帮助髋关节做屈曲、伸展、外旋等动作，也可在跑步过程中起到稳定下肢的作用。男性的内收肌一般比女性更紧张一些。长收肌的疲劳或对其不正确的牵伸会导致腹股沟拉伤。

1.仰卧位牵伸髋关节内收肌（治疗师协助） 这种牵伸常用于增加外展。牵伸者在牵伸过程中偶尔会感觉到外展肌的痉挛。如果出现痉挛应立刻停止，然后先牵伸外展肌，之后再进行内收肌的牵伸。

（1）牵伸者仰卧，两髋平放在床上，背部不要弓起，尽量外展右髋，膝关节伸直、膝关节正对天花板（阻止膝关节的旋转），用足跟勾住床的边缘，使左下肢不至于在床面上滑动。以这种姿势使右侧内收肌达到终末位置。

（2）治疗师站在床右侧，位于床和牵伸者的腿之间，用左手扶持小腿，右手扶在膝内侧，这个姿势在等长收缩阶段可减轻内侧副韧带的张力（图5-62）。要求牵伸者开始缓慢尝试向中线推右下肢，等长收缩内收肌6秒钟。

（3）牵伸者放松，深吸气，放松时保持下肢在起始位置。

（4）当呼气时，加大髋关节的外展角度，以加深对内收肌的牵伸。注意确保膝关节垂直向上，保持下肢不要外旋。

（5）上述动作重复2～3次。最后，帮助牵伸者把下肢放回到床上，这有助于防止出现腹股沟扭伤。

2.站立位自我牵伸髋关节内收肌 这种牵伸方法属于常用的髋关节内收肌牵伸的改良方法。

（1）为牵伸左侧内收肌，取侧方跨步姿势，注意右膝屈曲不必超过90°，左下肢伸直，足平放于地板上，右下肢负重（图5-63）。

（2）从起始位置牵伸者尝试向中线方向拖拉左下肢，以地板提供阻力，等长收缩6秒钟，下压右下肢加深牵伸。

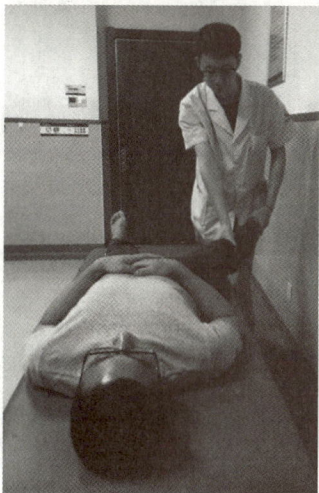

图 5-62　仰卧位牵伸髋关节内收肌　　　　图 5-63　站立位自我牵伸髋关节内收肌

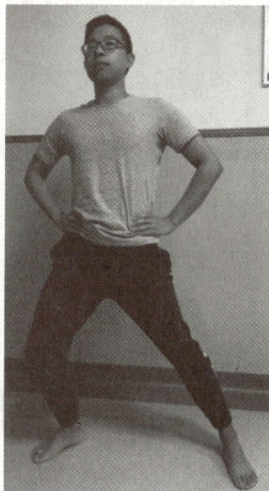

3.坐位自我牵伸髋关节内收肌　这个姿势更注重于短收肌的牵伸。

（1）牵伸者取坐位，背部伸直，膝关节屈曲，足底相对合在一起。腿部肌肉用力，尽可能向地面拉近下肢，拉长缩短的内收肌（图 5-64）。

（2）把手或臂靠在膝侧，然后试着对抗自己的力量把膝关节合拢，等长收缩 6 秒钟，正常呼吸。

（3）放松呼气，呼气时腿部肌肉用力把腿贴近地面，牵伸内收肌。

（4）上述动作重复 2～3 次。

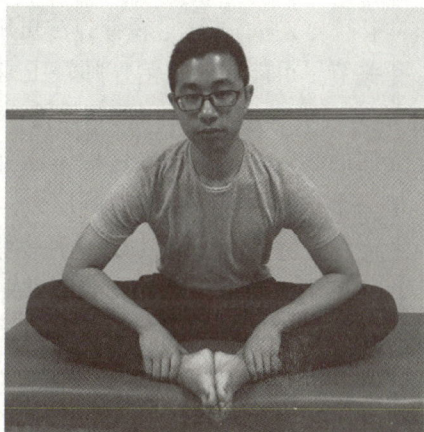

图 5-64　坐位自我牵伸髋关节内收肌

（五）屈髋肌：股四头肌（股直肌）

功能评价：

检查股四头肌伸膝关节活动范围。

伸膝关节：牵伸者取坐位，下肢悬在床外。当牵伸者伸直小腿，运动弧应平滑，膝关节应伸至 0° 或略微过伸的角度［图 5-65（a）、图 5-65（b）］。

(a) 股四头肌可以使膝关节完全伸直   (b) 运动弧平滑，无停顿或急拉

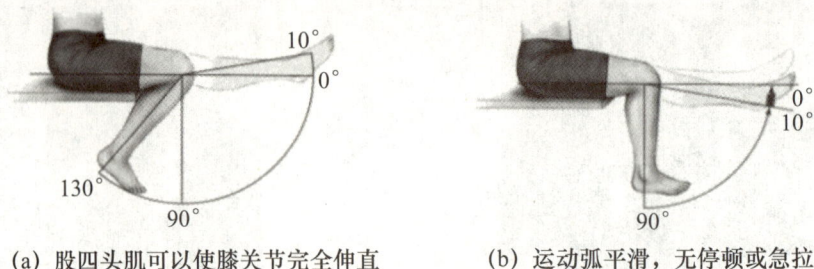

图 5-65 伸膝关节

屈膝关节：牵伸者取俯卧位，腿部抬起足跟应能接触臀部，可稍微借助治疗师一点力（图 5-66）。如果活动范围受限，原因可能是股四头肌过紧，以致当治疗师把足跟压到臀部时会有不适感，也可能由于腘绳肌或小腿肌肉的体积过大而使活动范围受限。

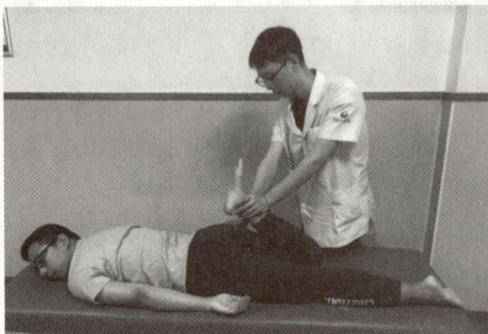

图 5-66 屈膝关节

1. 俯卧位牵伸股四头肌（治疗师协助） 这个牵伸方法可用于改善膝关节屈曲。

（1）牵伸者取俯卧位，膝关节尽可能屈曲。治疗师轻压腿部使其足跟贴近臀部，直到牵伸者感觉到股四头肌开始受到了牵伸（牵伸点）。保持小腿贴近在大腿上，但不要给膝关节施加压力，这就是无痛的终末位置。如果这种体位引起了腰部的任何不适，立即停止，在牵伸者髋部下方垫一个枕头，以减少腰部的压力，然后再重新开始。或者让牵伸者收缩腹肌来稳定和放平腰部（避免骨盆倾斜），这种姿势可以消除腰部的不适感。

（2）治疗师摆好的体位，通过手或肩抵住牵伸者的胫骨来提供等长收缩的阻力（图5-67）。在整个过程中，牵伸者的髋部必须始终贴在床面上（或贴在枕头上）。在牵伸前，治疗师需要提醒牵伸者对身体姿势的感觉，直到牵伸者能够完全稳定住髋部。

（3）指导牵伸者尝试着把腿伸直，等长收缩 6 秒钟。

（4）牵伸者放松，深吸气，在这段时间内，保持下肢在起始位置。

俯卧位牵伸股四头肌

（5）当呼气时，牵伸者放松，由治疗师帮助其牵伸并加大牵伸程度。牵伸腘绳肌偶尔会发生痉挛，通常是因为牵伸者腘绳肌收缩过紧而造成的。预防的方式是治疗师一只手轻轻放在腘绳肌部，确保肌肉不收缩。

（6）上述动作重复 2～3 次。

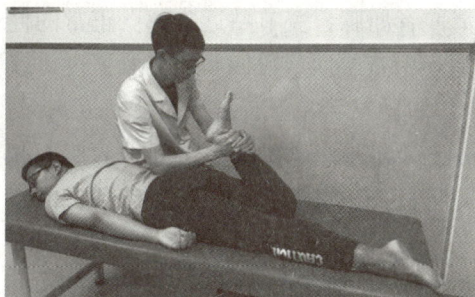

(a) 用手指交叉施压　　　　　　　　(b) 用肩膀施压

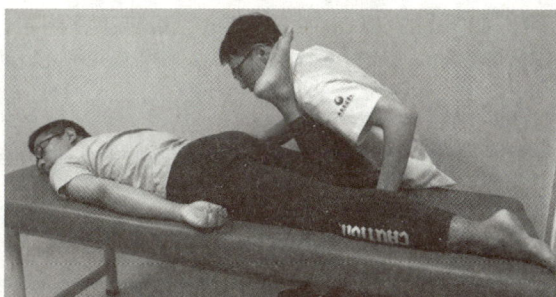

图 5-67　牵伸股四头肌的起始位置

2.站立位自我牵伸股四头肌　这是用于股四头肌牵伸的一种普遍方式。

（1）牵伸者取站立位，并使用一个固定的物体来帮助稳定，左膝屈曲并使足跟靠近臀部。用左手抓住左腿或足，保持腰部挺直，然后小心地使足跟贴近臀的中部而不是外侧，否则会牵伸到膝部韧带［图 5-68（a）］。

（2）从这一起始位置开始，尝试伸直左腿对抗自己的阻力，等长收缩股四头肌 6 秒钟。等长收缩之后，放松，吸气，当呼气的时候，把足跟尽量靠近臀部。

（3）如果你的柔韧性得到改善，你会发现足跟很容易贴近臀部。如果是这种情况，那么牵伸大腿的姿势应处在更加垂直的位置，此时膝部顶点指向地面，整个过程中保持腰部挺直以避免腰椎过伸［图 5-68（b）］。

（4）上述动作重复 2～3 次。

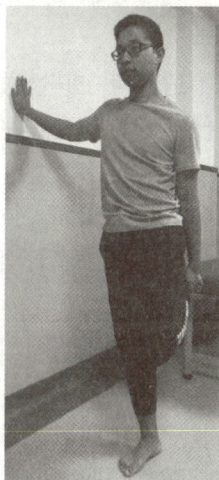

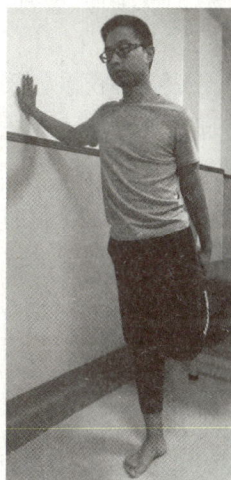

(a) 足跟紧贴臀部　　　　　　　　(b) 用力尽量使膝关节垂直指向地面

图 5-68　站立位自我牵伸股四头肌

（六）屈髋肌：腰肌和髂肌

功能评价：

检查髋关节的活动角度，同样也能检查出腰肌和股四头肌的紧张度。

　　髋关节活动度，正常的屈髋角度为 120°，牵伸者屈膝，关节贴近胸部。正常的伸髋角度约为 30°。改良 Thomas 试验，这种试验用于检查腰肌或股四头肌的紧张度（或二者同时检查）。牵伸者仰卧，下肢下垂在床边缘，然后抬起左下肢，膝关节贴近胸部。检查者观察牵伸者的右侧下肢是否伸直，此可显示右下肢股四头肌（尤其是股直肌）和阔筋膜张肌的紧张与否 [图 5-69（a）]。如果牵伸者的右腿离开床面 [图 5-69（b）]，则表明右侧髂腰肌紧张。

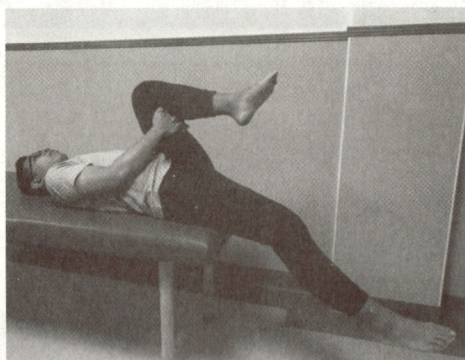

(a) 股四头肌，右侧阔筋膜张肌　　　　　　　　　(b) 右侧腰肌

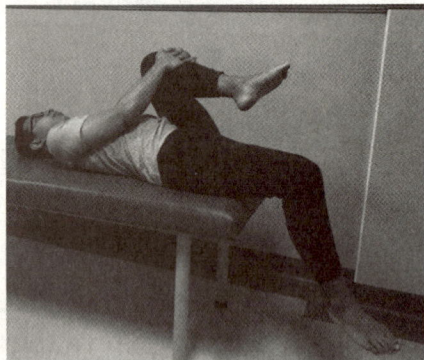

图 5-69　改良 Thomas 试验

　　1. 俯卧位牵伸腰肌（治疗师协助） 这种牵伸用于改善髋关节的伸展。牵伸者必须在整个牵伸过程中保持髋关节平直贴于床面（或在枕头上），这样会使他在抬腿时更容易抬高髋关节。治疗师需要协助牵伸者维持正确的姿势，使其能在牵伸之前正确地稳定髋关节。

　　（1）牵伸者取俯卧位。如果在此体位下腰背部有任何不适，可在其髋关节下面放一个枕头以减轻腰背部的压力，或牵伸者收缩其腰部肌肉以使其腰背部变得平和稳定，这样也能消除腰部不适。

　　（2）牵伸者通过伸髋（臀肌和腘绳肌）使其腿尽可能高地抬离床面，同时屈膝，这样使髂腰肌拉长到终末位置。记住髋关节伸展的角度只有 30°，如果牵伸者的伸髋角度大于 30°，注意检查腰背部的过度运动。

　　（3）治疗师手扶牵伸者膝关节上方用力，以提供髂腰肌进行等长收缩的阻力（图 5-70）。

　　（4）指导牵伸者开始慢慢地试着向床面拉大腿，等长收缩髂腰肌 6 秒钟，下肢不能伸直。在牵伸者收缩腰肌的同时，放松臀肌，然而臀肌经常随着腰肌一起收缩，这是一种无效的模式，不可提倡。治疗师可以帮助牵伸者减少这种模式，方法是在进行等长收缩前，治疗师用手短暂地帮助支撑牵伸者的腿部重量，使其放松臀肌，几次之后，牵伸者就能够自主地做这些动作。

　　（5）牵伸者放松并深吸气，在此期间，保持腿部处于起始位置。

　　（6）随着吸气，牵伸者收缩伸髋肌以使腿部上抬得更高，加伸对腰肌的牵伸，确保牵伸者的髋关节平放在床面上。

（7）上述动作重复 2～3 次。

2. 站立位或跪位自我牵伸腰肌

（1）站立位时右腿在前，左腿在后，保持躯干直立和腰背部平直。

（2）保持左足平贴于地面，右弓步向前，牵伸左侧髂腰肌。在将右侧髋推向前时右膝屈曲，牵伸者应能够感觉到在左侧大腿前有很强烈的牵伸感（图 5-71）。

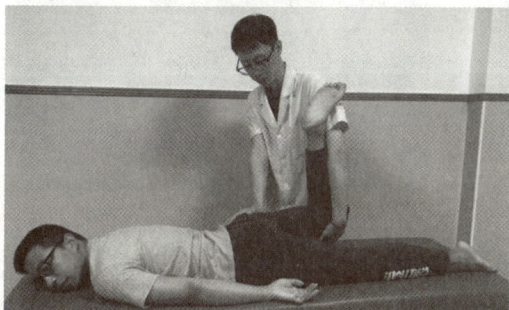

图 5-70　俯卧位腰肌牵伸的起始位置

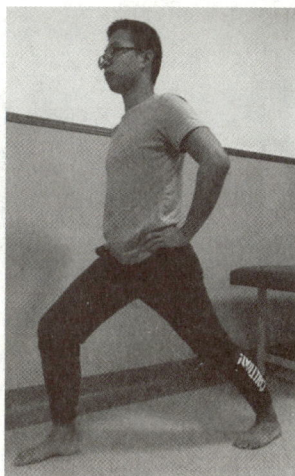

图 5-71　站立位自我牵伸腰肌的起始位置

（3）牵伸者左下肢试图向前拉，同时保持足部固定在地面使左侧髂腰肌等长收缩。臀肌放松以避免不必要的协同收缩模式，保持等长收缩 6 秒钟，然后放松。

（4）牵伸者可以通过再次将左侧髋关节推向前而牵伸髂腰肌，确保腰背部平直的直立姿势。

（七）跖屈肌：腓肠肌和比目鱼肌

功能评价：

检查关节活动度，足背屈约为 20°，如果足背屈受限，令牵伸者俯卧并屈膝 90° 再次进行检查。屈膝既可以放松腓肠肌，而且也消除了腓肠肌作为足背屈受限因素的影响。所以如果屈膝之后限制仍然存在，就应注重对比目鱼肌的牵伸，如果屈膝能够改善背屈，就要注重腓肠肌的牵伸，跖屈的活动范围应该为 50°，过紧的胫前肌会导致跖屈度减少。

1. 俯卧位牵伸腓肠肌（治疗师协助）

（1）牵伸者俯卧在床，足部垂于床边，使足能够完全背屈而没有床的阻碍。

（2）牵伸者尽量背屈（将足向膝部运动），使腓肠肌在其活动度末端受到牵伸。

（3）治疗师站在床的边缘并且用手掌心抵住牵伸者的足部，用大腿支撑手，确保姿位正确（图 5-72）。治疗师在引导牵伸者开始缓慢进行跖屈（牵伸者的足部踩向治疗师的手）时给予阻力，等长收缩腓肠肌、比目鱼肌 6 秒钟。

（4）牵伸者放松并且深吸气。在此期间，保持足部在起始位置。

（5）在呼气的同时，牵伸者收缩胫骨前肌，踝关节背屈并且加强腓肠肌的牵伸。

（6）上述动作重复 2～3 次。

2. 坐位自我牵伸腓肠肌（使用牵伸带）

（1）牵伸者取舒适的坐位，右腿伸直，牵伸带从足掌远端绕过，如果柔韧性足够好，可以用手抓住足部而不使用弹力带，腿部肌肉收缩使足部和足趾尽量向身体方向靠拢（图 5-73）。

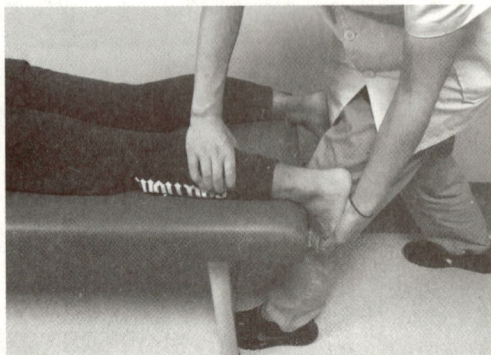

图 5-72　俯卧位腓肠肌的牵伸

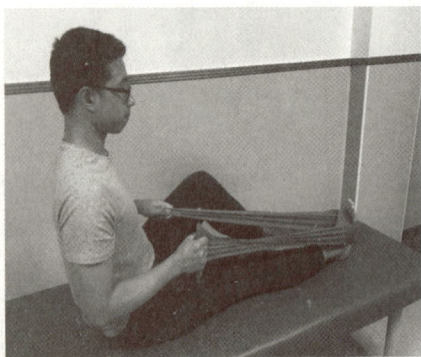

图 5-73　坐位使用牵伸带自我牵伸腓肠肌

（2）牵伸者从起始体位开始，试着将足部远离身体，使腓肠肌等长收缩 6 秒钟。等长收缩之后，放松并深吸气，并且在吸气的同时，再次进行腿部肌肉收缩使足部尽量向身体方向靠近，以加深腓肠肌的牵伸。

（3）上述动作重复 2～3 次。

3. 俯卧位牵伸比目鱼肌（治疗师协助）

这种牵伸可以只牵伸到比目鱼肌，改善足背屈角度。

（1）牵伸者俯卧于床面，一侧膝关节屈曲 90°，这种体位只牵伸比目鱼肌。这是因为在此姿势下腓肠肌处于力学劣势，牵伸者的足部尽可能背屈（足部向膝关节方向运动），这样能在比目鱼肌的末端活动范围进行牵伸。

（2）治疗师一手固定在屈曲的小腿下部，另一手的手掌绕过足跟，前臂抵住足部，或治疗师坐在床上，交叉手指放在足弓处 ［图 5-74（a）、图 5-74（b）］。

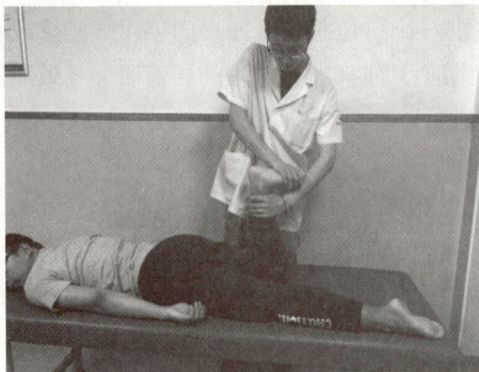

（a）治疗师体位一

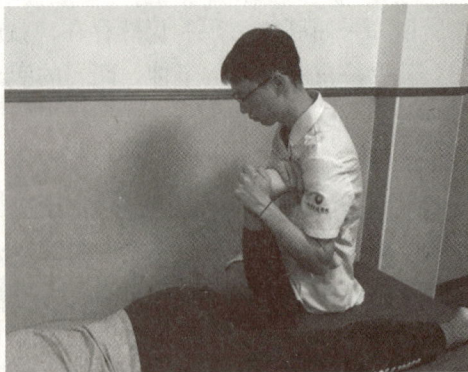

（b）治疗师体位二

图 5-74　比目鱼肌牵伸的起始位置

（3）治疗师引导牵伸者开始缓慢地跖屈（把牵伸者足部推向操作者）时施加阻力，等长收缩比目鱼肌6秒钟。

（4）牵伸者放松并深吸气。此期间，保持足部在起始位置。

（5）随着呼气，牵伸者收缩胫骨前肌，足部背屈并加强比目鱼肌的牵伸。

（6）上述动作重复2～3次。

4. 坐位自我牵伸比目鱼肌

（1）牵伸者取舒适坐位，右膝屈曲且双手握住右足，通过腿部肌肉的收缩使足部和足趾尽量向身体方向靠拢（图5-75）。

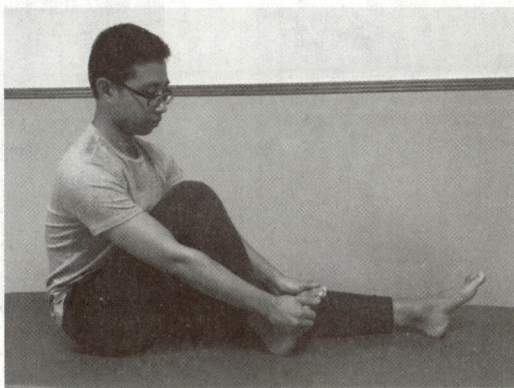

图5-75　坐位自我牵伸比目鱼肌

（2）从起始位置开始，努力使足部远离身体方向，等长收缩比目鱼肌6秒钟，然后放松并深吸气。随着呼气，腿部肌肉再次收缩以使足部朝身体方向运动，加强比目鱼肌的牵伸。

（3）上述动作重复2～3次。

（八）跖屈肌：踇长屈肌和趾长屈肌

功能评价：

踇趾运动的正常伸展范围约为80°，屈曲约为25°。如果伸展范围缩小，应牵伸屈肌。

1. 俯卧位牵伸趾屈肌（治疗师协助）　这种牵伸方法可用来改善足趾的伸展。

（1）牵伸者俯卧在床面上，膝关节屈曲90°，充分拉伸足趾（趾端向床面），拉长踇屈肌群到活动范围末端。

（2）治疗师用右手支撑小腿，左手轻轻摇动足趾（图5-76）。

（3）治疗师提供阻力，指导牵伸者屈足趾，等长收缩趾屈肌6秒钟。

（4）等长收缩之后，牵伸者放松，深吸气。在这期间，牵伸者保持足和足趾在起始位置。

（5）当呼气时，肌肉收缩使足趾伸展到更大范围，以加深对趾屈肌的牵伸。

（6）上述动作重复2～3次。

2. 坐位自我牵伸趾屈肌

（1）牵伸者取舒适坐位，右膝弯曲。手轻轻握住足趾并向自身方向弯曲（图 5-77）。

（2）牵伸者从起始位置开始，试着屈曲足趾，等长收缩趾屈肌 6 秒钟。等长收缩之后放松，深吸气。当呼气时，肌肉收缩使足趾指向自身方向，以加深对趾屈肌的牵伸。

（3）上述动作重复 2～3 次。

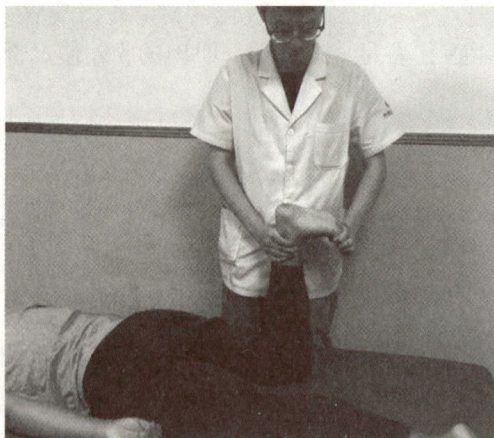

图 5-76　足趾屈肌牵伸起始位置

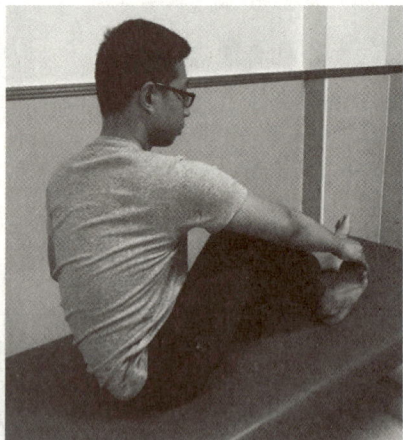

图 5-77　自我牵伸足趾屈肌

（九）足背屈肌：胫骨前肌

功能评价：

检查关节活动范围。踝部背屈约为 20°，踝部跖屈约为 50°。

1. 仰卧位牵伸胫骨前肌（治疗师协助） 这种牵伸方法可用来改善踝部跖屈。

（1）牵伸者仰卧，收缩小腿肌肉使右踝跖屈。牵伸右侧胫骨前肌至终末位置。

（2）治疗师用左手抱住右足跟，右手握住右足顶端（图 5-78）。当牵伸左边时，用右手抱住左足跟，左手握住左足顶端。

（3）治疗师引导牵伸者缓慢尝试把足部拉向膝关节方向（背屈），等长收缩胫骨前肌 6 秒钟。

（4）牵伸者放松，深吸气。在此期间，保持足部在起始位置。

（5）当呼气时，牵伸者收缩胫骨前肌以增强跖屈，加强胫骨前肌伸展。

（6）上述动作重复 2～3 次。

2. 坐位自我牵伸胫骨前肌

（1）牵伸者坐在椅子上，右踝关节搭在左膝上，跖起足部和足趾，用左手握住足部顶端（图 5-79）。

（2）从这个起始位置开始，试着将足部拉向膝关节方向，等长收缩胫骨前肌 6 秒钟，之后放松吸气。当呼气时，小腿肌再次收缩，加深牵伸胫骨前肌。

（3）上述动作重复 2～3 次。

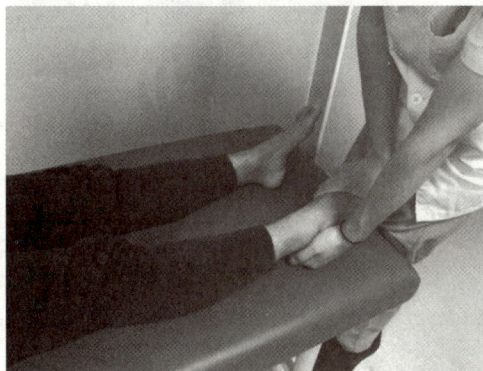

图 5-78 牵伸右侧胫骨前肌起始位置

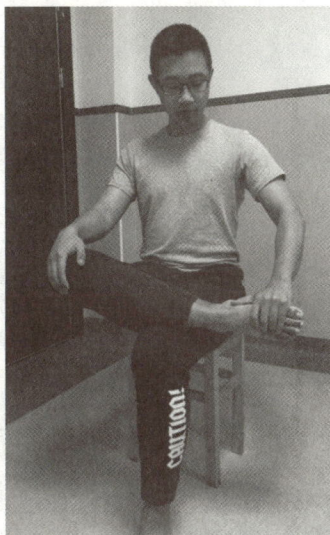

图 5-79 自我牵伸胫骨前肌

（十）趾伸肌：拇长伸肌和趾长伸肌

功能评价：

拇趾在适当范围内的运动对正常步行是必要的。如果伸展受限，那么步行中足尖离地的功能将会被代偿，负重也将会被转移到足部外侧，因此会时常感觉疼痛。检查拇趾屈曲与伸展运动的范围，如果屈曲受限，应牵伸伸肌。

1. 仰卧位牵伸趾伸肌（治疗师协助） 这种牵伸方法可用来改善足趾的屈曲。

（1）牵伸者取仰卧位，腿伸直或在膝下垫个舒服的垫子，尽量屈曲足趾，牵伸趾伸肌至终末位置。

（2）治疗师站在牵伸者右侧小腿旁边，面对足面，用左手支撑住足部，用手指自由握住屈曲的足趾（图 5-80）。

（3）治疗师提供抵抗阻力，指导牵伸者伸直足趾，等长收缩趾伸肌 6 秒钟。

（4）等长收缩之后，牵伸者放松，深吸气。在这期间，牵伸者保持足部和足趾在起始位置。

（5）当呼气时，牵伸者收缩肌肉使足趾屈曲幅度加大，以便加深足趾伸肌的牵伸。

（6）上述动作重复 2～3 次。

2. 坐位自我牵伸趾伸肌

（1）牵伸者舒适地坐在椅子上，把右踝搭在左膝上，足跖屈并屈曲足趾以牵伸伸肌。用左手包绕足趾，试图伸直足趾时施加阻力，等长收缩伸肌 6 秒钟（图 5-81）。

（2）等长收缩之后放松吸气，当呼气时，再次足跖屈并屈曲足趾，加深伸肌的牵伸。

（3）上述动作重复 2～3 次。

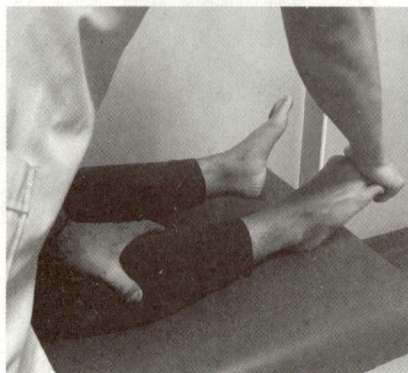

图 5-80　牵伸趾伸肌起始位置

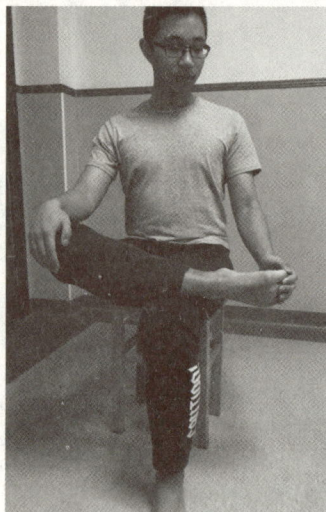

图 5-81　自我牵伸趾伸肌

（十一）外翻肌群——腓侧（腓骨）肌群、内翻肌群——胫骨前肌和后肌群

功能评价：

检查活动范围。足内翻（旋后）约为 45°，足外翻（旋前）约为 20°。

1. 仰卧位牵伸腓侧肌（治疗师协助）　这种牵伸方法可用来加强踝关节的内翻。

（1）牵伸者取仰卧位，通过收缩内翻肌群内翻右踝（足底指向中线），踝关节在背屈或跖屈时保持中立位，牵伸拉长右腓侧肌到末端范围。

（2）治疗师用右手握紧牵伸者的小腿，起稳定作用，并用左手对抗牵伸者右足外侧（小趾侧）（图 5-82）。

（3）指导牵伸者缓慢尝试转动足以对抗治疗师手的阻力（外翻），等长收缩腓侧肌 6 秒钟。

（4）牵伸者放松，深吸气，在此期间，保持足部在起始位置。

（5）当呼气时，牵伸者收缩内翻肌以增加内翻幅度，加强腓侧肌的牵伸。

（6）上述动作重复 2～3 次。

2. 坐位自我牵伸腓侧肌

（1）牵伸者舒适地坐在椅子上，右足踝搭在左膝上，弯曲踝部使足内侧对着自己，也就是将足内侧指向胸部的方向（图 5-83）。

（2）用左手抓住足外侧，尝试向外转动足，等长收缩腓侧肌 6 秒钟，等长收缩后，放松吸气。当呼气时，再次收缩肌肉使足转向自己，以加强腓侧肌的牵伸。

（3）上述动作重复 2 次。

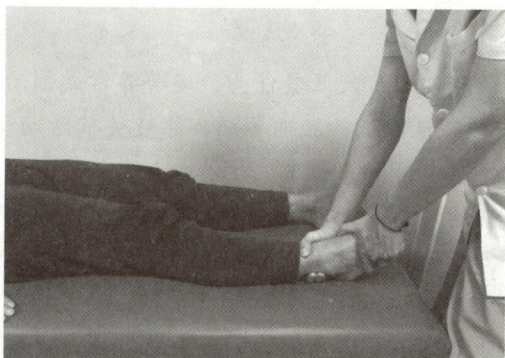

图 5-82　牵伸腓侧肌起始位置

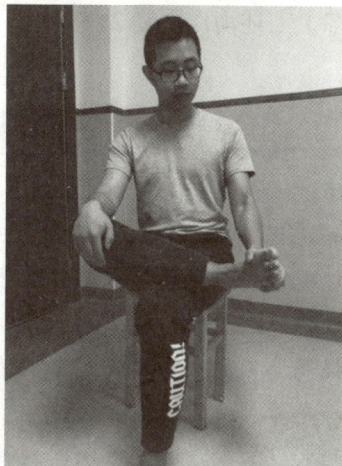

图 5-83　自我牵伸腓侧肌

3. 仰卧位牵伸胫骨后肌群（治疗师协助）　这种牵伸方法可用来加强踝关节的外翻。

（1）牵伸者取仰卧位，通过收缩腓侧肌（外翻肌）外翻右踝（转动足远离中线）。相对背屈，跖屈踝关节保持在中立位。牵伸右胫骨前肌到终末位置。

（2）治疗师用左手握住小腿起稳定作用，右手抵住牵伸者的右足内侧（踇趾侧）（图 5-84）。

（3）指导牵伸者开始缓慢尝试转动足向内抵抗治疗师的手（内翻），等长收缩胫骨前肌 6 秒钟。

（4）等长收缩后，牵伸者放松深吸气。在这期间，保持足部在起始位置。

（5）当呼气时，牵伸者收缩腓侧肌以加大外翻幅度，加强胫骨后肌的牵伸。

（6）上述动作重复 2～3 次。

4. 坐位自我牵伸胫骨后肌（内翻肌）

（1）牵伸者舒适地坐在地板或牵伸垫上，右膝弯曲，足跟踩在地板上。收缩腿部肌肉，弯曲踝关节拉足向外，使足转向右侧。

（2）从这个起始位置，牵伸者手握足并抵抗足向内转动，等长收缩内翻肌 6 秒钟（图 5-85），等长收缩后，放松吸气。当呼气时，再一次收缩肌肉转动足向左，加强内翻肌的牵伸。

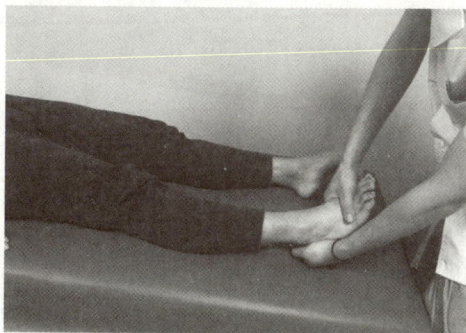

图 5-84　牵伸胫骨后肌起始位置

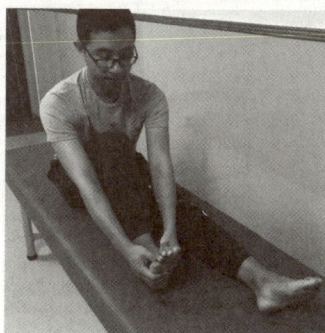

图 5-85　自我牵伸胫骨后肌

（3）上述动作重复2~3次。

【案例分析】

通过牵伸治疗恢复腘绳肌、屈髋肌群的肌肉长度及募集能力。姿势异常或制动（久坐）等原因使肌肉、肌腱的弹性回缩力和伸展性降低，肌肉萎缩，导致关节活动受限，可通过缓慢持续的牵伸来降低肌张力，保持肌肉的静息长度，改善或者重新获得软组织的延展性。对于肌力低下的肌群，通过适当的静态牵伸延长肌肉，可以直接或间接反射性地提高肌肉的兴奋性，增强肌力。另外，牵伸可以减少肌肉劳损的发生，持续被动牵伸较静态牵伸更为有效。

此外，需要设计一些有针对性的训练使患者恢复运动能力，康复的重点是通过训练提高中枢神经系统功能以巩固正确的运动模式。在牵伸治疗中，单一的针对肌肉骨骼的治疗只能起到治标不治本的作用，改变患者的动作模式及运动感知觉能力是巩固疗效、解除疼痛根源的有效方法之一。

学习检测

简述牵伸治疗的适应证、禁忌证和注意事项。

项目六
平衡与协调训练

学习目标

1. 能说出平衡和协调概念及维持机制。

2. 会对平衡和协调进行评定。

3. 具有根据平衡、协调训练的原则、注意事项对患者进行训练的能力。

平衡和协调都属于运动功能的范畴，许多疾病都会导致平衡和协调功能障碍，而最常见的是中枢神经系统的疾病，如脑卒中、脑外伤、小儿脑瘫、脊髓损伤、帕金森病等。临床上如果发现平衡功能和协调功能出现障碍，就要对其进行积极的治疗。治疗方法应是综合性的，除了针对病因进行药物或手术等治疗外，最为直接有效的治疗就是进行平衡功能训练和协调功能的训练。要更好地掌握平衡功能训练和协调功能训练的方法，首先要对平衡和协调的定义、分类、维持机制和评定方法等知识有所了解。

■ 任务一　平衡的基本概述

案例导入

王某，男，65岁，偏瘫，在不受外力和无身体动作的前提下保持独立站立姿势。

思　考

患者的平衡程度为多少？

一、平衡的基本概念与分类

（一）基本概念

1. **平衡**　指物体所受到来自各个方向的作用力与反作用力大小相等，使物体处于一种稳定的状态（即牛顿第一定律）。人体平衡比自然界物体的平衡复杂得多，人体平衡是指人体在静止或受到外力作用时能自动调整并维持姿势的一种能力，也是人体完成各项日常生活活动，尤其是各种转移活动、行走以及跑、跳等复杂运动的基本保证。一个人的平衡功能正常时，能够保持体位、在随意运动中调整姿势、安全有效地对外来干扰做出反应。为了保持平衡，人体重心（body's center of gravity，COG）必须垂直地落在支持面上方或范围内，否则不是跌倒就是必须要有立即的补救动作。因此，人体平衡就是维持 COG 于支持面上方的能力。

2. **支持面**　指人在各种体位下（站立、坐、卧、行走）所依靠的表面，即接触面。站立时的支持面为包括两足底在内的两足间的面积，支持面的面积大小和质地均影响身体平衡。当支持面由于不稳定或面积小于足底面积、质地柔软或表面不规整等情况使得双足与地面接触面积减少时，身体的稳定性下降。

3. **稳定极限**（limit of stability，LOS）　指人站立时身体能够倾斜的最大角度，是判断平衡功能的重要指标之一。在这个极限范围内，平衡不被破坏，COG 能够安全移动而无须借助挪动足步或外部支持来防止跌倒。LOS 的大小取决于支持面的大小和性质。正常人双足自然分开站在平整而坚实的地面上时，LOS 的周长围成一个椭圆形，前后方向的最大摆动角度约为 12.5°，左右方向约为 16°，当重心偏离并超出支持面范围以外，超出稳定的极限时，平衡便被破坏，如不及时跨出一步就会跌倒。

（二）人体平衡的分类

1. **静态平衡**　指的是人体或人体某一部位处于某种特定的姿势，如坐、站等姿势时保持稳定的状态，也称 I 级平衡。

2. **动态平衡**

（1）自动态平衡：指的是人体在进行各种自主运动，如由坐到站、由站到坐等各种姿势间的转换运动时，能重新获得稳定状态的能力，也称 II 级平衡。

（2）他动态平衡：指的是人体对外界干扰，如推、拉等产生反应、恢复稳定状态的能力，也称 III 级平衡。

3. **平衡反应**　指当平衡状态改变时，机体恢复原有平衡或建立新平衡的过程，包括反应时间和运动时间。反应时间是指从平衡状态的改变到出现可见运动的时间；运动时间是指从出现可见运动到动作完成、建立新平衡的时间。

平衡反应使人体不论在卧位、坐位、站立位均能保持稳定的状态或姿势，是一种自主反应，受大脑皮层控制，属于高级水平的发育性反应。人体可以根据需要进行有意识的训练，以提高或改善平衡能力，如体操、技巧等项目的运动员或舞蹈、杂技演员的平衡能力明显高于普通人群；各种原因引起平衡能力受损后，通过积极的治疗和平衡训练，可以使平衡功能得到改善或恢复。

4. 平衡反应形成规律　通常在出生 6 个月时形成俯卧位平衡反应，7～8 个月形成仰卧位和坐位平衡反应，9～12 个月形成蹲起反应，12～21 个月形成站立反应。

5. 特殊平衡反应　除了一般的平衡反应之外，尚有两种特殊平衡反应。

（1）保护性伸展反应：是指当身体受到外力作用而偏离原支撑点时，身体所发生的一种平衡反应，表现为上肢和（或）下肢伸展，其作用在于支持身体，防止摔倒。

（2）跨步及跳跃反应：是指当外力使身体偏离支撑点或在意外情况下，为了避免摔倒或受到损伤，身体顺着外力的方向快速跨出一步，以改变支撑点，建立新平衡的过程，其作用是通过重新获取新的平衡，来保护自己避免受到伤害。

二、平衡的维持机制

为了保持平衡，人体重心必须垂直地落在支撑面的范围内。支撑面是指人体在各种体位下（卧、坐、站立、行走）所依靠的接触面。站立时的支撑面为包括两足底在内的两足之间的面积，支撑面的大小影响身体平衡。当身体的重心落在支撑面内，人体就保持平衡；反之，重心落在支撑面之外时就失去平衡。一般认为，保持人体平衡需要三个环节的参与：感觉输入、中枢整合、运动控制。而前庭系统、视觉调节系统、身体本体感觉系统、大脑平衡反射调节、小脑共济协调系统以及肌群的力量在人体平衡功能的维持上都起到了重要作用。

三、平衡的评定

平衡的评定包括主观评定和客观评定两个方面。主观评定以观察和量表为主；客观评定主要是指平衡测试仪评定。

四、平衡训练方法的分类

平衡训练方法按不同的因素可以分为不同的种类。按患者的体位可以分为前臂支撑下的俯卧位训练、肘膝跪位训练、双膝跪位训练、半跪位训练、坐位训练、站立位训练；按是否借助器械如平衡板、训练球或平衡仪等可以分为徒手平衡训练和借助器械平衡训练；按患者保持平衡的能力可分为静态平衡训练、自动态平衡训练和他动态平衡训练；按患者的疾病类型可以分为脊髓损伤患者的平衡训练、中风或脑外伤患者的平衡训练、帕金森病患者的平衡训练等。

五、临床应用

（一）适应证

1. 中枢神经系统损害　脑外伤、脑血管意外、帕金森病、多发性硬化、小脑疾患、脑肿瘤、脑瘫、脊髓损伤，椎－基底动脉供血不足引起的眩晕等。

2. 前庭功能损害。

3. 肌肉骨骼系统疾病或损伤　下肢骨折及骨关节疾患、骨质疏松症、截肢、关节置换、影响姿势与姿势控制的颈椎与腰椎损伤以及各种运动性损伤、肌肉疾患及外周神经损伤等。

（二）禁忌证

严重认知损害不能理解训练目的和技能者，骨折、关节脱位未愈者，严重疼痛或肌力、肌张力异常而不能维持特定级别的平衡者。

【案例分析】

静态平衡：指的是人体或人体某一部位处于某种特定的姿势，如坐或站等姿势时保持稳定的状态，也称Ⅰ级平衡。案例中患者的情况，经评定此患者为Ⅰ级站立位平衡。

■ 任务二　协调的基本概述

案例导入 ✦

患者，男，40岁。外伤致小脑出血，经医生测试，患者现不能完成指鼻试验。

思　考

患者存在的功能障碍是什么？

一、基本概念

（一）协调

协调是指人体产生平滑、准确、有控制的运动的能力。所完成运动的质量应包括按照一定的方向和节奏，采用适当的力量和速度，达到准确的目标等几个方面。协调与平衡密切相关，协调功能障碍又称为共济失调。

（二）协调运动

协调运动是指在中枢神经系统的控制下，与特定运动或动作相关的肌群以一定的时空关系共同作用，从而产生平稳、准确、有控制的运动。其特点是以适当的速度、距离、方向、节奏和力量进行运动。协调运动主要分为两大类：大肌群参与的身体姿势保持或平衡等粗大运动（如翻身、坐、站、行走）和小肌群实施的精细活动（如手指的灵巧性、控制细小物品的能力等）。

（三）精细运动的协调性与灵巧性

精细运动的协调性是指在中枢神经系统的控制下，一组或几组小肌群共同进行平稳、准确而协调的随意运动。灵巧性通常用来指上肢末端即手的精细运动的协调性，如操作物品的速度、移动物品时的准确性、抓住与放开、抓物的方式、写字的技巧和手的姿势等。

（四）协调运动障碍

协调运动障碍是指以笨拙的、不平衡的和不准确的运动为特点的异常运动。协调性运动障碍是由于中枢神经系统不同部位（小脑、基底节、脊髓后索）的损伤所致。前庭迷路系统、本体感觉与视觉的异常也可造成协调运动障碍。协调运动障碍还包括不随意运动以及由于肌肉的痉挛、肌肉肌腱的挛缩造成的运动异常。

（五）精细协调运动障碍

精细协调运动障碍指以笨拙的、不平稳的和不准确的运动为特点的异常运动，多与手功能密切相关。产生协调性运动障碍的原因主要是中枢神经系统不同部位（小脑、基底节、脊髓后索）的损伤所致。周围神经损伤、肌肉肌腱外伤、肌肉痉挛或挛缩也可造成精细运动协调性和灵巧性的异常。

二、分类

小脑、脊髓和锥体外系共同参与而完成精确的协调运动，因此根据中枢神经系统的病变部位不同而将共济失调分为以下三个类型：小脑性共济失调、大脑性共济失调和感觉性共济失调。

三、协调的维持机制

简单来说，保持人体协调需要三个环节的参与：感觉输入、中枢整合、运动控制。但与平衡有所不同，协调的感觉输入主要包括视觉和本体感觉，而前庭觉所起的作用不大；中枢的整合作用依靠大脑反射调节和小脑共济协调系统，其中小脑的协调系统起了更为重要的作用，小脑的损伤除了出现平衡功能障碍外，还可出现共济失调；运动控制要依靠肌群的力量。以上三个环节共同作用，就可以保证协调功能的正常，无论哪一环节出现问题，都会导致协调功能障碍的产生。

四、协调的评定

主要是观察被测试对象，在完成指定的动作中有无异常。主要包括指鼻试验、指—指试验、轮替试验、示指对指试验、拇指对指试验、握拳试验、拍膝试验、跟—膝—胫试验、旋转试验和拍地试验等。这些试验主要观察动作的完成是否直接、精确，时间是否正常，在动作的完成过程中有无辨距不良、震颤或僵硬，增加速度或闭眼时有无异常。评定时还需要注意共济失调是一侧性或双侧性，什么部位最明显（头、躯干、上肢、

> **课程思政**
>
> 协调障碍的患者许多动作在我们看来很"可笑"，但希望大家对他们多一些理解与包容，不要嘲笑他们，应给予他们更多包容。

下肢），睁眼闭眼有无差别。

五、各种协调运动障碍的特征

人体从事随意运动，需在大脑皮质、大脑的基底核、小脑、前庭迷路系统、本体感觉、视觉等共同作用下，依靠主动肌、拮抗肌、协同肌和固定肌的相互协调来完成，其中任何部分的损伤都会造成协调运动障碍。

（一）共济失调

共济失调指随意运动的平稳性，动作的速度、范围、力量以及持续时间均出现异常。表现为上肢重于下肢，远端重于近端，精细动作较粗糙动作明显。

1. 生活活动受限　穿衣、系纽扣、端水、写字时由于上肢摇摆而完成困难。

2. 醉汉步态　向前行走时，举步过高，躯干不能协同前进，有后倾现象。跨步大、足着地轻重不等，不稳定，呈现足间距宽大而摇摆的醉汉步态。

3. 震颤　在完成有目的的动作时主动肌和拮抗肌不协调而发生震颤。

（1）意向性：在做随意运动时，手足越接近目标，震颤越明显。

（2）姿势性：站立时身体前后摆动，椅坐位时如手足合拢则躯干和头颈摇晃。

（3）静止性：静止时有震颤，活动后减轻（见不随意运动）。

4. 轮替运动障碍　快速重复动作不良，即完成快速交替动作有困难，表现出笨拙、缓慢。

5. 辨距不良　对运动的距离、速度、力量和范围判断失误，结果达不到目标或超过目标。如用患手去拿杯子时，肘过伸，手在杯子上方摆动，然后才能将其拿起。

6. 肌张力低下　将被检肢体抬起并保持在一定的位置，当突然撤销保护时，该肢体发生坠落。

7. 书写障碍　书写过程中的控制能力下降，表现为不能适时、适度停止书写，往往出现过线。小脑损害者写字，笔画不规整，且字体越写越大；帕金森病患者相反，开始字体大，越写越小。

8. 运动转换障碍　模仿画线异常。

9. 协同运动障碍

（1）起身试验仰卧位：双手交叉胸前，坐起时，随着躯干的屈曲，同时一侧或双下肢也屈曲。

（2）立位后仰试验：双足并拢站立，向后弯身时，头不后仰，膝不弯曲，重心后倾。

10. 其他

（1）眼球震颤：平视前方，在看一侧物体时出现。

（2）构音障碍：构音器官广泛的张力低下致语调和韵律异常。表现为说话唐突、吐字含糊、音量大小强弱不等。

（二）不随意运动

不随意运动主要指姿势保持或运动中出现不自主和无目的的动作，运动不正常和运动时出现无法预测的肌张力变化。

1. **震颤**　当肢体维持固定姿势时明显，随意运动时震颤可暂时被抑制。但肢体重新固定于新的位置时又出现震颤，精神紧张时震颤加重，睡眠时消失。出现在上肢者呈拇指与其他二指交替屈伸，拇指内收外展样的"搓丸样"或"点钞票样"动作。也可见腕关节屈伸、前臂旋前和旋后。震颤亦可出现在头部、下颌和下肢。

2. **舞蹈**　为一种无目的、无规则、无节律的，可突然出现的动作。表现为面、舌唇、全身或一侧肢体的远端出现无次序、不连续的突然运动，从而影响了随意运动的完成，可表现在手的操作、言语以及步态中。

3. **手足徐动**　为一种间歇性、缓慢、不规则的手足扭转运动，肌张力忽高忽低交替出现于相互对抗的肌群。多见于上肢，如影响面部可出现一连串的鬼脸，情绪紧张时加重，睡眠时消失。手足徐动往往伴随痉挛、舞蹈样改变。

4. **偏身投掷症**　为一种突然发生的、反射性、痉挛性、有力的、大范围的一侧或一个肢体无目的的打鞭样动作，抓紧肢体后可暂时停止。见于脑血管意外。

5. **舞蹈样徐动症**　该运动介于舞蹈样运动和手足徐动之间。

6. **肌阵挛**　指个别肌肉或肌群组的短暂、快速、闪电样、不规则的、幅度不一致的收缩，身体的一部分或数处同步或不同步出现。轻者不引起关节运动，重者可引起肢体阵挛运动。

（三）其他

1. **运动徐缓**　运动缓慢，能力减低，在直接变换运动方式时出现，或表现为运动停止困难，或为无动。

2. **僵直**　被动活动时，肌肉张力明显增高，呈"齿轮样"或"铅管样"改变。

六、临床应用

（一）适应证

1. **感觉性运动失调**　传导本体感觉的纤维（末梢神经、神经根、脊髓后索、内侧丘系、丘脑腹侧后外侧核、顶叶部位）受损、多发性末梢神经炎、进行性神经性肌萎缩、脊髓痨、亚急性联合变性、少年脊髓型遗传性共济失调、腓肌萎缩性共济失调、顶叶或丘脑血管病、肿瘤、外伤等。

2. **小脑性运动失调**　小脑及其向心径或远心径的损害，如小脑肿瘤、炎症、血管病、变性疾病、酒精中毒性小脑变性、多发性硬化等。

3. **前庭性运动失调**　前庭器官及其神经和核的病变，如前庭神经元炎、氨基糖苷类药物中毒、脑干疾病（炎症、肿瘤、血管病）、迷路炎、耳性眩晕等。

4. **额叶性运动失调**　额叶前部的损伤肿瘤、炎症、血管病。

5. **锥体外系运动失调**　基底神经节（尾状核、壳核、苍白球、红核黑质）的损害、新生儿窒息、核黄疸、缺血缺氧性脑病所致小儿脑瘫、帕金森病、肝豆状核变性、扭转痉挛、成人基底节肿瘤、血管性病变等。

（二）禁忌证

严重认知损害不能理解训练目的和技能者，骨折、脱位未愈者，严重疼痛或肌力、肌张力异常者。

【案例分析】

指鼻动作笨拙、不准确、不协调、不平稳，提示小脑半球的病变以病侧上肢的共济失调为明显，睁眼和闭眼时变化不大，称为小脑性共济失调。睁眼时仅见轻微障碍，闭目时由于失去了视觉的补偿，与睁眼时有很大差别，甚至找不到自己的鼻尖，提示是感觉性共济失调。

任务三　平衡功能训练

案例导入 ◆

　　患者，女，60岁，脑出血恢复期，站立位能伸手够物并保持平衡，但是在外力推动时不能站稳，需要进行平衡功能训练。

　　思　考

　　为患者训练时的平衡训练原则是什么？

一、影响平衡训练的因素

（一）支撑面积

支撑面积是指人坐位时与接触物之间的面积或站立时两足之间的面积，此面积越大，越有利于平衡；反之，则不利于平衡。此外，接触面的平整以及良好的接触都有利于平衡。

（二）平衡的条件

经过人体重心所做的垂线，必须落在支撑面之上才有可能保持平衡，否则将不利于平衡。平衡状态的优劣，可用重心与支撑面中心的连线同经过支撑面中心所做的垂线所形成的夹角的大小来评定，此夹角越小平衡越佳，反之则越差。

（三）稳定极限

稳定极限是指在不失衡的条件下，重心在支撑点上方摆动时所容许的最大角度，其大小取决于支撑面的大小和性质，大、硬、平整时稳定极限大，小、软、不平整时稳定极限则小。

（四）摆动的频率

摆动的频率越低，平衡越好，摆动的频率越高，则越易失去平衡。

（五）与平衡有关的感觉作用

视觉、本体感觉、前庭感觉与平衡有重要关系。正常在睁眼时控制平衡以本体感觉和视觉为主，反应灵敏，而在闭目时则需依靠前庭感觉，但反应不如躯体感觉、视觉灵敏。

（六）与平衡有关的运动控制系统

与平衡有关的运动控制系统主要有牵张反射、不随意运动和随意运动三个系统。

（七）机体应付姿势变化的对策

当姿势变化危及平衡时，机体应付的对策有一定的规律。

1. 踝对策　当人站在地毯上时，如突然有人向后拉地毯，则身体将有向前倾倒的倾向。此时站在地毯上的人将通过腓肠肌、腘绳肌和骶棘肌的收缩使身体向后以免失去平衡，此时头、躯干成为一个整体，作为一个环节以踝为轴向后摆动。以上反应即为踝对策。

2. 髋对策　让受试者站在一根窄的横梁上，即支撑面变小，且不能与全足底接触，此时若后移横梁，为避免失去平衡，受试者将伸直下肢，以髋关节为轴屈髋、前倾躯干，这种依靠髋活动的对策称为髋对策。

3. 迈步对策　以站在地毯上的人为例，如有人向后拉地毯的幅度过大，站立者将向前扑倒时，此时踝关节已不能克服，只得主动迈出一步以免失去平衡，此为迈步对策。

二、平衡训练的原则

（一）安全性

训练平衡功能的原则是在监护下，先将患者被动地向各个方向移动到失衡或接近失衡的点上，然后让他自行返回中位或平衡的位置上。训练中要注意从前面、后面、侧面或在对角线的方向上推或拉患者，让他达到或接近失衡点；要密切监控以防出现意外，但不能扶牢患者，否则患者因无须做出反应而失去效果；一定要让患者有安全感，否则因害怕而诱发全身痉挛出现联合反应，加重病理模式。

（二）循序渐进

具体训练原则如下：

1. 支撑面积由大到小　训练时支撑面积逐渐由大变小，即从最稳定的体位逐步过渡到最不稳定的体位。

2. 稳定极限由大变小　支撑面越大、越硬、越平整，则稳定极限越大，越容易保持平衡。

3. 从静态平衡到动态平衡　首先恢复患者保持静态平衡的能力，即能独自坐或独自站立。动态平衡需要肌肉的等张收缩，在动态平衡的训练过程中，要先训练自动态平衡，最后训练他动态平衡。

4. 逐渐增加训练的复杂性　平衡反应的训练可在床、椅、地面等稳定的支撑面上，也可在摇板、摇椅、滚筒、大体操球等活动的支撑面上。一般先在稳定的支撑面上，后在活动的支撑面上。为增加难度，可在训练中增加上肢、下肢和躯干的扭动等。

5. 从睁眼到闭眼　视觉对平衡功能有补偿作用，因而开始训练时可在睁眼状态下进行，当平衡功能改善后，可增加训练难度，在闭眼状态下进行。

6. 注重个体差异　因人而异，循序渐进。

三、平衡训练方法

（一）仪器设备

（1）提供支持面不稳定的设备：治疗球、泡沫筒等。

（2）提供坐位平衡训练的设备：座椅、治疗台和治疗球等。

（3）提供站立位及行走平衡训练的设备：平行杠、平衡板、体重秤等。

（4）提供视觉反馈改变的设备：面罩、眼镜和镜子等。

（5）提供较大难度的平衡训练设备：滑板、踩踏板、水疗泳池等。

（6）提供专门平衡训练的设备：静态、动态平衡训练仪等。

（二）常用平衡训练

1. 根据状态进行的平衡训练

（1）静态平衡训练法：在任一体位采用加负载的方法刺激姿势反射。可先从比较稳定的体位开始，然后转至不稳定体位。大致顺序为：前臂支撑俯卧位、前臂支撑俯卧跪位、前倾跪位、跪坐位、半跪位、坐位、站立位（扶平衡杠站、独立站、单腿站）。

（2）动态平衡训练法：在支撑面由大到小、重心由低到高的各种体位下，逐步施加外力完成。具体可通过摇晃平衡板、圆棍（上铺塑料布）及大小不同的充气球进行。

2. 根据体位进行的平衡训练

（1）训练体位平衡：训练时，一般先从卧位（如前臂支撑下的俯卧位）开始。因为卧位的支撑面最大、最稳定，患者比较容易掌握平衡技巧。逐渐过渡到最不稳定的体位（如站立位）。

（2）训练次序：前臂支撑下的俯卧位→肘膝跪位→双膝跪位→半跪位→坐位→站立位。其中对于截瘫的患者，主要训练体位是前臂支撑下的俯卧位→肘膝跪位→双膝跪位→半跪位→坐位→站立位，而对于偏瘫患者则主要训练体位是仰卧位→坐位→站立位。不论在什么体位下训练，首先需要控制头部的稳定，其次是颈部和躯干肌肉的协同收缩，来保持躯干的稳定性。

1）仰卧位训练：此种体位下的平衡训练主要适合于偏瘫患者。平衡训练的主要内容是躯干的平衡训练，所采用的训练方法是桥式运动。

①桥式运动的目的：是训练腰背肌和提高骨盆的控制能力，诱发下肢分离运动，缓

解躯干及下肢的痉挛，提高躯干肌肌力和平衡能力。故应鼓励患者于病情稳定后尽早进行桥式运动。

②桥式运动方法：患者仰卧位，双手放于体侧，或双手交叉手指相握，胸前上举，注意患手大拇指放在最上面，以对抗拇指的内收和屈曲，下肢屈曲支撑于床面，患者将臀部抬离床面，尽量抬高，即完成伸髋、屈膝、足平踏于床面的动作。因完成此动作时，人体呈拱桥状，故而得名"桥式运动"。双侧下肢同时完成此动作为双桥运动，单侧下肢完成此动作为单桥运动。

③桥式运动的训练方法：当患者不能主动完成抬臀动作时，可给以适当的帮助。治疗师可将一只手放在患者的患膝上，然后向前下方拉压膝关节，另一只手拍打患侧臀部，刺激臀肌收缩，帮助患髋伸展。在进行桥式运动时，患者两足间的距离越大，伸髋时保持屈膝所需的分离性运动成分就越多。随着患者控制能力的改善，可逐渐调整桥式运动的难度，如由双桥运动过渡到单桥运动。

2）前臂支撑下俯卧位训练：此种训练体位主要适合截瘫患者，是上肢和肩部的强化训练及持拐步行前的准备训练。

①静态平衡训练：患者取俯卧位，前臂支撑上肢体重，保持静态平衡。开始时保持的时间较短，随着平衡功能的逐渐改善，保持时间达到 30 分钟后，则可以再进行动态平衡训练。

②自动态平衡训练：患者取俯卧位，前臂支撑上肢体重，自己向各个方向活动并保持平衡。

③他动态平衡训练：患者取俯卧位，前臂支撑上肢体重，治疗师向各个方向推动患者的肩部。训练开始时推动的力要小，使患者失去静态平衡的状态，又能够在干扰后恢复到平衡的状态，然后逐渐增加推动的力度和范围。

3）肘膝跪位训练：此种训练体位适合截瘫患者，运动失调症和帕金森病等具有运动功能障碍的患者。

①静态平衡训练：患者取肘膝跪位，由肘部和膝部作为体重支撑点，在此体位下保持平衡。保持时间如果达到 30 分钟，再进行动态平衡训练。

②自动态平衡训练：患者取肘膝跪位。

③他动态平衡训练：患者取肘膝跪位，治疗师向各个方向推动患者，推动的力度和幅度逐渐由小到大。

a. 整体活动：患者自己向前、后、左、右各个方向活动身体并保持平衡，也可上下活动躯干并保持平衡。

b. 肢体活动：可指示患者将一侧上肢或下肢抬起并保持平衡，随着稳定性的增强，再将一侧上肢和另一侧下肢同时抬起并保持平衡，如此逐渐增加训练的难度和复杂性。

4）双膝跪位和半跪位训练：这两种训练体位主要适合于截瘫患者，双膝跪位平衡掌握后，再进行半跪位平衡训练。

①静态平衡训练：患者取双膝跪位或半跪位，然后保持平衡。静态平衡保持达到30 分钟后，可进行动态平衡训练。

②自动态平衡训练：患者取双膝跪位或半跪位。

a. 向各个方向活动：患者自己向各个方向活动身体，然后保持平衡。

b. 抛接球训练：治疗师在患者的各个方向向患者抛球，患者接到球后，抛给治疗师，如此反复。抛球的距离和力度可逐渐加大，以增加训练难度。无论是患者自己活动，还是抛接球训练，都可以先在治疗床上进行，然后在平衡板上进行，逐渐增加训练的复杂性。

③他动态平衡训练：患者取双膝跪位或半跪位。

a. 治疗床上训练：患者跪于治疗床上，治疗师向各个方向推动患者。

b. 平衡板上训练：患者跪于平衡板上，治疗师向各个方向推动患者。由于平衡板会随着患者身体的倾斜而出现翘动，从而提供了一个活动的支持面，增加了训练的难度。

5）坐位训练：对于截瘫的患者，在进行平衡训练时应该由前臂支撑下的俯卧位、肘膝跪位、双跪位、半跪位逐渐到坐位和站位。偏瘫患者早期多由于不能保持躯干的直立而不能保持坐位平衡，截瘫的患者如果躯干肌肉瘫痪或无力也难以保持坐位平衡，还有许多其他疾患，如帕金森病等也会引起坐位平衡障碍，这些情况均需要进行坐位平衡训练。坐位平衡训练主要包括长坐位平衡训练和端坐位平衡训练，前者多适用于截瘫患者，后者多适用于偏瘫患者。

①长坐位平衡训练：临床中患者会根据自身的残疾情况而选用最舒适的坐姿。一般来说截肢患者多采用长坐位进行平衡功能训练。

a. 静态平衡训练：患者取长坐位，前方放一面镜子，治疗师于患者的后方，首先辅助患者保持静态平衡，逐渐减少辅助力量，待患者能够独立保持静态平衡30分钟后，再进行动态平衡训练。

b. 自动态平衡训练：患者取长坐位。可指示患者向左右或前后等各个方向倾斜，躯干向左右侧屈或旋转，或双上肢从前方或侧方抬起至水平位，或抬起举至头顶，并保持长坐位平衡。当患者能够保持一定时间的平衡，就可以进行下面的训练。

c. 他动态平衡训练：患者取长坐位。患者坐于治疗床上，治疗师向侧方或前、后方推动患者，使患者离开原来的起始位，开始时推动的幅度要小，待患者能够恢复平衡，再加大推动的幅度。患者也可坐于平衡板上，治疗师向各个方向推动患者。

治疗师位于患者的对面，手拿物体放于患者的正前方、侧前方、正上方、侧上方、正下方、侧下方等不同的方向，让患者来触碰治疗师手中的物体。抛球、接球训练可进一步增加患者的平衡能力，也可增加患者双上肢和腹背肌的肌力和耐力。在进行抛接球训练时要注意从不同的角度向患者抛球，同时可逐渐增加抛球的距离和力度来增加训练的难度。

②端坐位平衡训练：偏瘫患者多采用端坐位平衡训练。能很好地保持端坐位平衡，才能进行站立位的平衡训练，为步行做好准备。

由于脑卒中的偏瘫患者多年老体弱，突然从卧位坐起，很容易发生直立性低血压，患者出现头晕、恶心、血压下降、面色苍白、出冷汗、心动过速、脉搏变弱等，严重的甚至休克。为预防突然体位变化造成的反应，可先进行坐起适应性训练。先将床头摇起30°，开始坐起训练，并维持15～30分钟，观察患者的反应，2～3天无明显异常反应者即可增加摇起的角度，一般每次增加15°，如此反复，逐渐将床摇至90°。如患者在坐起时感觉头晕、心率加快、面色苍白等反应，立即将床摇平，以防止直立性低血压。对一般情况良好的患者，可直接利用直立床，调整起立的角度，帮助患者达到站立状态。

当患者经过坐起适应性训练后，则可以进行下面的训练。

a.静态平衡训练：患者取端坐位，开始时可辅助患者保持静态平衡，待患者能够独立保持静态平衡一定时间后，再进行动态平衡训练。

b.自动态平衡训练：患者取端坐位，治疗师可指示患者向各个方向活动侧屈或旋转躯干，或活动上肢的同时保持端坐位平衡。治疗师位于患者的对面，手拿物体放于患者的各个方向，让患者来触碰。治疗师从不同的角度向患者抛球，并逐渐增加抛球的距离和力度。

c.他动态平衡训练：患者取端坐位，坐于治疗床上，治疗师向各个方向推动患者，推动的力度逐渐加大，患者能够恢复平衡和维持端坐位。患者坐于治疗板上，治疗师向各个方向推动患者。或患者坐于训练球上，治疗师向各个方向推动患者。因为治疗球支撑体重，是一个活动的而且较软的支撑面，更难保持平衡，从而增加了训练的难度。

6）站立位训练：患者的坐位平衡改善后，就可以进行站立位平衡训练。无论是偏瘫、截瘫还是其他情况引起的平衡功能障碍，进行站立位的平衡训练，都是为步行做好准备，并最终达到步行的目的。

①静态平衡训练：先进行辅助站立训练，然后进行独立站立训练。

a.辅助站立训练：在患者尚不能独立站立时，需首先进行辅助站立训练。可以由治疗师扶助患者，也可以由患者自己扶助肋木、助行架、手杖或腋杖等，或患者站于平行杠内扶助步行。当患者的静态平衡稍微改善后，则可以减少辅助的程度，如由两位治疗师扶助减少为一位治疗师扶助，或由扶助助行架改为扶助四足拐，由四足拐再改为三足拐，再改为单足拐。当平衡功能进一步改善，不需要辅助站立后，则开始进行独立站立平衡训练。

b.独立站立训练：患者面对镜子保持独立站立位，这样在训练时可以提供视觉反馈，协助调整不正确的姿势。独立站立并可保持平衡达到一定的时间，就可以进行他动态站立平衡训练。

②自动态平衡训练：患者仍需要面对镜子站立，治疗师站于患者旁边。自动态平衡的训练方法较多。具体如下：

a.向各个方向活动：站立时足保持不动，身体交替向侧方、前方或后方倾斜并保持平衡；身体交替向左右转动并保持平衡。

b.左右侧下肢交替负重：左右侧下肢交替支撑体重，每次保持5～10秒，治疗师需特别注意监护患者，以免发生跌倒，也需注意矫正不正确的姿势。

c.太极拳云手式训练：可以采用太极拳的云手式进行平衡训练。云手式是身体重心一个连续的前后左右的转移过程，同时又伴随上肢的运动，因而是一个训练平衡的实用方法。

d.触碰治疗师手中的物体：治疗师手拿物体，放于患者的正前方、侧前方、正上方、侧上方、正下方、侧下方等各个方向，让患者来触碰物体。

e. 抛接球训练：在进行抛接球训练时可以从不同的角度向患者抛球，同时可逐渐增加抛球的距离和力度来增加训练的难度。

f. 伸手拿物：拿一物体放于地面上距离患者不同的地方，鼓励患者弯腰伸手去拿物体。

g. 平衡测试仪训练：平衡测试仪除了可以用来客观地评定平衡功能，还可以用于平衡功能的训练。训练时，患者双足放在测试仪的测力平台上，在仪器的显示屏上通过不同的图标来显示双足所承担的体重。正常人每侧足承受体重的50%，通过有意识地将体重转移到一侧下肢，可以提高对自动态平衡能力的训练。在进行站立位平衡训练时，要注意随时纠正患者的站立姿势，防止患膝过伸等异常姿势。

③他动态平衡训练：患者面对镜子保持独立站立位。

a. 硬而大的支撑面上训练：患者站在平地上，双足分开较大的距离，有较大的支撑面，利于保持平衡。治疗师站于患者旁边，向不同方向推动患者，可以逐渐增加推动的力度和幅度，增加训练的难度。

b. 软而小的支撑面上训练：随着平衡功能的改善，可以由硬的支撑面改为小而软的支撑面，如站在气垫上或软的床垫上等，也可以缩小支撑面，并足站立，或单足站立。然后治疗师向各个方向推动患者，使其失衡后再恢复平衡。

c. 活动的支撑面上训练：可以提供活动的支撑面给患者站立，如平衡板，进一步增加训练的难度，然后治疗师向各个方向推动患者。

3. 应用设备的平衡训练 可应用平衡板、大球或滚筒、平衡仪及在水中进行训练。

（三）基本原则和注意事项

1. 基本原则

（1）从静态平衡（Ⅰ级平衡）训练开始，过渡到自动态平衡（Ⅱ级平衡）训练，再过渡到他动态平衡（Ⅲ级平衡）训练。

（2）逐步缩减人体支撑面积和提高身体重心，在保持稳定性的前提下逐步增加头颈和躯干运动，从睁眼训练逐步过渡到闭眼训练。

（3）训练时注意患者安全，避免发生意外损伤。

2. 注意事项

（1）平衡训练前，要求患者学会放松，减少紧张或恐惧心理；若存在肌肉痉挛问题，应先设法缓解肌肉痉挛。

（2）加强安全措施。应选择与患者平衡功能水平相当的训练，一般初始时应选择相对较低水平的训练，逐渐从简单向复杂过渡。训练环境中应去除障碍物和提供附加稳定的措施（步态皮带、治疗师的辅助、平行杠等）。加强患者安全教育，特别要注意让患者穿软底、平跟、合足的鞋。

（3）对于由于肌肉骨骼损害或神经肌肉损害所致的平衡功能障碍，应注意加强损害水平的康复治疗。如肌肉骨骼损害应采用温热疗法、超声波、按摩、生物反馈、被动关节活动度训练等方法，改善关节活动度和肌肉柔韧性。神经肌肉损害应采用渐进抗阻训练、等速训练、PNF 技术等增强肌力；感觉刺激技术、按摩颤震器、PNF 技术等改善肌张力。结合这些治疗，才可能获得真正的平衡功能效果。

（4）有认知损害的患者应对平衡训练方法进行改良。将训练目的改变为患者可以理解的；调整训练方法使之更符合患者现状，且治疗更具目的性；鼓励患者完成连续的训练；应用简洁的、清晰的指导提示；改善患者注意力，减少周围环境的非相关刺激，尽量使患者注意力集中；加强训练中的安全防护和监督，尤其在训练的早期；训练难度的进展宜慢，并在进展过程中逐渐增强患者解决问题的能力。

（5）平衡训练首先应保持头和躯干的稳定。

（6）动态平衡训练时，他人施加的外力不应过强，仅需诱发姿势反射即可。

（7）若训练中发生头晕、头痛或恶心症状时，应减少运动量或暂停训练。

【案例分析】

为患者训练时的原则为：1.注意安全。2.循序渐进：（1）面积由大到小；（2）稳定极限由大变小；（3）从静态平衡到动态平衡；（4）逐渐增加训练的复杂性；（5）从睁眼到闭眼；（6）因人而异，循序渐进。

任务四　协调功能训练

案例导入 ◆

　　患者，男，48 岁，因脑出血导致平衡和协调功能障碍，患者进入恢复期，现需要对患者进行协调训练。

思　考

协调训练与平衡训练的区别是什么？

一、影响协调训练的因素

（一）与协调有关的感觉的作用

视觉、本体感觉与协调有重要关系。视觉对协调功能有补偿作用，本体感觉同样有益于协调的维持。

（二）动作的频率

协调动作的频率越低，越易保持协调；反之，协调动作的频率越高，则越易失去协调性。

（三）与协调有关的运动控制系统

中枢神经系统和肌肉骨骼系统的功能越接近正常，则协调功能越接近正常。

（四）其他因素

如精神、心理、认知和患者的主动性等。患者有抑郁或焦虑情绪会影响协调训练的效果，认知功能差则训练效果可能不明显，主动性差也会影响训练效果。

二、协调训练的基本原则

（一）协调训练的目的是改善动作的质量

即改善完成动作的方向和节奏、力量和速度，以达到准确的目标。

（二）协调训练的基本原则

1. 由易到难，循序渐进　先进行简单动作的练习，掌握后，再完成复杂的动作，逐步增加训练的难度和复杂性。

2. 重复性训练　每个动作都需重复练习，才能起到强化的效果，这种动作才能被大脑记忆，从而促进大脑的功能重组，进一步改善协调功能。

3. 针对性训练　针对具体的协调障碍而进行针对性的训练，这样更具有目的性。

4. 综合性训练　协调训练不是孤立进行的，即在进行针对性训练的同时，也需要进行相关的训练，如改善肌力的训练、改善平衡的训练等。

三、协调训练方法

（一）与平衡功能训练的区别

协调功能训练的方法与平衡功能训练方法基本相同，二者的区别在于侧重点不同。

平衡功能的训练侧重于身体重心的控制，以粗大动作、整体动作训练为主；协调功能训练侧重于动作的灵活性、稳定性和准确性，以肢体远端关节的精细动作、多关节共同运动的控制为主，同时强调动作完成过程的质量，如动作的完成是否正确、准确，在完成过程中有没有出现肢体的震颤等。协调功能评定的方法，如指鼻试验、轮替试验等，具体的训练方法主要包括：轮替动作的练习和定位的方向性动作练习两个方面。

（二）上肢协调训练

上肢协调训练包括轮替动作的练习和定位的方向性动作练习。

1. 轮替动作练习　主要根据关节的活动方向而进行。

（1）双上肢交替上举：左侧、右侧上肢交替举过头顶高度，手臂尽量保持伸直，并逐渐加快练习的速度。

（2）双上肢交替摸肩上举：左侧、右侧上肢交替屈肘，摸同侧肩，然后上举。

（3）双上肢交替前伸：上肢要前伸至水平位，并逐渐加快速度。

（4）交替屈肘：双上肢起始位为解剖位，然后左侧、右侧交替屈肘，手拍同侧肩部。逐渐加快速度。

（5）前臂旋前、旋后：肩关节前屈90°，肘伸直，左右侧同时进行前臂旋前、旋后的练习。或一侧练习一定时间，再换另一侧练习。

（6）腕屈伸：双侧同时进行腕屈伸练习，或一侧练习一定时间，再换另一侧练习。

（7）双手交替掌心拍掌背：双手放于胸前，左手掌心拍右手掌背，然后右手掌心拍左手掌背，如此交替进行，逐渐加快速度。

2. 方向性动作练习　包括以下几方面：

（1）指鼻练习：左侧、右侧交替以示指指鼻，或一侧以示指指鼻，反复练习一定时间，再换另一侧练习。

（2）对指练习：双手相应的手指互相触碰，由拇指到小指交替进行；或左手的拇指分别与其余四个手指进行对指，练习一定时间，再换右手，或双手同时练习。以上练习同样要逐渐加快速度。

（3）指敲桌面：双手同时以5个手指交替敲击桌面，或一侧练习一定时间，再换另一侧练习。

（4）其他：画画、下跳棋等。

（三）下肢协调训练

下肢协调训练包括：轮替动作练习和整体动作练习。

1. 轮替动作练习

（1）交替屈髋：仰卧于床上，膝关节伸直，左右侧交替屈髋至90°，逐渐加快速度。

（2）交替伸膝：坐于床边，小腿自然下垂，左右侧交替伸膝。

（3）坐位交替踏步：坐位时左右侧交替踏步，并逐渐加快速度。

（4）拍地练习：足跟触地，足尖抬起做拍地动作，可以双足同时做或分别做。

2. 整体动作练习

（1）原地踏步走：踏步的同时双上肢交替摆臂，逐渐加快速度。

（2）原地高抬腿跑：高抬腿跑的同时双上肢交替摆臂，逐渐加快速度。

（3）其他：跳绳、踢毽子等。

协调训练开始时均在睁眼的状态下进行，当功能改善后，可根据具体情况，将有些训练项目改为闭眼状态下进行，以增加训练的难度，如指鼻练习、对指练习等。

（四）协调训练的注意事项

在进行协调功能训练时，治疗师要明确的注意事项如下：

（1）协调功能训练适用于具有协调功能障碍的患者。

（2）当患者具有严重的心律失常、心力衰竭、严重感染或严重痉挛等，则暂不宜训练。

（3）训练前、训练中要注意协调功能评定，以了解问题所在，制定或修改训练方案。

（4）协调功能训练不是孤立进行的，要同时进行相应的肌力训练、平衡功能训练等其他训练。

（5）训练完成之后要用于训练相等的时间进行休息。

（6）所有训练要在可动范围内进行，并应注意保护。

【案例分析】

协调功能训练的方法与平衡功能训练方法基本相同，二者的区别在于侧重点不同。平衡功能的训练侧重于身体重心的控制，以粗大动作、整体动作训练为主；协调功能训练侧重于动作的灵活性、稳定性和准确性，以肢体远端关节的精细动作、多关节共同运动的控制为主，同时强调动作完成过程的质量，如动作的完成是否正确、准确，在完成过程中有没有出现肢体的震颤等。协调功能评定的方法（如指鼻试验、轮替试验等），具体的训练方法主要包括：轮替动作的练习和定位的方向性动作练习两个方面。

学习检测

平衡和协调训练的方法有哪些？

项目七
体位摆放及转移训练 —————————————

学习目标

1. 能对卧床患者进行正确的体位摆放。

2. 能帮助教会患者翻身、坐起、转移的技能。

3. 具有针对患者不同需求训练他们使用拐杖、轮椅、助行器的能力。

良好的体位摆放能够有效地预防压疮，预防肢体挛缩，减轻痉挛，维持良好血液循环。如果患者出现了肢体挛缩、痉挛等问题就很难解决，而且也会延长患者康复治疗的时间，所以预防比治疗更重要，患者应该在刚住进病房或急救车上就做好体位摆放，为后续的康复治疗做准备。转移训练是日常生活动作（activity of daily living，ADL）训练的重要组成部分，对于患者的步行训练也至关重要，所以说转移训练将在很大程度上影响患者的生活自理能力。

▌ 任务一　体位摆放及翻身训练

案例导入 ◆

　　李某，男，65岁，退休工人，因脑梗死导致左侧肢体活动不利，言语、精神尚可，现患者左侧肢体肌力0级，日常生活完全依赖，不能自己翻身，坐位平衡0级，站立平衡0级，为求进一步康复来康复科就诊。

思　考 ....

　　如果你是一名康复治疗师，你会给他做哪些康复训练？

为了使患者早日生活自理，回归家庭、社会，减少家人和社会负担，必须早日开展日常生活动作 ADL 训练。体位摆放、身体移动是运动疗法中 ADL 的重要训练内容。训练的原则是：患者不能活动时，采取全辅助的方法，随着患者活动能力的提高，逐渐减少辅助量，最终达到患者完全自理的目标。

一、瘫痪肢体位置的摆放

各种原因所致肢体瘫痪性疾病的急性期，因生命体征不稳定、瘫痪肢体不能活动或肢体制动等原因，患者被迫卧床。此时，为了防止发生压疮，预防肢体挛缩，减轻痉挛，维持良好血液循环，应注意正确摆放患者的体位，并且每隔 1~2 小时为患者翻身一次。

（一）脊髓损伤患者的肢体位置摆放

1. **仰卧位**　头下放置薄枕，将头两侧固定（需要保持颈部过伸展位时，在颈部垫上圆枕）。肩胛、上肢、膝、踝下垫枕，用毛巾卷将腕关节保持在 40° 背伸位（图 7-1）。

2. **侧卧位**　上侧的上肢保持伸展位、下肢屈曲位，肢体下均垫长枕。背后用长枕等靠住，以保持侧卧位（行颅骨牵引时，保持 40°~60° 侧卧）（图 7-2）。

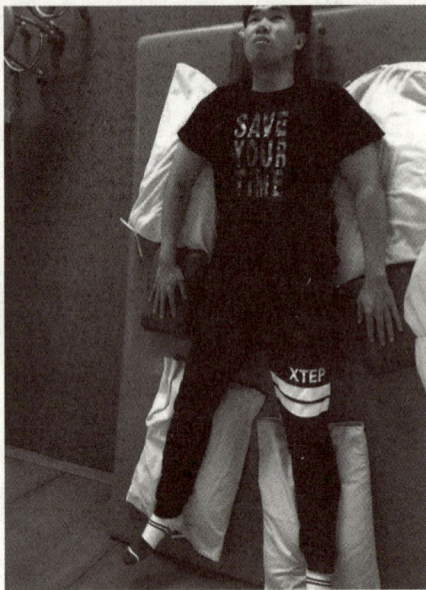

图 7-1　脊髓损伤患者仰卧位

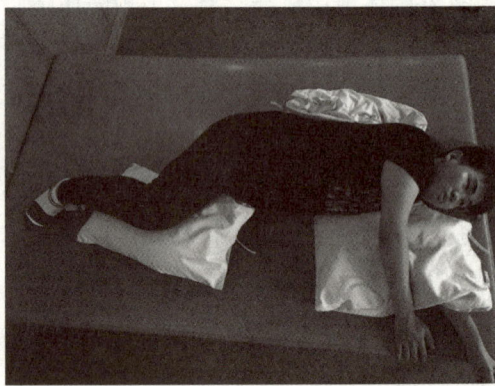

图 7-2　脊髓损伤患者侧卧位

（二）偏瘫患者的肢体位置摆放

1. **仰卧位**　患侧肩胛和上肢下垫一长枕，手指伸展位，平放于枕上。长浴巾卷起垫在大腿外侧，防止下肢外展、外旋。膝下垫上毛巾卷，保持伸展微屈（图 7-3）。

2. **健侧卧位**　患侧上肢伸展位，下肢取轻度屈曲位，放于长枕上（图 7-4）。

3. **患侧卧位**　患侧上肢外展、伸展位，患侧下肢轻度屈曲位放在床上，健侧下肢向前跨过患侧放于长枕上，健侧上肢放松，放在躯干上（图 7-5）。

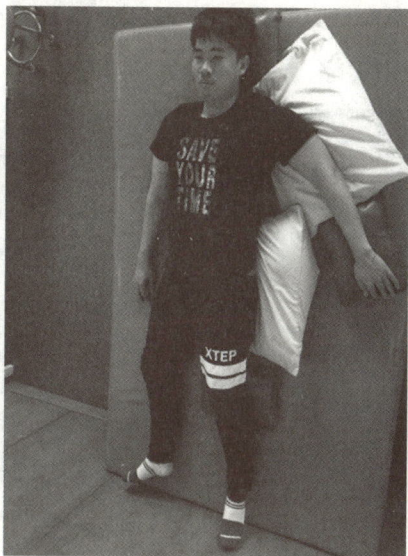

图 7-3 偏瘫患者仰卧位

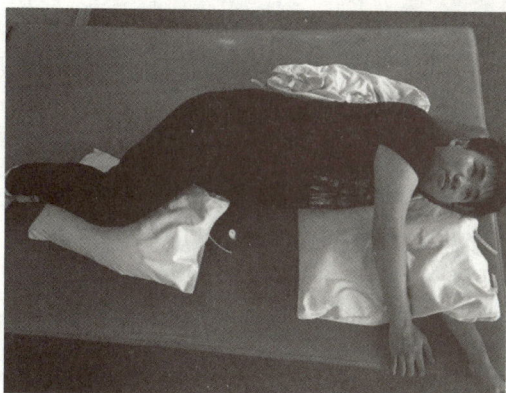

图 7-4 偏瘫患者健侧卧位

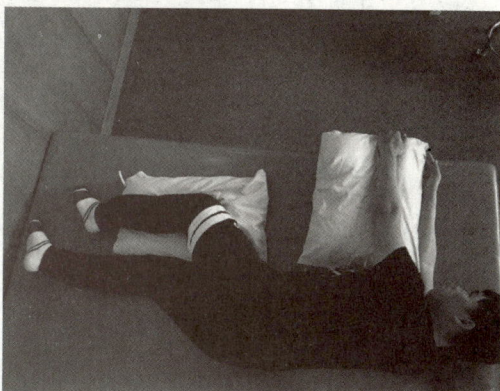

图 7-5 偏瘫患者患侧卧位

二、翻身训练

作为自理生活的第一步，患者利用残存肢体能力带动瘫痪肢体，在辅助下或独立进行翻身。

（一）脊髓损伤患者的翻身动作

颈髓损伤患者独立翻身困难，需帮助翻身。现以 C6 损伤患者为例，予以介绍。

1. 全辅助下翻身（急性期）

（1）将床单卷起，至患者体侧，一人固定住患者头部。

（2）听号令一起将患者移向一侧，将翻向侧上肢外展。

（3）听号令一起将患者翻向一侧，在背后、头、双上肢、下肢间垫上枕头。

2. 患者独立的翻身动作（图 7-6、图 7-7）

（1）双上肢向身体两侧用力摆动。

（2）头转向翻身侧，同时双上肢用力甩向翻身侧，带动躯干旋转而翻身。

（3）位于上方的上肢用力前伸，完成翻身动作。

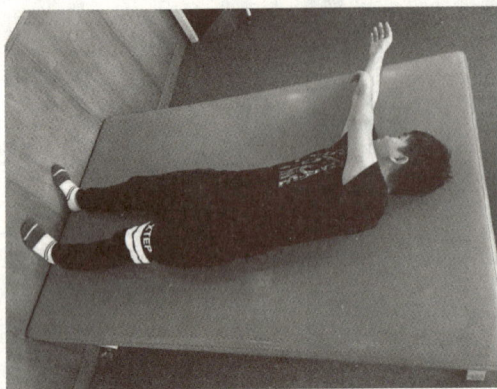

图7-6　脊髓损伤患者独立翻身（1）　　　图7-7　脊髓损伤患者独立翻身（2）

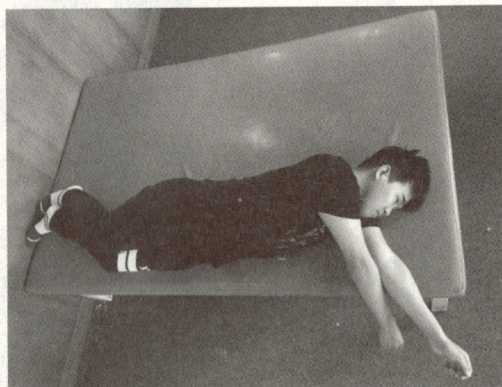

3.利用布带进行翻身

（1）将布带系于床栏或床架上，腕部勾住带子。

（2）用力屈肘带动身体旋转，同时将另一侧上肢摆向翻身侧。

（3）松开带子，位于上方的上肢前伸，完成翻身。

（二）偏瘫患者的翻身训练

1.辅助下向健侧翻身（图7-8）　将患侧下肢放于健侧下肢上，翻身时健肢带动患肢一起翻转，由健手将患手拉向健侧。治疗师于患侧帮助抬起患者肩胛、骨盆，翻身至健侧。

2.向患侧翻身（图7-9、图7-10）

（1）将患侧上肢外展防止受压，屈起健侧下肢。

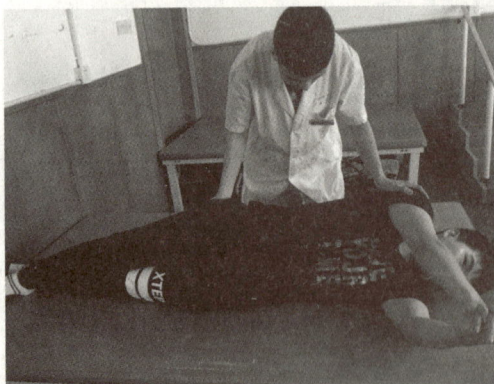

图7-8　偏瘫患者辅助下向健侧翻身　　　图7-9　偏瘫患者向患侧翻身

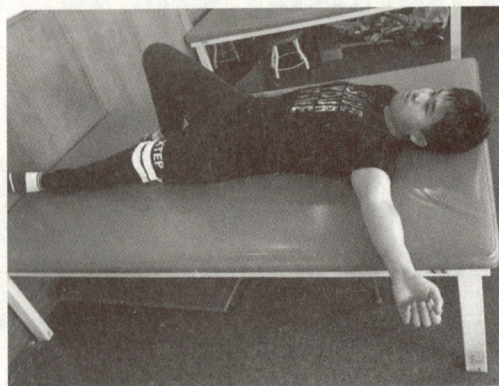

（2）头转向患侧，健侧肩上抬，上肢向患侧转，健侧下肢用力蹬床，将身体转向患侧。

3.向健侧翻身（图7-11、图7-12）

（1）健侧手握住患侧手上举，健侧下肢插到患侧腿下面。

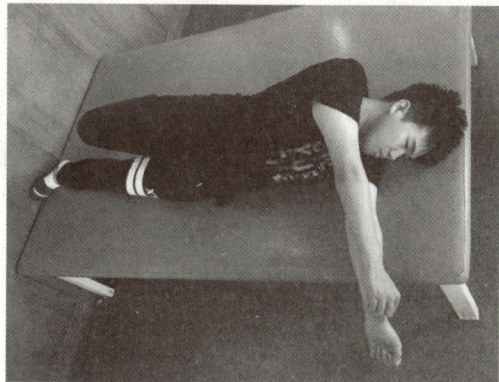

图 7-10　偏瘫患者向患侧翻身

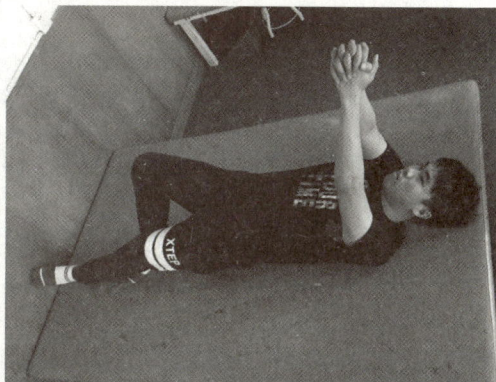

图 7-11　偏瘫患者向健侧翻身

（2）健侧腿蹬床，同时转头、转肩，完成翻身动作。

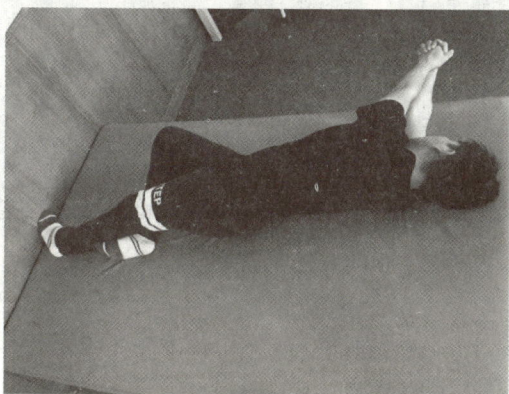

图 7-12　完成翻身动作

偏瘫患者向健侧翻身

【案例分析】

这个时期主要教会患者亲属给患者做好良肢位摆放工作，然后就是治疗师帮助患者做关节的被动活动，最后辅助患者做翻身训练。

任务二　坐起训练

案例导入

　　患者老李在康复科经过了 3 周的康复治疗后，现左侧肢体肌力 2 级，坐位平衡 1 级。

思　考

如何帮助患者练习坐位平衡？

一、脊髓损伤患者的坐起训练

坐起时，需要躯干的柔软性和至少一侧上肢的伸展功能，所以，C7 损伤的患者可以从仰卧位直接坐起，而 C6 损伤的患者则需翻身至侧卧或俯卧位后再坐起。

（一）四肢瘫患者从侧卧位坐起（图 7-13～图 7-17）

（1）翻身至侧卧位。

（2）移动上身靠近下肢。

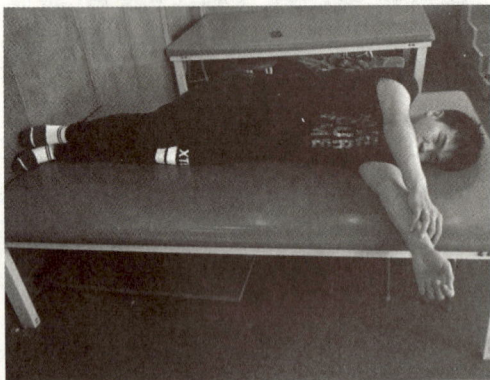

图 7-13　四肢瘫患者从侧位坐起（1）

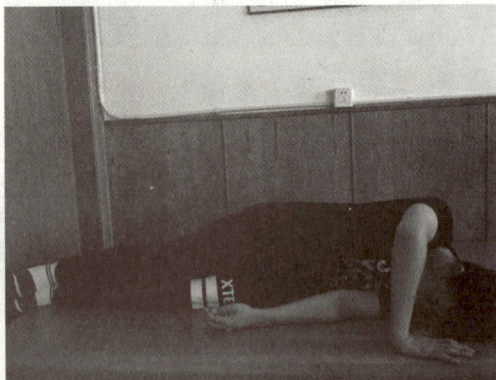

图 7-14　四肢瘫患者从侧位坐起（2）

（3）用上侧上肢勾住膝关节。

（4）用力勾住腿的同时反复将另一侧肘屈曲、伸展，通过此动作将上身靠至双腿。

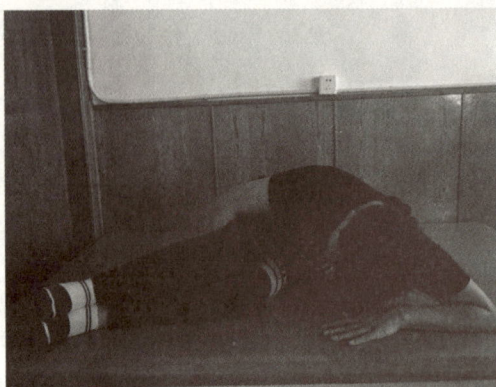

图 7-15　四肢瘫患者从侧位坐起（3）

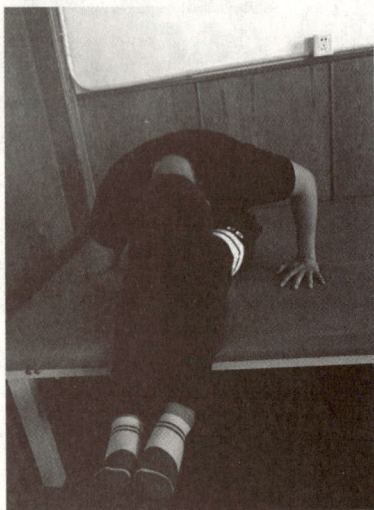

图 7-16　四肢瘫患者从侧位坐起（4）

（5）将双手置于体侧，伸肘至坐位。

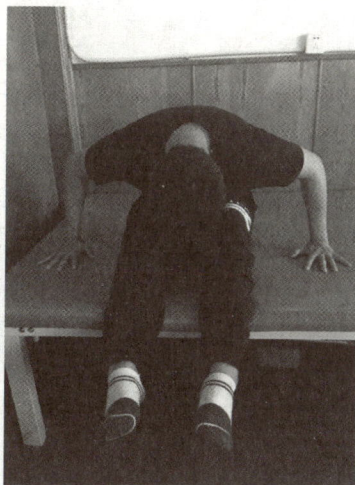

图 7-17　四肢瘫患者从侧位坐起（5）

（二）四肢瘫患者从仰卧位坐起

适用于 C7 以下的脊髓损伤的患者（图 7-18、图 7-19）。

（1）头和上半身用力转向身体两侧，通过反复转动将双肘放到身后支撑上身。

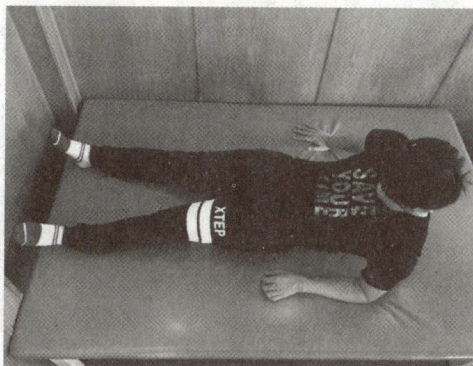

图 7-18　四肢瘫患者从仰卧位坐起（1）

（2）继续将头和上半身旋转，将两肘伸直至长坐位。

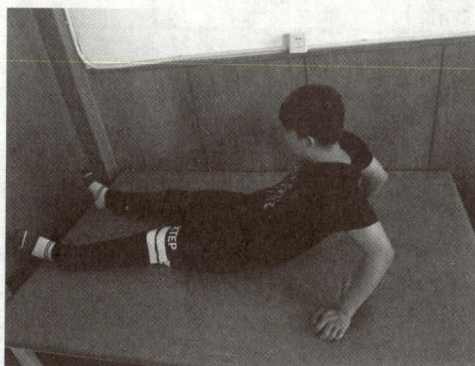

图 7-19　四肢瘫患者从仰卧位坐起（2）

（三）截瘫患者的坐起（图7-20～图7-22）

（1）双上肢同时用力向一侧摆动，躯干转向一侧。

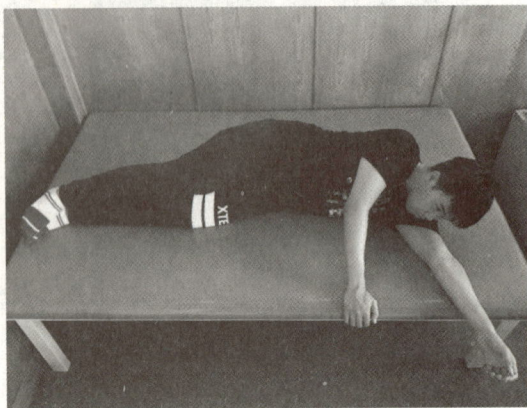

图7-20 截瘫患者坐起（1）

（2）一只手和对侧肘支撑床面，伸展肘关节。

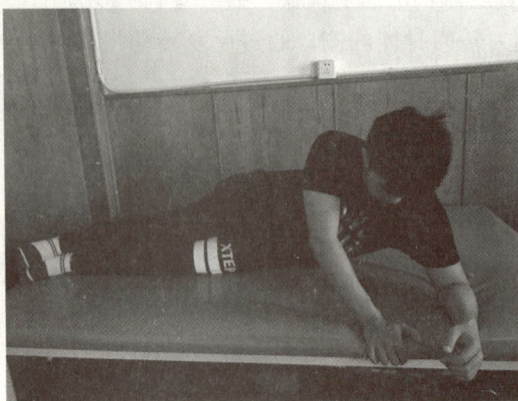

图7-21 截瘫患者坐起（2）

（3）支撑手移动至长坐位。

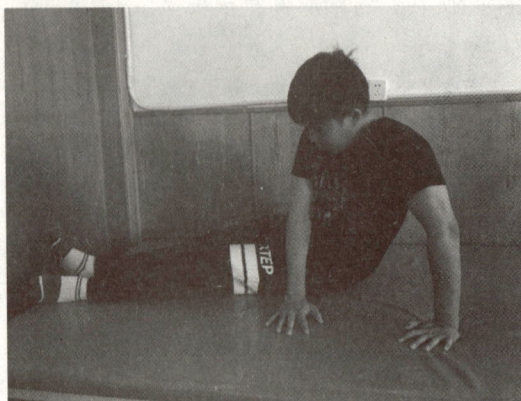

图7-22 截瘫患者坐起（3）

二、偏瘫患者的坐起训练

（一）辅助下坐起（图7-23～图7-26）

（1）患者的健侧足插到患侧腿下，将患侧手放到辅助者肩上，辅助者扶住患者的双肩。

（2）辅助者扶起患侧肩，同时患者用健侧肘撑起上身。

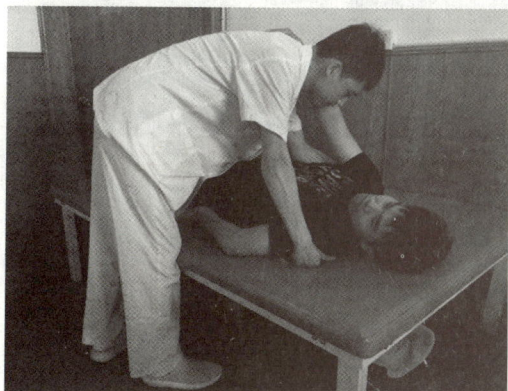

图7-23　偏瘫患者辅助坐起（1）

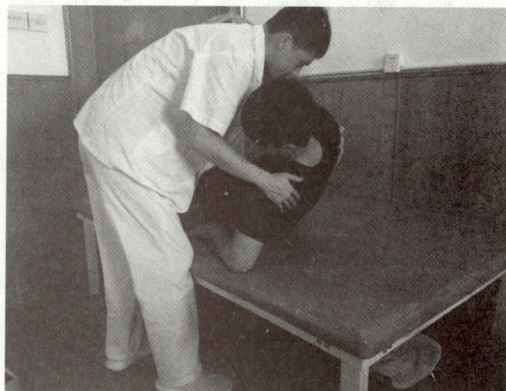

图7-24　偏瘫患者辅助坐起（2）

（3）患者将双下肢放到床下，伸展肘关节。

（4）坐起，并保持坐位。

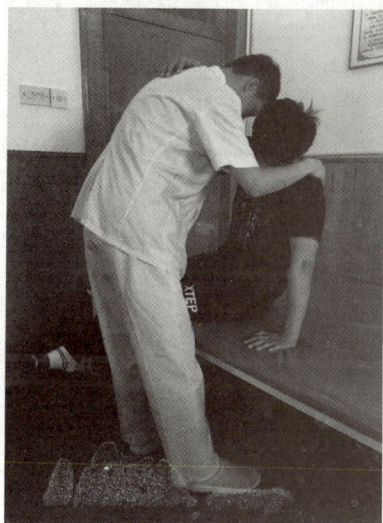

图7-25　偏瘫患者辅助坐起（3）

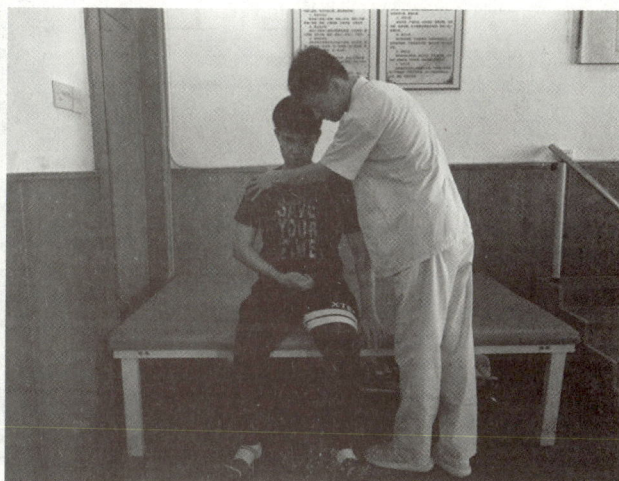

图7-26　偏瘫患者辅助坐起（4）

（二）偏瘫患者的独自坐起动作（图7-27～图7-30）

（1）健手握住患手，双腿交叉，用健侧腿将患侧下肢放至床边，同时颈部前屈，身体转向健侧。

（2）双腿放至床下，健手松开患手。

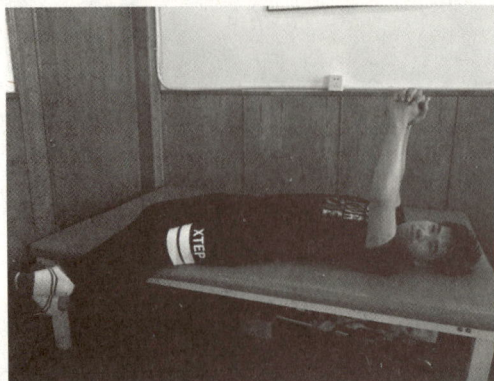

图 7-27　偏瘫患者独自坐起（1）

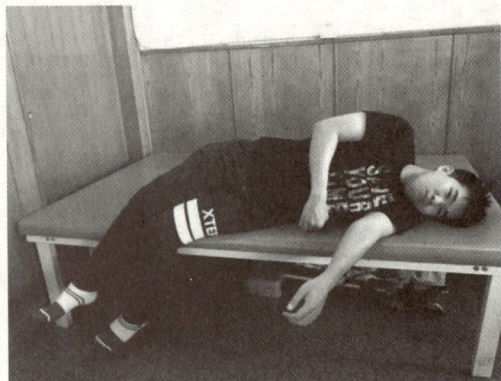

图 7-28　偏瘫患者独自坐起（2）

（3）健侧肘于体侧撑起身体，抬头。

（4）肘伸直，坐起至床边坐位。

偏瘫患者坐起训练

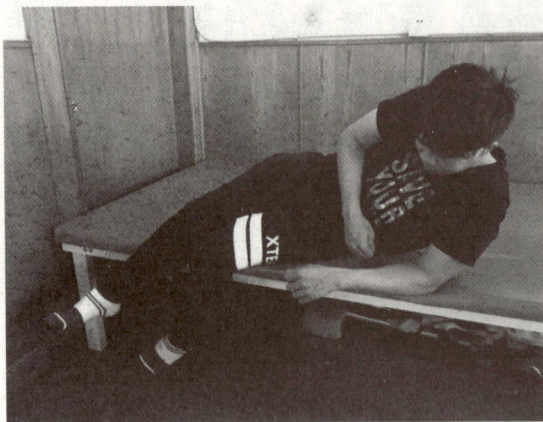

图 7-29　偏瘫患者独自坐起（3）

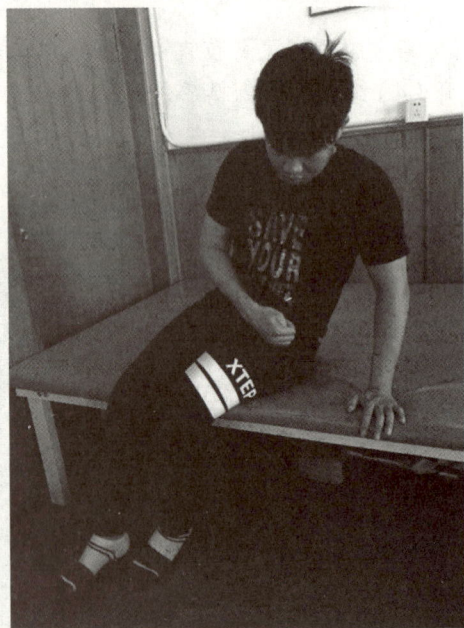

图 7-30　偏瘫患者独自坐起（4）

（三）坐位平衡训练（图 7-31～图 7-33）

1. 靠物辅助坐起　高龄偏瘫、四肢瘫损伤较重的患者因长期卧床，在坐起或站起时容易出现直立性低血压。因此，早期应使用靠架或摇床坐起，一般 2 周左右可以完全坐起。

（1）第一天坐起 30°，上、下午各 5 分钟。

（2）每隔一两天增加 10°、5 分钟，为防止腘绳肌疼痛膝下放毛巾卷。

（3）能坐起 20 分钟后，可在坐位进食。

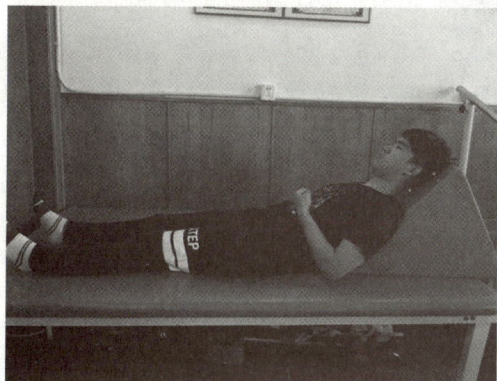

图 7-31　坐位平衡训练（1）

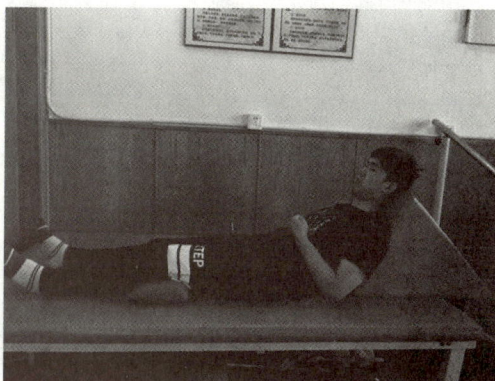

图 7-32　坐位平衡训练（2）

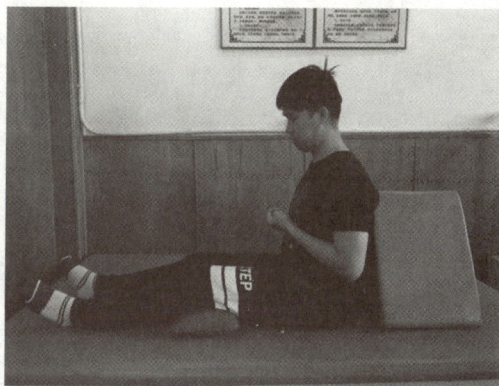

图 7-33　坐位平衡训练（3）

2. 长坐位平衡训练（图 7-34～图 7-41）

（1）治疗师在患者身后，用身体和双手扶助患者保持平衡。

（2）治疗师在患者身后，用双手扶助患者保持平衡。

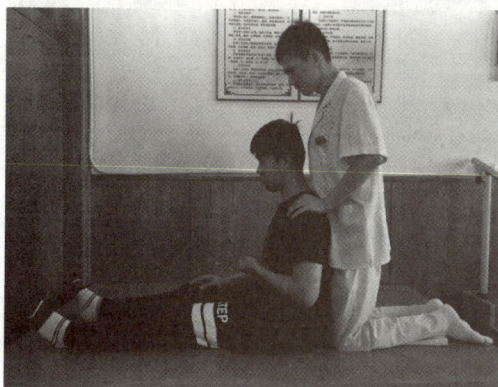

图 7-34　长坐位平衡训练（1）

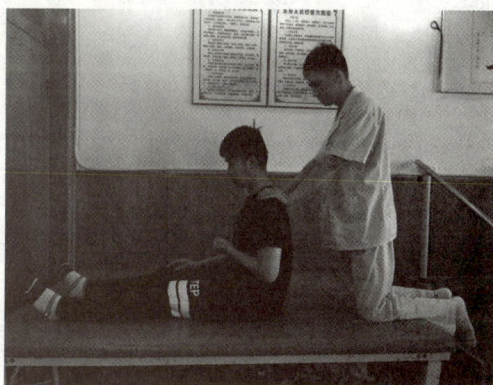

图 7-35　长坐位平衡训练（2）

（3）治疗师在患者身前，双手拉助患者保持平衡。

（4）患者双手扶腿保持平衡。

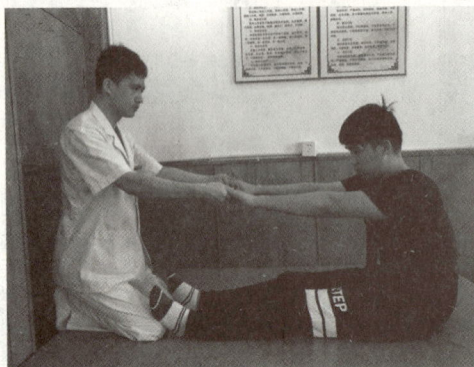

图 7-36　长坐位平衡训练（3）

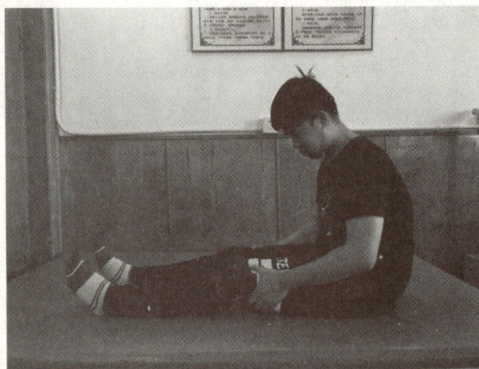

图 7-37　长坐位平衡训练（4）

（5）患者单手扶腿保持平衡。

（6）双上肢外展位保持平衡。

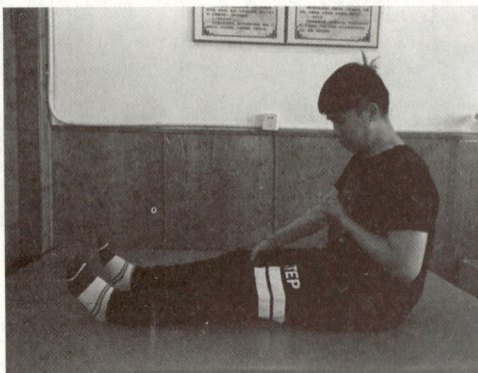

图 7-38　长坐位平衡训练（5）

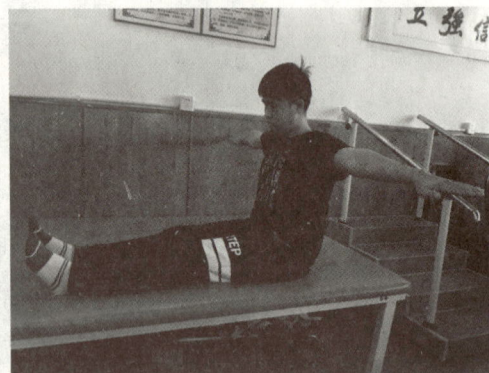

图 7-39　长坐位平衡训练（6）

（7）双上肢前屈位保持平衡。

（8）双上肢上举位保持平衡。

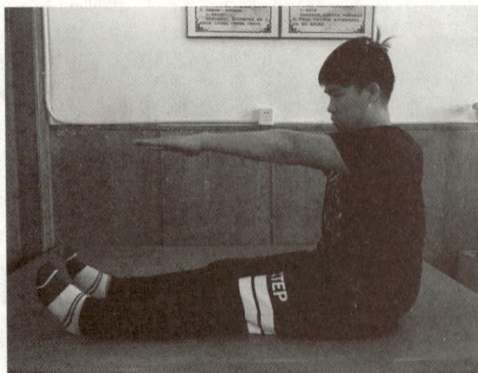

图 7-40　长坐位平衡训练（7）

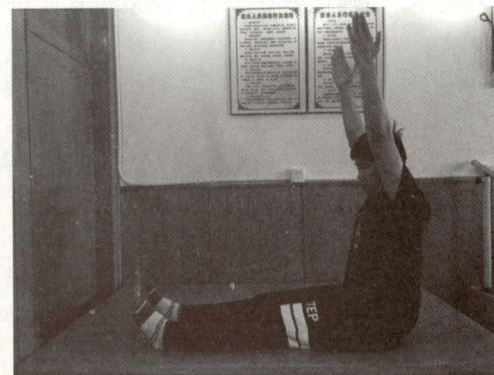

图 7-41　长坐位平衡训练（8）

以上是长坐位的常规训练方法。其中（1）～（5）的训练方法同时适用于偏瘫、四肢瘫、截瘫患者。其他还有外力破坏下保持长坐位平衡的训练，如治疗师前、后、左、右变换位置并且力度不定的推动患者，让其保持平衡以及抛球、接球等。

3. 脊髓损伤患者椅坐位平衡训练（图7-42、图7-43）

（1）肩外旋、伸展，前臂旋后，肘伸展位支撑身体。

（2）一侧上肢支撑下的坐位平衡。

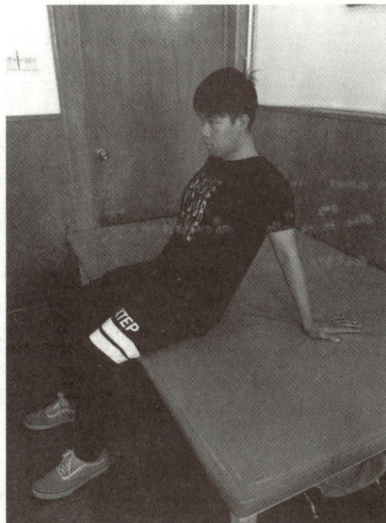

图7-42　脊髓损伤患者椅坐位平衡训练（1）　　　图7-43　脊髓损伤患者椅坐位平衡训练（2）

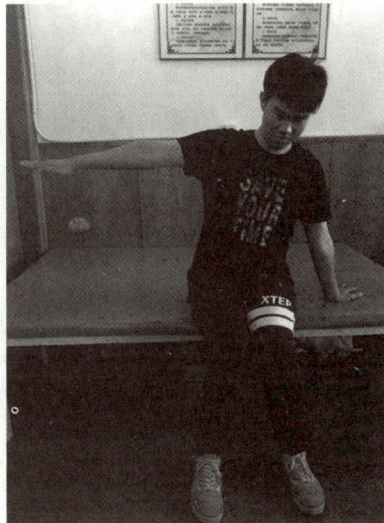

（3）沿身体长轴施加压迫。

（4）轮椅坐位投球接球训练。

（5）使用姿势矫正镜进行训练。

4. 偏瘫患者椅坐位平衡训练（图7-44～图7-47）

（1）健手扶床栏杆保持坐位。

（2）双上肢抱于胸前，进行躯干旋转。

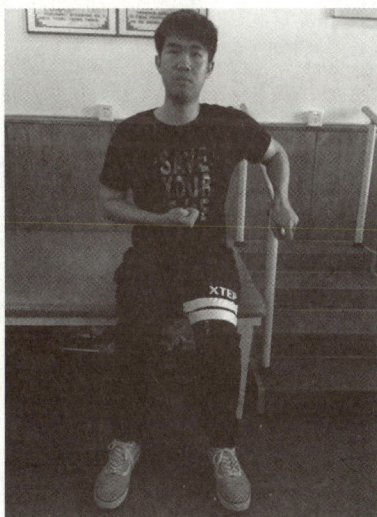

图7-44　偏瘫患者椅坐位平衡训练（1）　　　图7-45　偏瘫患者椅坐位平衡训练（2）

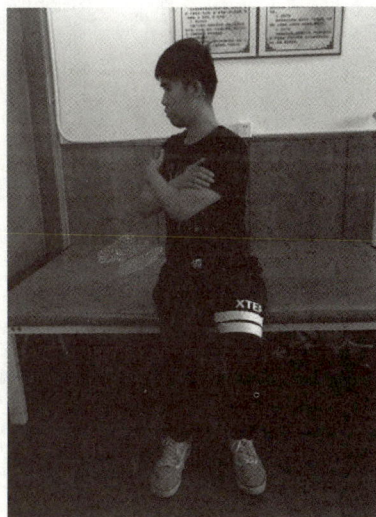

（3）躯干前倾，双手够足。

（4）诱发翻正反应的训练。

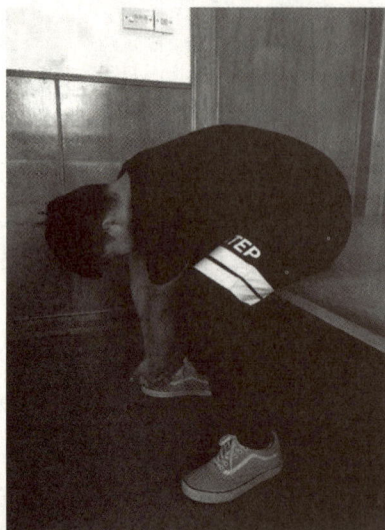

图 7-46　偏瘫患者椅坐位平衡训练（3）　　图 7-47　偏瘫患者椅坐位平衡训练（4）

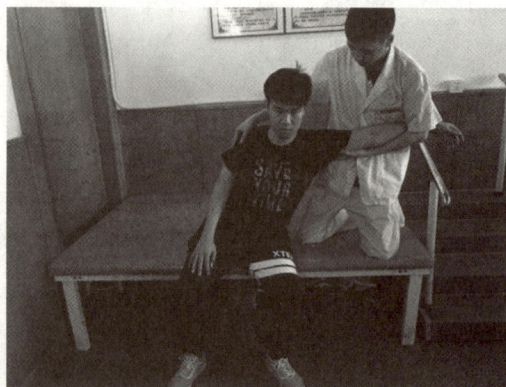

【案例分析】

让患者坐在治疗床床边，一只手扶着栏杆，治疗师在旁保护患者，防止患者摔倒。然后帮助患者练习坐位平衡，让患者按照指令执行。

（1）健手扶床栏杆保持坐位。

（2）双上肢抱于胸前，进行躯干旋转。

（3）躯干前倾，双手够足。

■ 任务三　坐位移动训练和站起训练

案例导入

老李在康复科又经过了两周治疗后，现左侧肢体肌力 3 级，坐位平衡 3 级，立位平衡 1 级。

思　考

如何帮助患者练习由坐到站？

一、脊髓损伤患者的坐位移动

（一）坐位前方移动（图 7-48～图 7-50）

（1）双手置于臀部稍前方。

（2）躯干前倾，用上肢支撑躯干，充分伸展肘关节将臀部抬起。

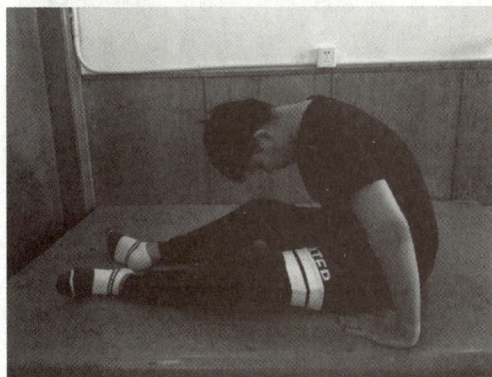

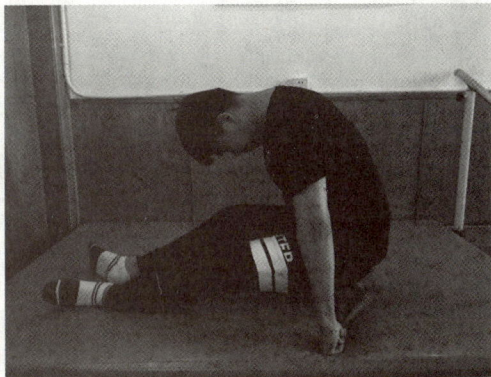

图 7-48　脊髓损伤患者的坐位前方移动（1）　图 7-49　脊髓损伤患者的坐位前方移动（2）

（3）身体向前方移动。

（4）屈肘坐下，反复进行此动作完成移动。

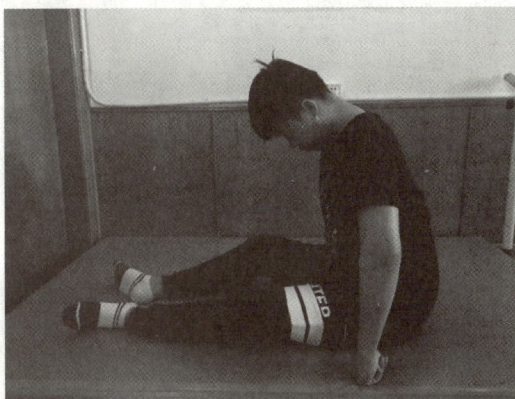

图 7-50　脊髓损伤患者的坐位前方移动（3）

（二）坐位侧方移动（图 7-51～图 7-53）

（1）一只手靠近身体，另一只手放在身体侧方的床面上。

（2）用双手支撑体重，将臀部抬离床面充分伸展肘关节。

> **课程思政**
>
> "有时去治愈，常常去帮助，总是去安慰"，希望每一个康复治疗师带着爱心、责任心、关心去帮助每一个患者，治愈心灵与躯体同样重要。

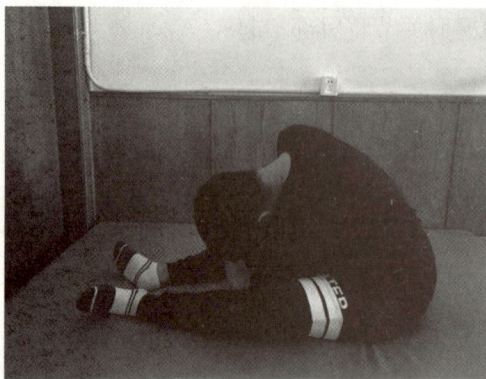

图7-51 脊髓损伤患者的坐位侧方移动（1）

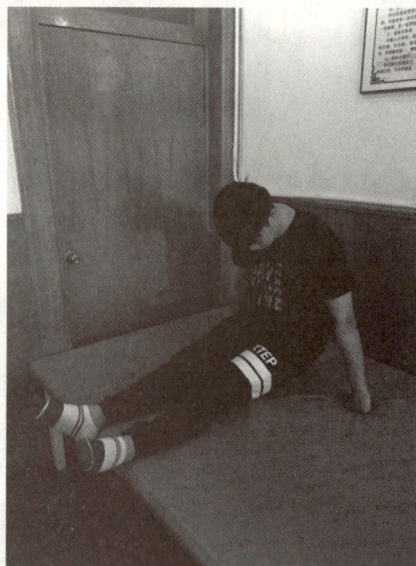

图7-52 脊髓损伤患者的坐位侧方移动（2）

（3）将身体移向一侧，将臀部放至床面。

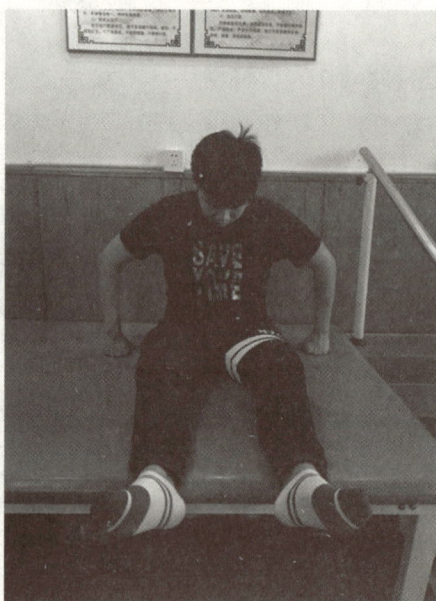

图7-53 脊髓损伤患者的坐位侧方移动（3）

二、偏瘫患者的坐位移动

根据手放置位置不同，移动方向也不同（图7-54～图7-56）。

（1）健侧手放在身体前方（或后方），支撑身体。

（2）健侧下肢屈曲向健手处移动。

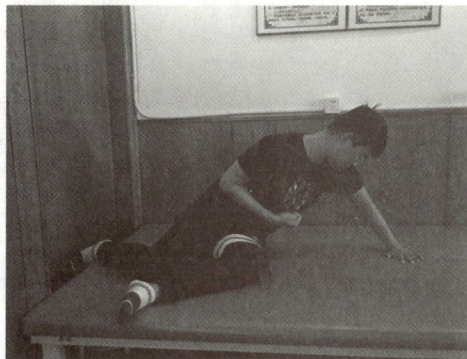

图 7-54 偏瘫患者的坐位移动（1）

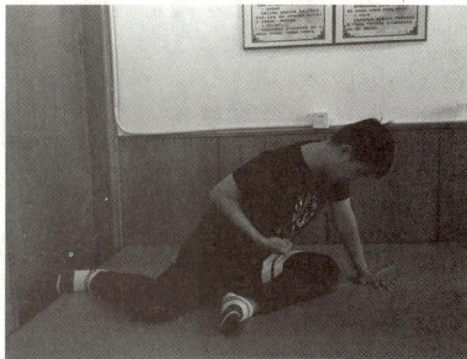

图 7-55 偏瘫患者的坐位移动（2）

（3）以膝为支点，移动臀部。

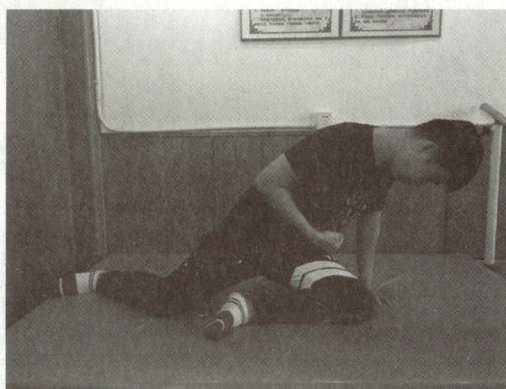

图 7-56 偏瘫患者的坐位移动（3）

三、脊髓损伤患者的站起训练

（一）四肢瘫患者的辅助站起（图 7-57、图 7-58）

（1）辅助者用手托住患者的臀部，患者用双上肢勾住辅助者的颈部。

（2）辅助者用双膝固定住患者的双膝，辅助者重心后移站起，同时将患者臀部向前上方托起。

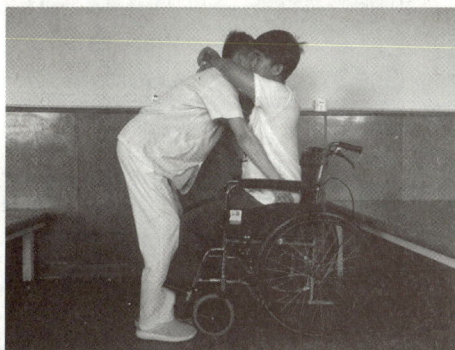

图 7-57 四肢瘫患者的辅助站起（1）

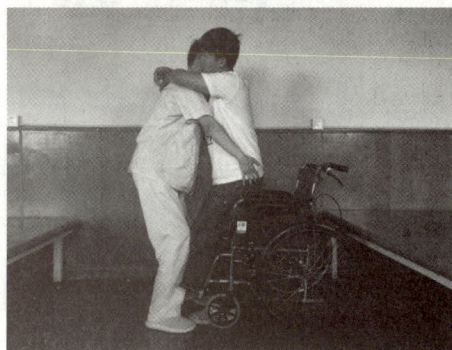

图 7-58 四肢瘫患者的辅助站起（2）

（3）辅助者抱住患者臀部，使其保持立位。

（二）截瘫患者配戴矫形器站起

（1）坐于轮椅前部，将躯干尽量前屈，双手握杠。

（2）双手同时用力，将身体拉起，臀部向前，将髋关节处于过伸展位，保持站立。

四、偏瘫患者站起训练

（一）辅助站起（图 7-59、图 7-60）

患者双足平放于地面上，患足在前。辅助者用膝顶住患者膝部，双手抓住患者腰部。患者躯干前倾、重心前移，在治疗师的帮助下伸髋、伸膝慢慢站起。

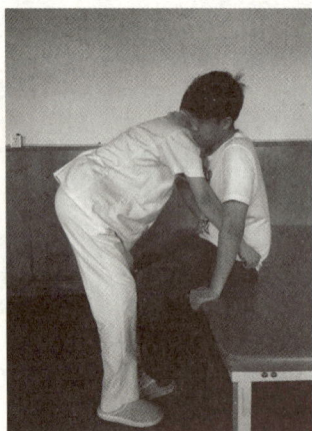

图 7-59　偏瘫患者辅助站起训练（1）　　　图 7-60　偏瘫患者辅助站起训练（2）

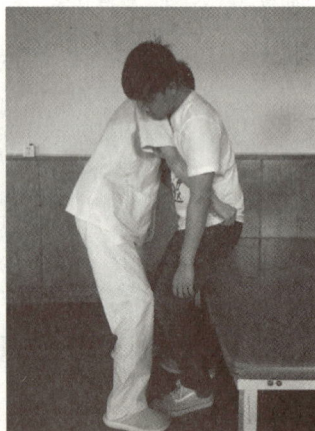

（二）独立站起（图 7-61、图 7-62）

（1）双足着地，双手交叉，双上肢向前充分伸展，身体前倾。

（2）当双肩向前超过双膝位置时，立即抬臀，伸展膝关节，站起。

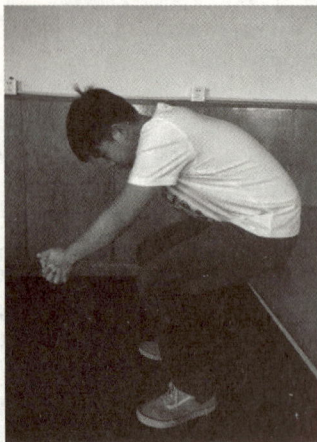

图 7-61　偏瘫患者独立站起（1）　　　图 7-62　偏瘫患者独立站起（2）

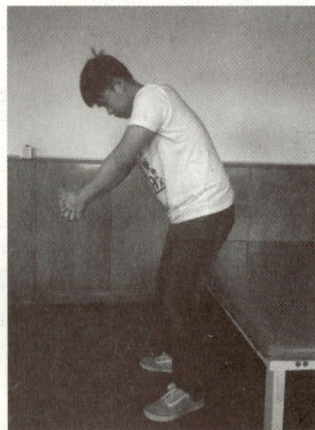

【案例分析】

现患者坐位平衡3级，立位平衡1级，肢体肌力3级，患者可以开始练习站起训练。嘱患者按照口令执行。

（1）双足着地，双手交叉，双上肢向前充分伸展，身体前倾。

（2）当双肩向前超过双膝位置时，立即抬臀，伸展膝关节，站起。

■ 任务四 移乘训练

案例导入 ◆

> 老李的情况一天比一天好起来了，但是老李现在还是不能独自步行，日常活动还是需要依靠轮椅。

思 考

如何帮助患者训练轮椅和床之间的转移？

移乘动作是指患者在轮椅与床之间的身体转换动作，这是一种患者生活自理的关键动作，要求患者能从轮椅转移至各种不同的地方。患者对移乘动作掌握的程度决定其活动范围和ADL的自理程度。

一、脊髓损伤患者的移乘训练

根据脊髓损伤部位不同，移乘动作训练要求也不同。训练方法包括了前方、斜方、侧方等移乘方法。在训练初期，对于高龄、坐位不稳定、上肢支撑能力差的患者，多采用前方移乘的方法。采用侧方和斜方的移乘时，最好是轮椅侧方挡板可以取下，以便臀部的移乘。前方移乘适用于四肢瘫痪和上位胸髓损伤的患者。横向、斜向移乘是较常见的移乘方法。具体训练方法如下：

（一）前方移乘（图7-63～图7-67）

（1）轮椅在靠近床、能将腿抬起的地方停住，刹闸，脱鞋。

（2）将双下肢放在床上。

（3）再将轮椅推向前靠床。

（4）用支撑动作将身体移至床上。

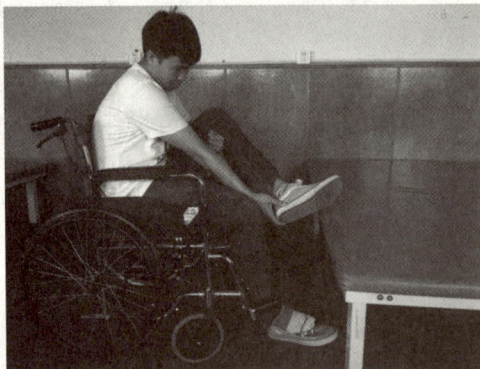

图 7-63　脊髓损伤患者的前方移乘（1）

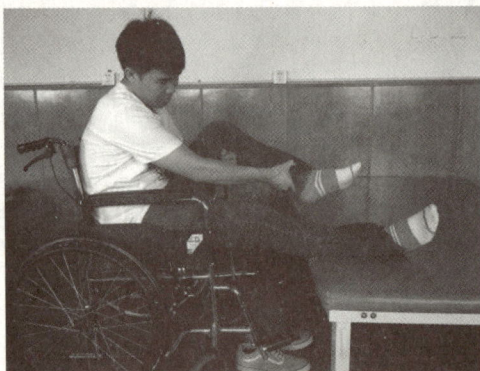

图 7-64　脊髓损伤患者的前方移乘（2）

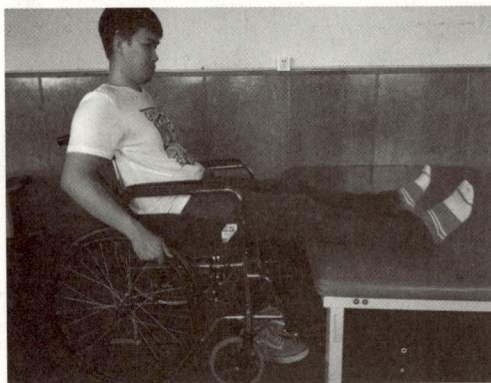

图 7-65　脊髓损伤患者的前方移乘（3）

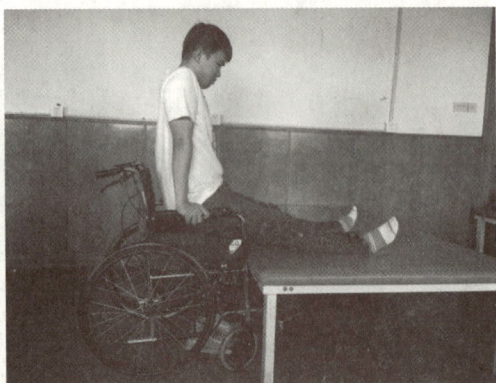

图 7-66　脊髓损伤患者的前方移乘（4）

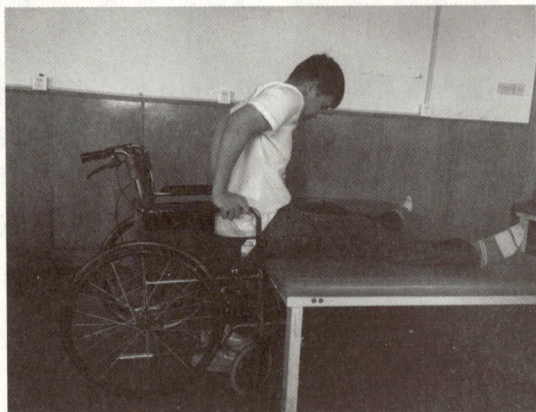

图 7-67　脊髓损伤患者的前方移乘（5）

（二）侧方移乘（图 7-68、图 7-69）

（1）将轮椅侧方靠近床边，将双腿放在床上。

（2）利用支撑动作将臀部移至床上。

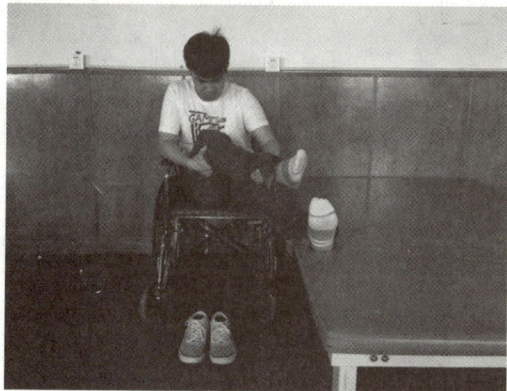

图 7-68 脊髓损伤患者的侧方移乘（1）

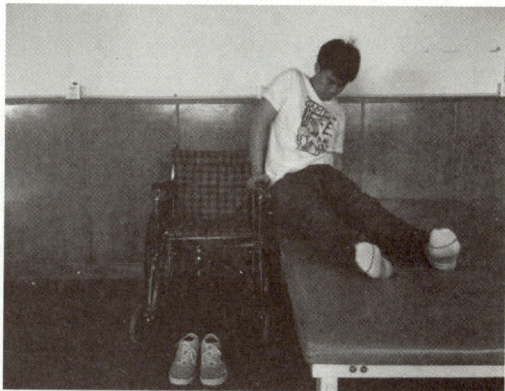

图 7-69 脊髓损伤患者的侧方移乘（2）

（三）斜向移乘（图 7-70、图 7-71）

（1）将轮椅斜向 30° 左右靠近床，刹闸并将双足平放于地面上。

（2）利用支撑动作将臀部移至床上。

（3）四肢瘫痪者可利用移乘板，将臀部移至板上，再移至床上。

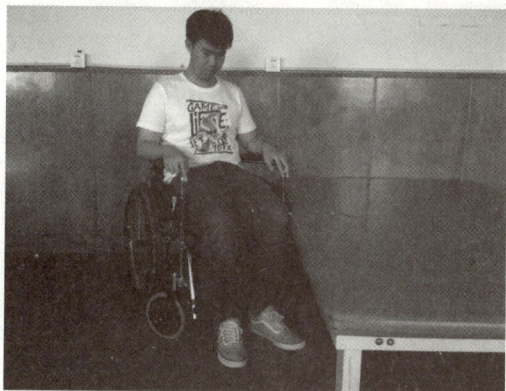

图 7-70 脊髓损伤患者的斜向移乘（1）

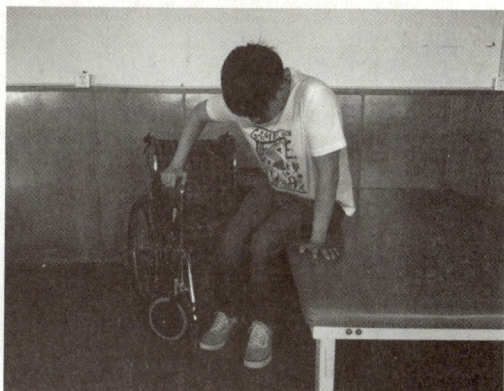

图 7-71 脊髓损伤患者的斜向移乘（2）

（四）轮椅与地面间的移乘动作（图 7-72、图 7-73）

（1）患者的臀部移到轮椅坐垫的前部，伸直双下肢。

（2）双上肢支撑体重将臀部抬离坐面，重心前移。

（3）慢慢地弯曲肘关节，坐到地面上。

（4）相反动作从地面坐回轮椅上。

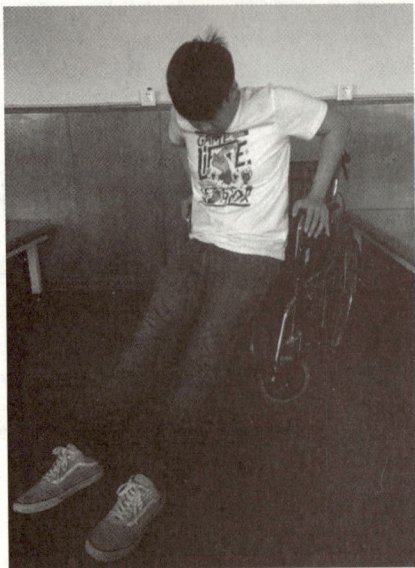

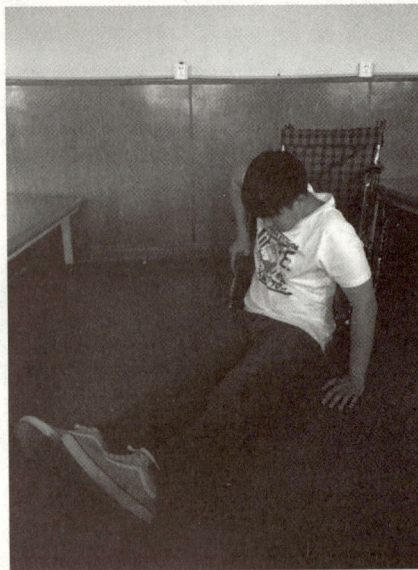

图 7-72　脊髓损伤患者轮椅与地面间的移乘（1）　　图 7-73　脊髓损伤患者轮椅与地面间的移乘（2）

二、偏瘫患者的移乘训练（图 7-74 ～图 7-77）

（1）将轮椅斜向以健侧对着床，刹闸。
（2）健手支撑站起，再用健手扶床。

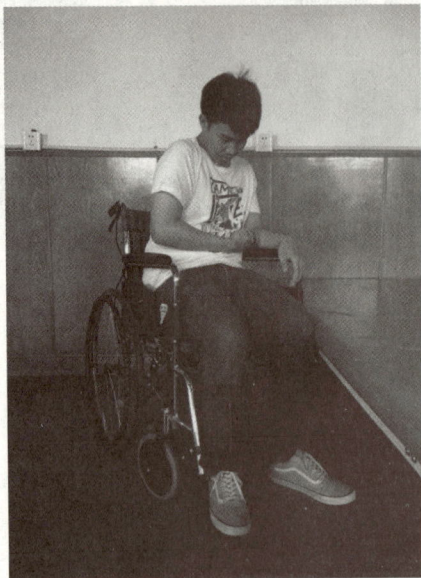

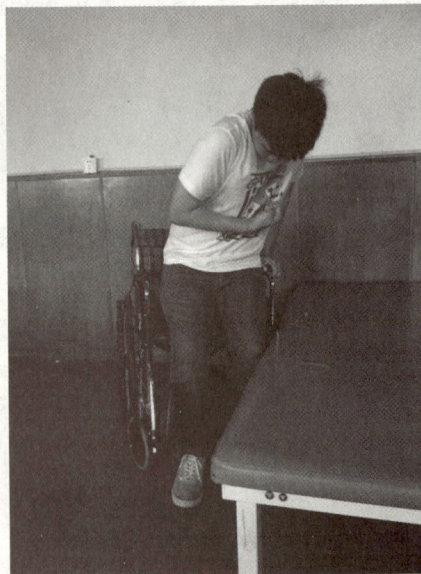

图 7-74　偏瘫患者轮椅到床的转移（1）　　　　图 7-75　偏瘫患者轮椅到床的转移（2）

（3）边转身边坐下。
（4）将轮椅放至床边患者健侧，以相反动作可做坐回轮椅训练。

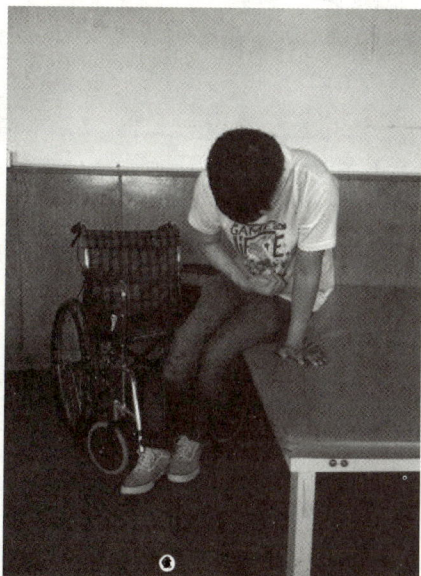

图 7-76 偏瘫患者轮椅到床的转移（3）

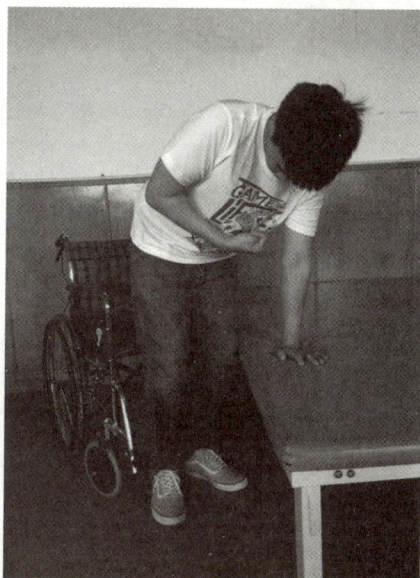

图 7-77 偏瘫患者轮椅到床的转移（4）

【案例分析】

可以这样教患者轮椅和床之间的转移：

（1）将轮椅斜向以健侧对着床，刹闸。

（2）健手支撑站起，再用健手扶床。

（3）边转身边坐下。

（4）将轮椅放至床边患者健侧，以相反动作可做坐回轮椅训练。

任务五 轮椅操作训练和拐杖的使用

案例导入

又经过 3 周的康复治疗后，现老李左侧肢体肌力 3 级，坐位平衡 3 级，立位平衡 3 级，能够独自扶着拐杖行走。

思　考

患者如何使用手拐行走？

一、脊髓损伤患者轮椅操作训练

（一）前进、后退、转弯等驱动操作

四肢瘫患者在驱动轮椅时，患者应戴上橡胶无指手套，并将轮椅手动轮缠上橡胶带或安上小把手等，以便于驱动。

（二）乘坐轮椅开关门动作

（1）将轮椅停在门把手的斜前方。
（2）一只手开门，另一只手驱动轮椅进门。
（3）轮椅出门后，反手将门关上。

（三）上斜坡动作

（1）躯干前倾，双手握住手轮后方用力前推。
（2）下斜坡时，上身后仰，靠在轮椅靠背上，双手轻握手动轮控制下行速度。

（四）抬前轮训练

（1）双手握手动轮，将手动轮向后轻拉，然后快速用力前推，将足轮抬起。
（2）治疗师站于轮椅后方用双手或绳索保护患者安全。
（3）待患者掌握平衡后，由患者独立上抬足轮，并练习前行、后退、转弯等动作。

（五）上下宽台阶训练

（1）将足轮抬起。
（2）躯干前倾向前驱动后轮，将前轮放在台阶上。
（3）用力推动手动轮，将后轮推上台阶。
（4）抬起前轮。
（5）驱动手动轮将轮椅后轮推下台阶。

二、偏瘫患者的轮椅驱动训练

用健侧手、健侧足驱动轮椅，足掌握方向，健手帮助驱动。进行平地的前行、后退、转弯等练习。

三、拐杖和助行器的使用及恢复步行能力训练

（一）应用的目的和范围

（1）使用拐杖、助行器的目的是支撑体重、增强肌力、获得平衡、帮助步行。
（2）根据患者障碍程度不同，拐杖与助行器有不同的应用范围。
1）手拐适用于偏瘫及脊髓不完全性损伤的患者，一侧上肢、肩部肌力正常，双下肢有一定的支撑能力时使用。对运动失调症、格林巴利、偏瘫中立位平衡较差的患者可

以使用四角拐和三角拐。

2）腋拐适用于佩戴膝踝足矫形器后的截瘫患者，使用腋拐进行行走训练。

3）助行器与腋拐相比，具有较高的稳定性，但因室外使用不方便，多在步行训练初期或室内行走时应用。

（二）使用方法

1. 手拐使用 以偏瘫患者为例。

（1）平衡训练 （图 7-78～图 7-81）

1）立位，健手拄拐，双足分开平均负重。

2）慢慢地将重心移向患侧、健侧。

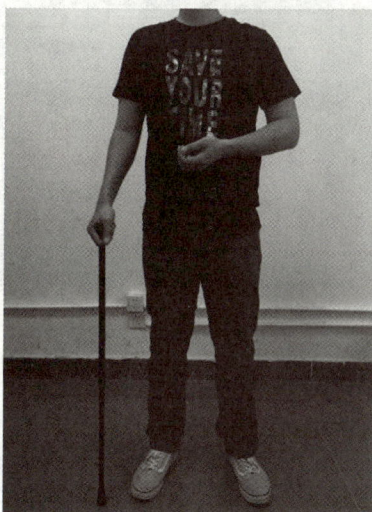
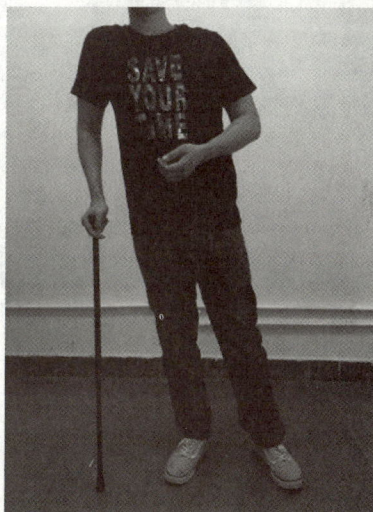

图 7-78 偏瘫患者手拐的平衡训练（1）　　图 7-79 偏瘫患者手拐的平衡训练（2）

3）上抬手拐，以双足支撑体重，并保持较好的站立姿势。

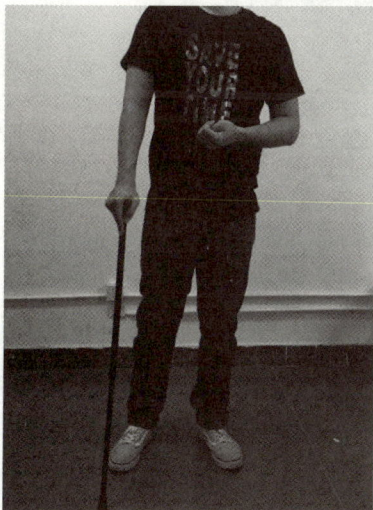
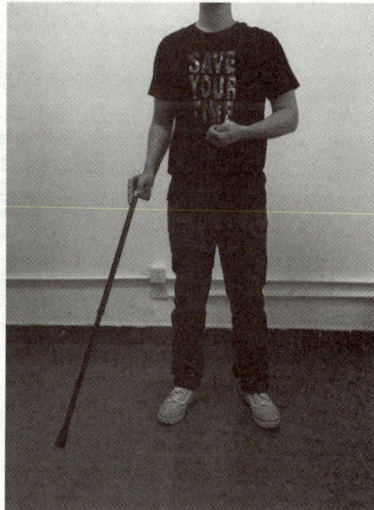

图 7-80 偏瘫患者手拐的平衡训练（3）　　图 7-81 偏瘫患者手拐的平衡训练（4）

（2）行走训练　在掌握身体平衡后，开始行走训练。方法包括：

1）三点步行（图7-82～图7-87）

A. 手拐→患侧下肢→健侧下肢的顺序行走。

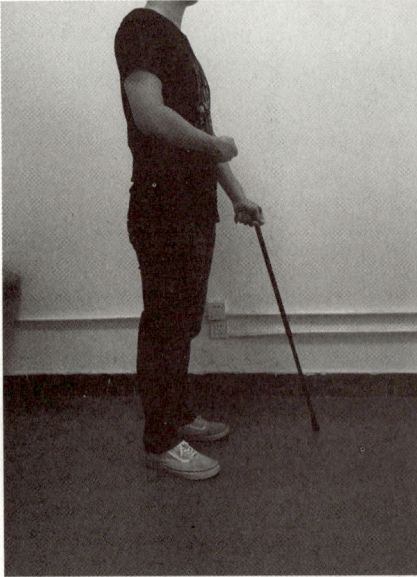

图7-82　三点步行（1）

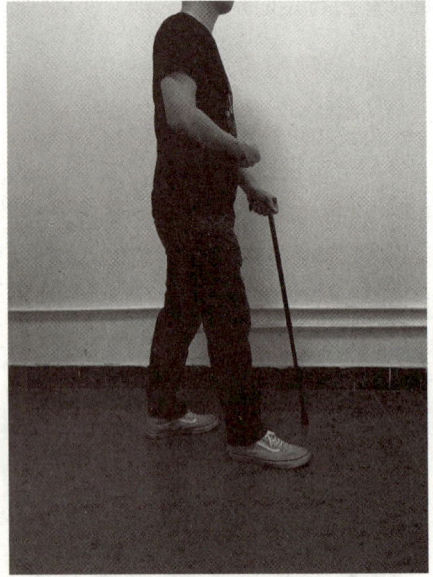

图7-83　三点步行（2）

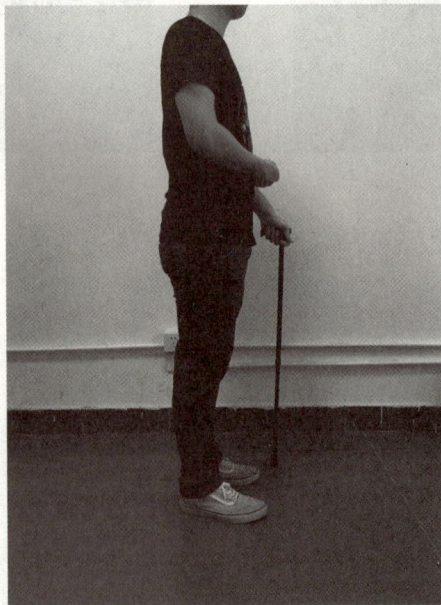

图7-84　三点步行（3）

B. 手拐→健侧下肢→患侧下肢的顺序行走。

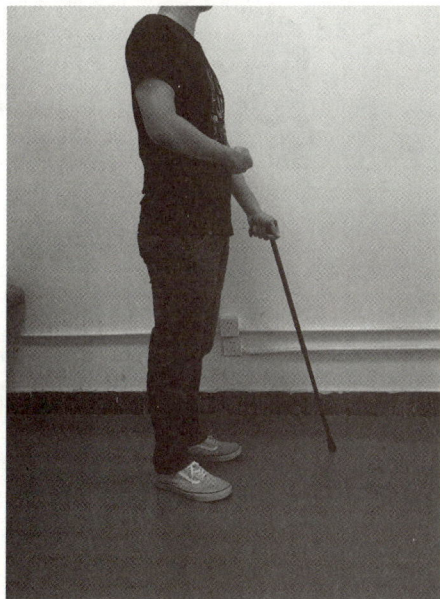

图 7-85 三点步行（4）

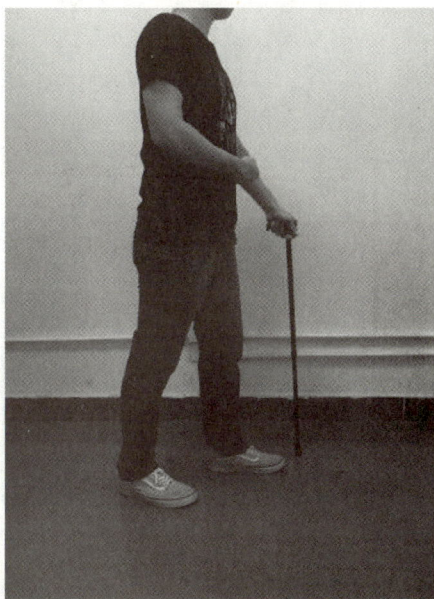

图 7-86 三点步行（5）

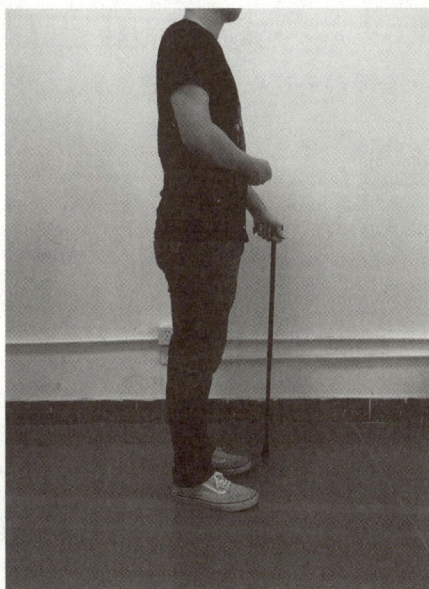

图 7-87 三点步行（6）

2）两点步行：手拐和患侧下肢同时向前一步，然后再迈出健侧下肢（图 7-88、图 7-89）。

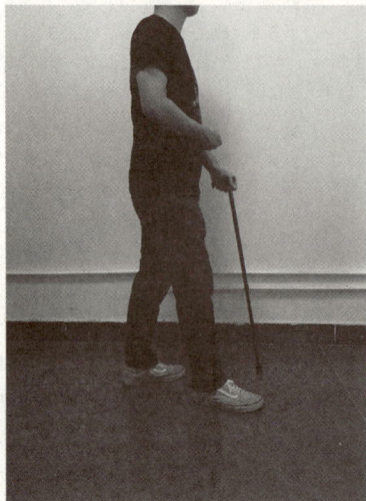

图 7-88 两点步行（1）

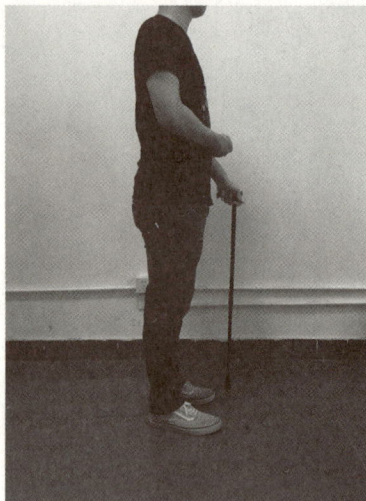

图 7-89 两点步行（2）

【知识链接】◆

如何确定手拐长度
站立时大转子的高度即为手拐的长度及把手的位置。

2.腋拐步行 以截瘫患者为例。完成平行杠内站立和步行训练后，开始练习平行杠外的站立和步行。

（1）基本动作训练 （图 7-90～图 7-100）

1）左右移动重心。

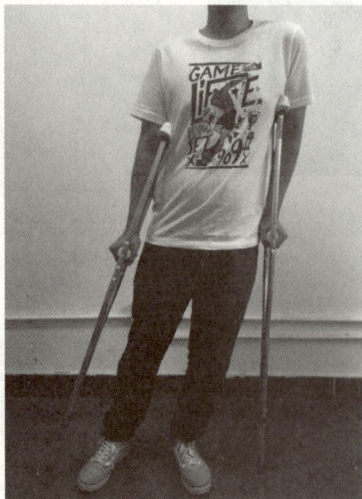

图 7-90 腋拐训练（1）

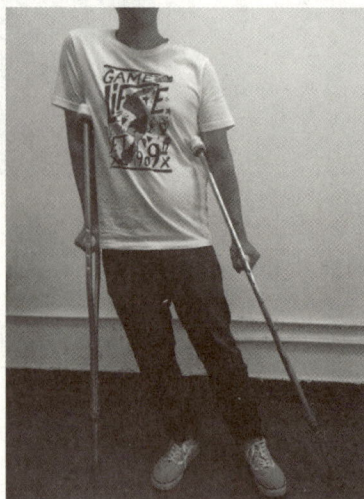

图 7-91 腋拐训练（2）

2）前后移动重心。

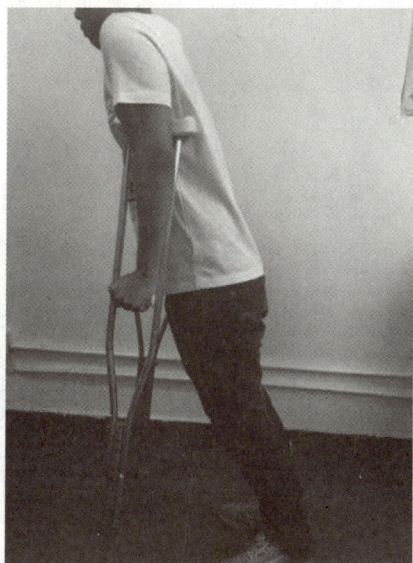
图 7-92　腋拐训练（3）

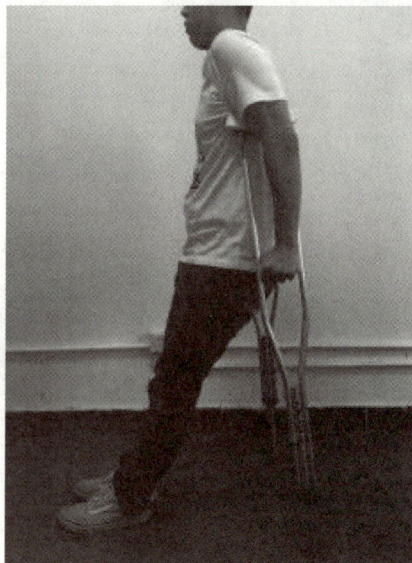
图 7-93　腋拐训练（4）

3）交替侧抬、上抬腋拐。

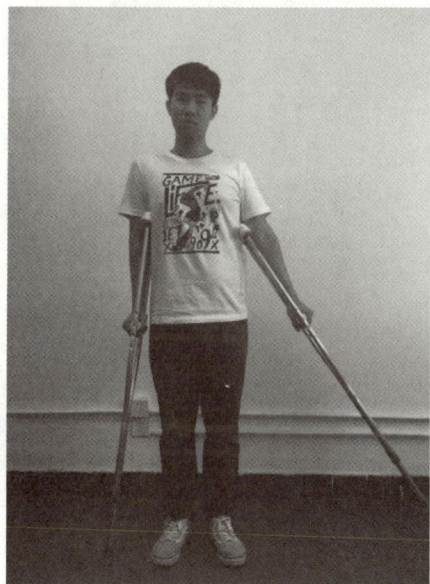
图 7-94　腋拐训练（5）

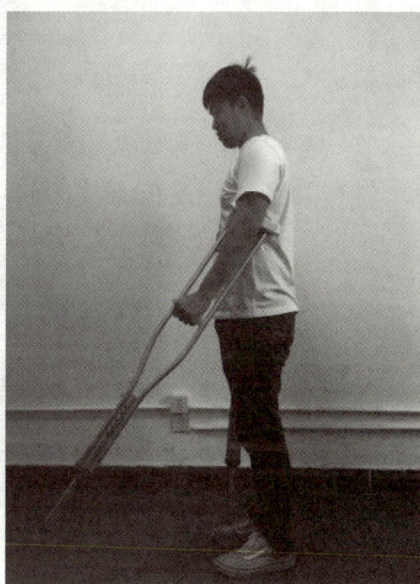
图 7-95　腋拐训练（6）

4）将拐抬起放置身前。

5）将腋拐放至身后。

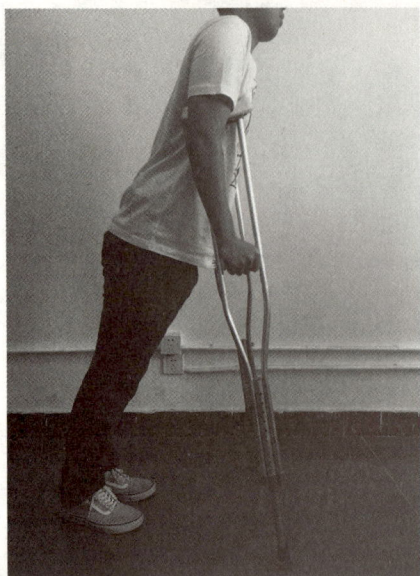

图 7-96　腋拐训练（7）

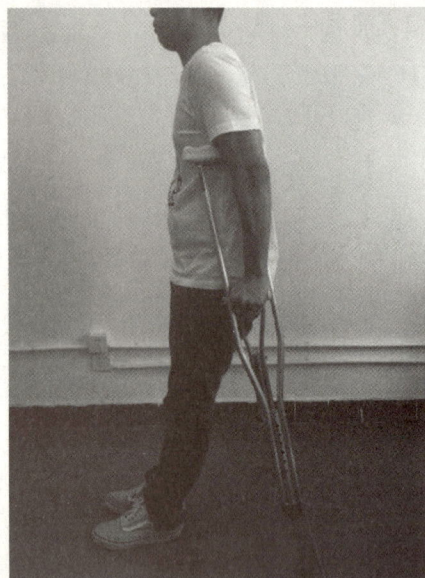

图 7-97　腋拐训练（8）

6）上提一侧下肢。

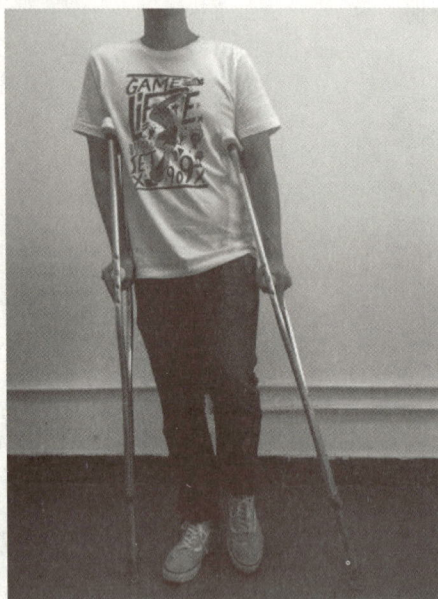

图 7-98　腋拐训练（9）

7）一侧下肢向前迈步、向后撤步。

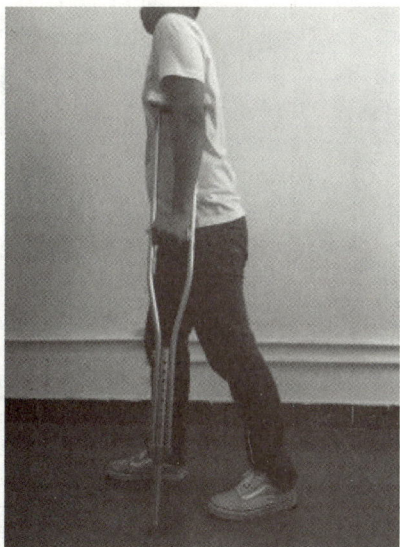

图 7-99 腋拐训练（10）

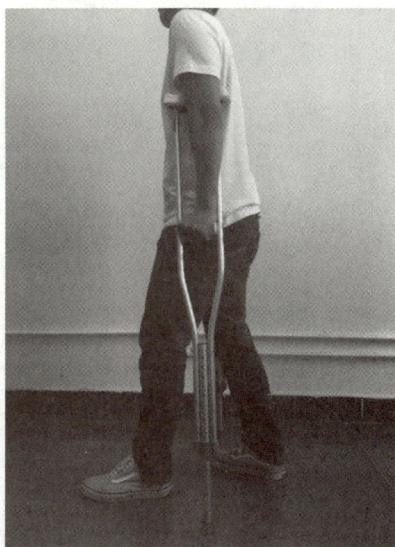

图 7-100 腋拐训练（11）

（2）行走训练

1）蹭步（图 7-101、图 7-102）

A. 将双腋拐放至身体前方。

B. 躯干前倾，由腋拐支撑体重。

C. 将双足同时向前拖动一小步。

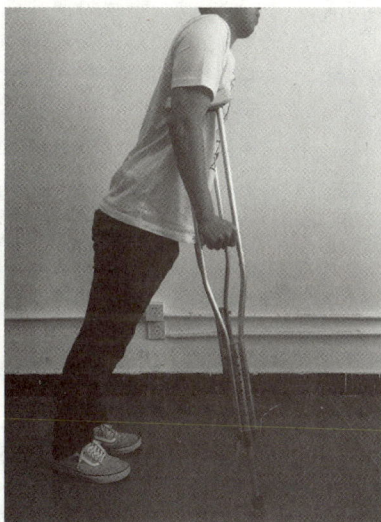

图 7-101 蹭步（1）

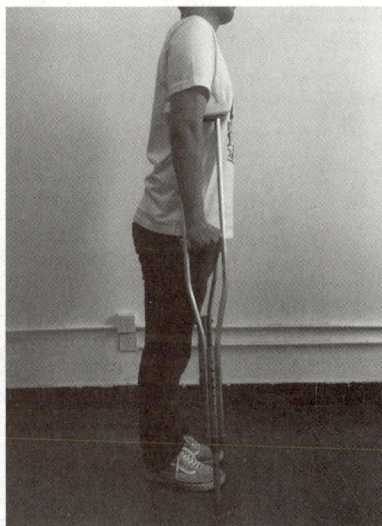

图 7-102 蹭步（2）

2）摆至步（图 7-103、图 7-104）

A. 将双腋拐同时放至身体前方。

B. 躯干前倾，由腋拐支撑体重。

C. 将双足同时向前摆出一小步，双足落至腋拐处。

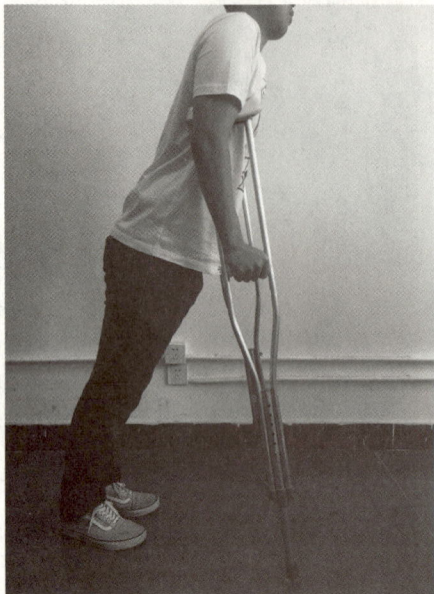

图 7-103　摆至步（1）

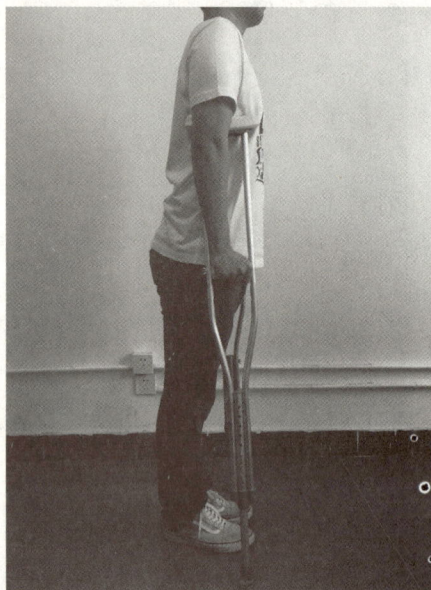

图 7-104　摆至步（2）

3）摆过步（图 7-105、图 7-106）

A. 将双腋拐同时放至身体前方。

B. 躯干前倾，由腋拐支撑体重。

C. 将双足同时向前摆出一大步，双足超过腋拐，落于腋拐前方。

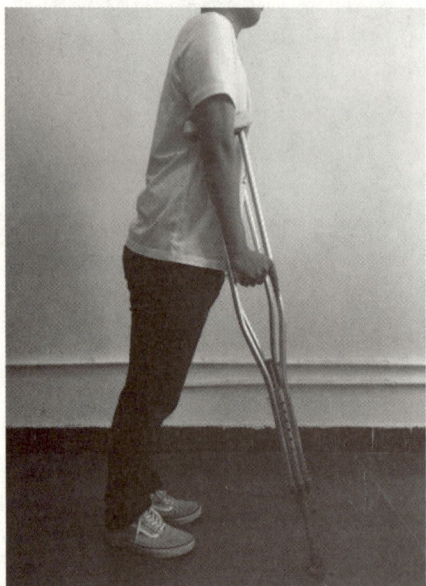

图 7-105　摆过步（1）

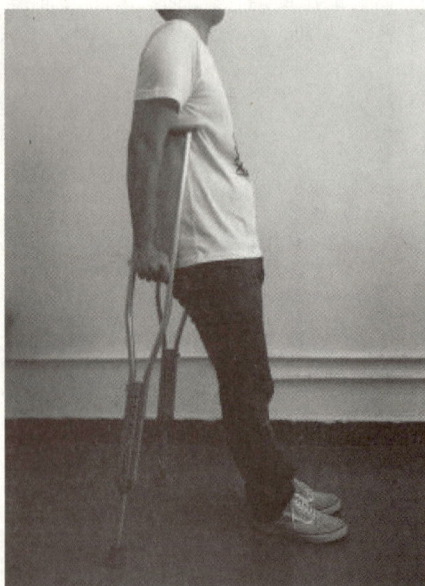

图 7-106　摆过步（2）

4）四点步行：按照以下顺序行走：一侧拐→对侧下肢→另一侧拐→另一侧下肢（图 7-107～图 7-110）。

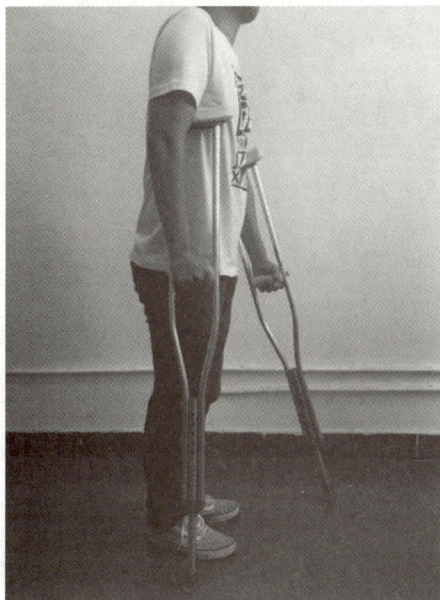

图 7-107　四点步行（1）

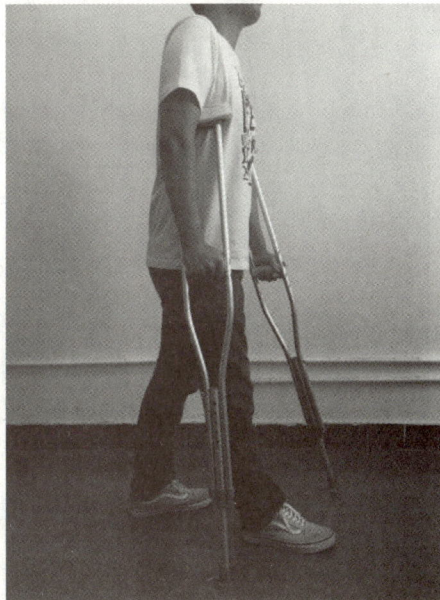

图 7-108　四点步行（2）

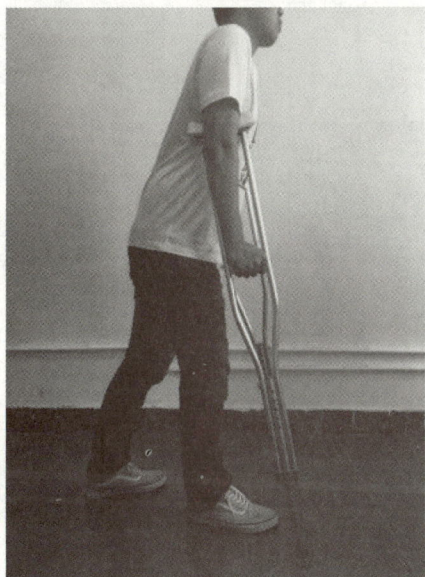

图 7-109　四点步行（3）

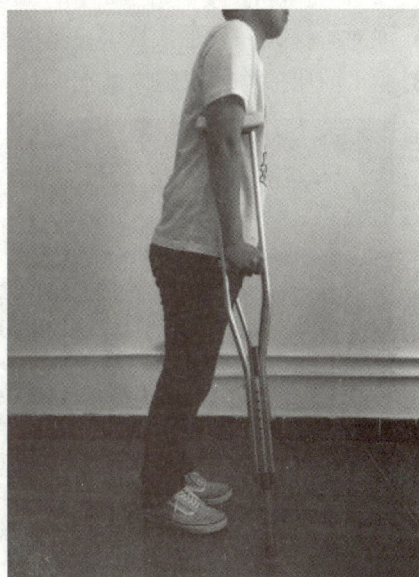

图 7-110　四点步行（4）

5）两点步行（图 7-111、图 7-112）

A. 将一侧拐和对侧下肢一起向前一步。

B. 再将另一侧拐和下肢向前一步。

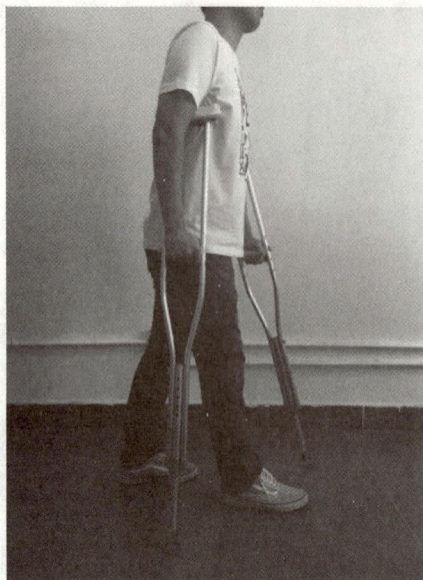

图 7-111　两点步行（1）

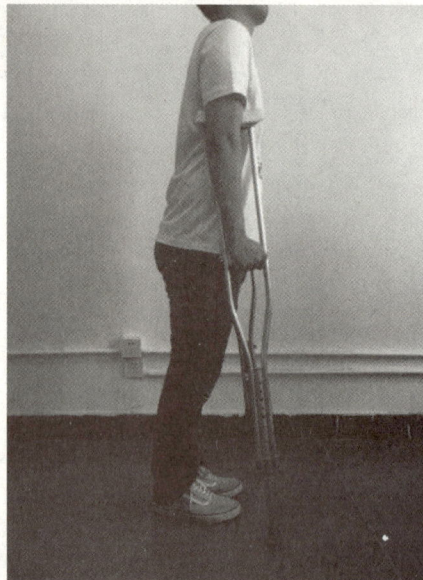

图 7-112　两点步行（2）

6）上下阶梯（图 7-113～图 7-115）

A. 面对阶梯，一只手扶扶手，另一只手挂拐。

B. 躯干前屈抬臀，双腿向前摆动。

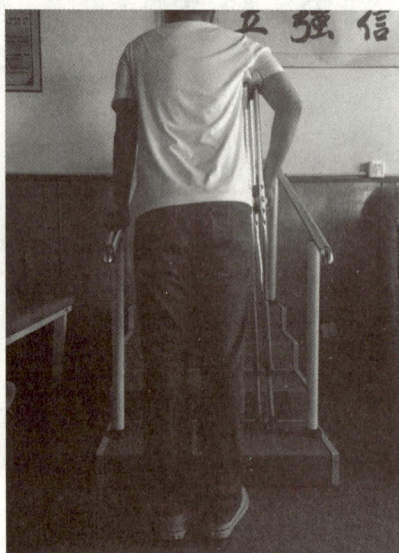

图 7-113　上阶梯（1）

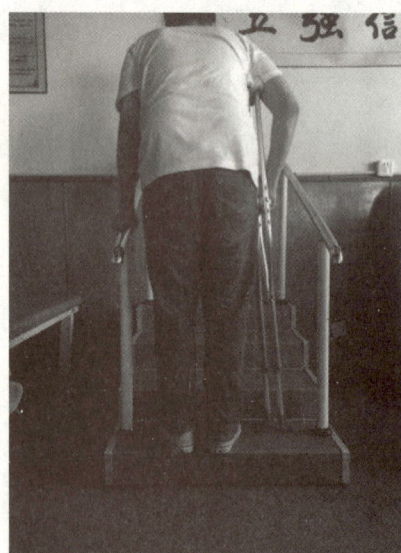

图 7-114　上阶梯（2）

C. 将双足放至上一级台阶上，下阶梯动作与之相反即可。

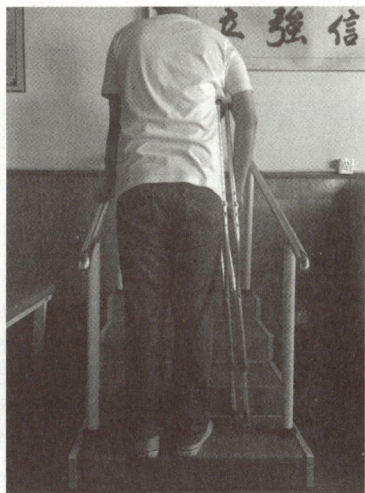

图 7-115 上阶梯（3）

【知识链接】◆······

如何确定腋拐的高度

确定腋拐高度的方法很多，简单的方法就是用身高减去 41cm 即为腋拐的长度。站立时大转子的高度为把手的位置，也是手拐的长度及把手的位置。测量时患者应着常穿的鞋站立。腋垫顶部与腋窝的距离应有 5cm 或三横指，过高有压迫臂丛神经的危险。经常有患者因为腋拐的高度没有调节合适导致患者臂丛神经损伤。

---

3. 使用助行器的训练

（1）迈步行走（图 7-116、图 7-117）

1）将助行器的一侧向前，然后迈出对侧下肢。

2）将助行器另一侧向前，然后迈出另一侧下肢。

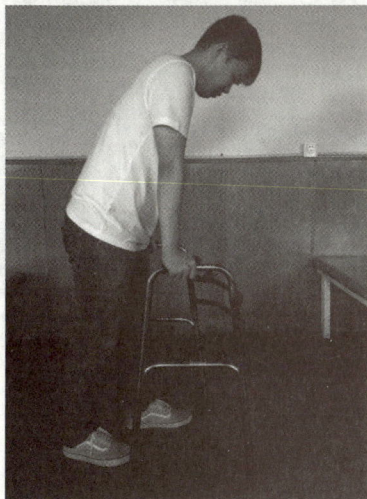

图 7-116 助行器的训练（1）

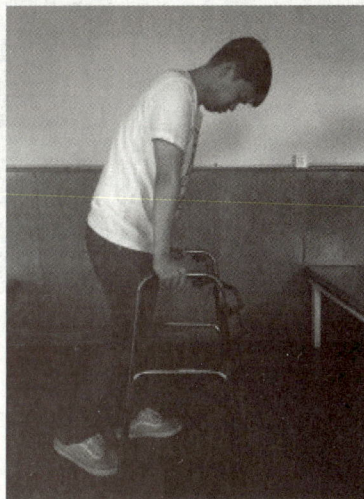

图 7-117 助行器的训练（2）

（2）摆步行走 （图 7–118～图 7–120）

1）将助行器抬起，放至身体前方一步左右的地方。

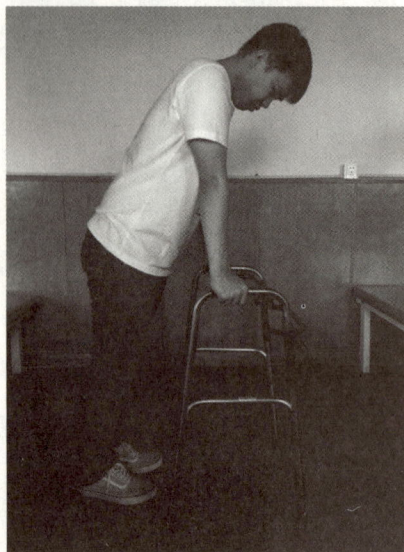

图 7–118　助行器摆步行走（1）

2）用支撑动作将身体撑起。

3）将双下肢一起向前摆出一小步，双足落地站稳。

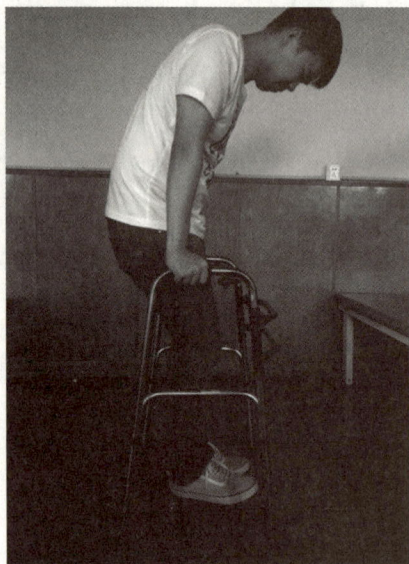

图 7–119　助行器摆步行走（2）

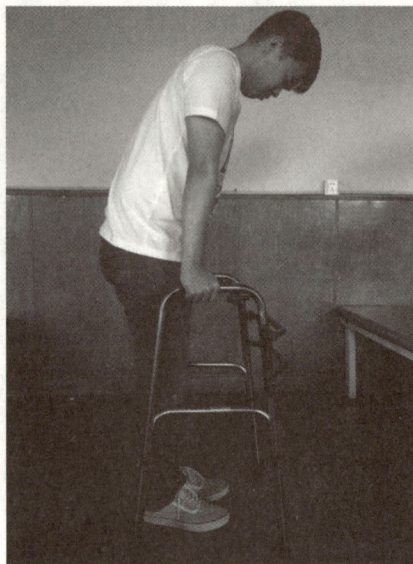

图 7–120　助行器摆步行走（3）

（3）使用助行器站起 （图 7–121～图 7–123）

1）将助行器稳定住，双手紧握扶手，躯干前倾。

2）双上肢用力撑起身体。

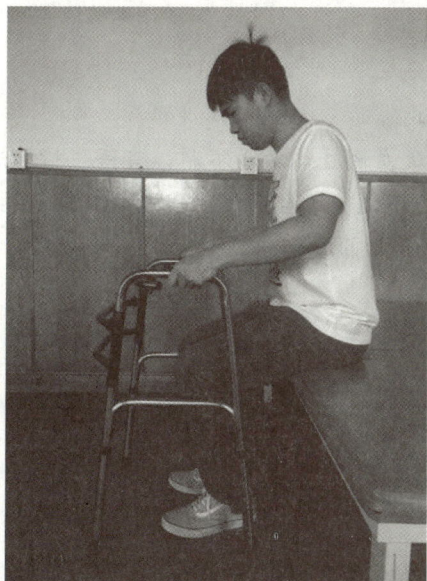

图 7-121　使用助行器站起（1）

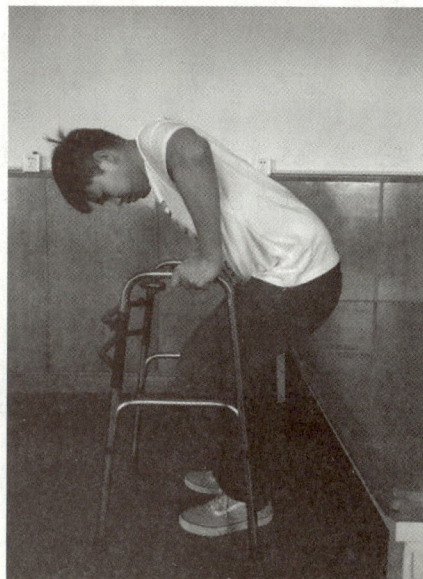

图 7-122　使用助行器站起（2）

3）躯干伸展，双足支撑体重站起。

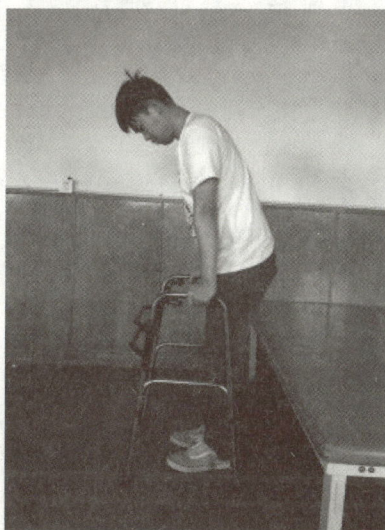

图 7-123　使用助行器站起（3）

【案例分析】

　　偏瘫患者利用手拐步行，主要分为三点步行和两点步行，三点步行的第一种方法是按手拐患侧下肢→健侧下肢的顺序行走；第二种方法是按手拐健侧下肢→患侧下肢的顺序行走；两点步行的方法是手拐和患侧下肢同时向前一步，然后再迈出健侧下肢。

学习检测

　　李某，男，65 岁，退休工人，因脑梗死导致左侧肢体活动不利，言语、精神尚可，现患者左侧肢体肌力 0 级，日常生活完全依赖，不能自己翻身、坐位平衡 0 级，站立平衡 0 级，为求进一步康复来康复科就诊。请为患者做康复训练。

项目八
Bobath 技术

学习目标

1. 能说出 Bobath 技术的概念及基本操作方法。

2. 能说出脑瘫、脑卒中的基本概念。Bobath 对脑瘫、脑卒中的认识。

3. 正确认识 Bobath 技术与其他运动疗法，神经生理疗法，引导式教育的异同。

4. 具有应用 Bobath 技术进行治疗的能力。

神经生理疗法又称神经肌肉促进技术或神经发育学疗法或易化技术。人体从婴幼儿发育至成熟，其神经功能的形成和完善，遵循一定的规律。神经生理学疗法就是运用这个规律从 20 世纪 40 年代开始在临床上出现的治疗脑损伤后肢体运动障碍的方法。Bobath 技术是神经生理疗法临床常用的促进技术，广泛应用于各类康复机构中，也是所有康复工作者必须掌握的一项治疗技术。

▌ 任务一　Bobath 技术概述

案例导入 ◆

　　小李从康复治疗技术专业毕业后在某康复机构从事偏瘫患者的康复工作，今天来了一名中风后右侧肢体偏瘫的患者，小李开始思索是否可以用 Bobath 技术对其进行康复治疗。

思　考

　　何为 Bobath 技术？

Bobath 技术是神经生理疗法（包含 Bobath 技术、Brunnstorm 技术、Rood 技术、PNF 技术），是由英国物理治疗师 Berta Bobath 根据长期的临床经验创立的，由 Berta Bobath 的丈夫 Karel Bobath 给予理论基础的补充。从 20 世纪 40 年代起，Berta Bobath 将她的方法应用在临床偏瘫患者运动功能的康复训练中，取得了较好的效果。自 20 世纪 70 年代起，Berta Bobath 开始著书教学，在世界各地成立 Bobath 中心，使得 Bobath 技术广为流传，现已是偏瘫运动功能康复技术中心最为普及的治疗技术之一。它主要采用抑制异常姿势、促进正常姿势的发育和恢复的方法治疗中枢神经损伤的患者，如偏瘫、脑瘫，因此该方法又被称为通过反射抑制和促进而实现治疗目的的神经发育治疗方法。Bobath 技术认为治疗的重点在于改变患者的异常姿势和异常运动模式，为此 Bobath 提出了治疗中的两个重要目标：一是减轻痉挛；二是引入更具有分离性的运动模式，可以是自主性的，也可以是随意性的，并且将其运用在功能活动中。

一、基本概念

（一）控制关键点（key point control）

治疗师在训练中操作患者身体的某些部位，以达到抑制痉挛和异常姿势反射、促进正常姿势反射的目的。Bobath 将这种操作称之为控制关键点；将这些被操作的部位称之为关键点。这些部位多从身体的近端开始，随治疗进展而向周围移行，并随之减少操作点和控制的量以逐渐增多患者自己的自发性运动。针对患者的情况，将这些关键点组合起来，在仰卧位、俯卧位、四点爬位、站立等各种体位中运用。

（二）反射性抑制

利用与痉挛模式相反的体位或姿势来抑制痉挛。包括反射性抑制模式（reflex inhibition pattern，RIP）和影响张力性姿势（tonic influenced posture，TIP）。

（三）促进姿势反射

通过某些特定活动来引导形成功能活动的姿势，并学习体验这些功能活动的运动姿势以达到治疗目的。

（四）感觉刺激

利用各种感觉抑制异常运动或促进正常运动，包括兴奋性刺激和抑制性刺激。如通过叩击提高患者一定部位肌肉的肌紧张，在四肢躯干上有规律地或任意地叩击后出现肌紧张，保持患者的正常姿势。

（五）整体治疗

整体治疗将患者看作一个有机的整体，而不只是治疗患病部位。需要通过全身活动、躯干运动提高患者的整体功能。

二、基本操作方法

（一）关键点部位及其作用

1. 头部包括屈伸和旋转时关键点的控制（图 8-1）

（1）前屈：全身屈曲模式占优势，对全身伸展模式起到抑制，而完成促进屈曲姿势。头部前屈可以在俯卧位、坐位、立位的体位进行。但存在对称性紧张性颈反射者，头前屈则会出现下肢的伸展模式。

（2）后伸：颈部伸展，则全身伸展占优势，抑制全身屈曲模式，而完成伸展姿势、伸展运动的促进。

（3）旋转：用于破坏全身性伸展和屈曲模式。但对痉挛性强、呈僵直性或间歇性的痉挛等重症病例不能直接控制头的运动，应利用后述的肩胛带、躯干部的关键点来控制头部的体位。重症病例可制作特殊椅子来保持良好的坐位姿势，以保持头的位置。

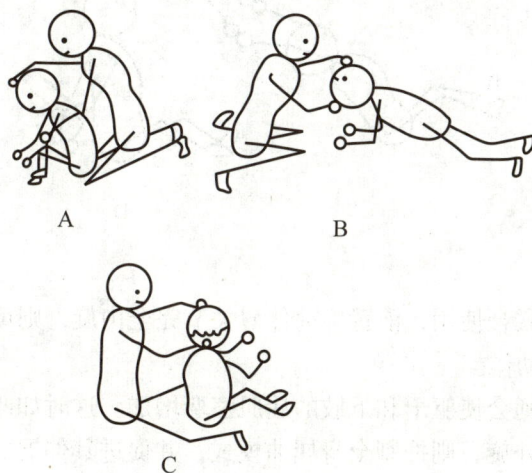

图 8-1　头部关键点调节

2. 胸椎通过调整胸椎的屈／伸改善躯干的平衡能力

患者保持坐位，治疗师位于患者的身体后面，将手放在其胸骨上，使胸椎前突及后突（图 8-2）。

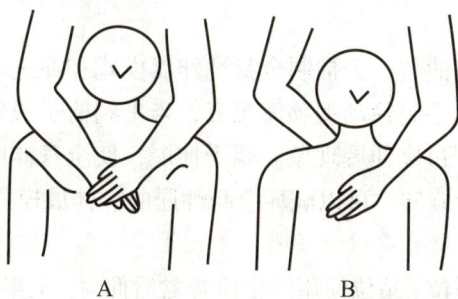

图 8-2　通过调整胸椎的屈／伸改善躯干的平衡能力

3. 肩胛及上肢保持肩胛带向前伸的状态则全身屈曲占优势

肩胛及上肢保持肩胛带向前伸的状态则全身屈曲占优势，能抑制头向后方过伸的全身伸展模式状态。只要是伸展上肢做诱导伸出，就能保持肩胛带向前伸的状态。如果肩胛带处于回缩位，会使全身伸展模式占优势，可以抑制因头前屈而致的全身屈曲模式，而促进抗重力伸展活动，可直接操作，或用上肢来保持肩胛带的肢位变化（图8-3）。

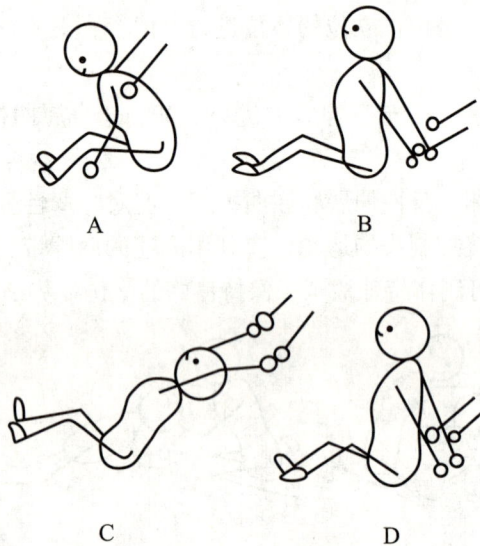

图8-3 肩部、上肢关键点调节

上肢和肩胛带常联合使用，前臂旋前伴肩关节完全内旋，则可有效地抑制徐动型脑瘫患儿的上肢不自主动作。

若用于痉挛型，则会使躯干和下肢的屈肌痉挛增加。这时如改为前臂旋后、肘关节伸展，使肩关节完全外旋，则抑制全身屈曲模式，并促进其伸展。假如前臂旋后、伸展肘关节和肩关节外旋位的同时，使上肢水平位外展，则屈肌的痉挛尤其是胸部肌群及颈部的屈伸肌群受到抑制，促进手指自发的伸展，还可以同时促进下肢的外展、外旋和伸展。肩关节分外旋—抬举上肢，可抑制挛缩型四肢瘫、双瘫的屈肌痉挛和上肢、肩胛带向下垂，使脊柱、双髋关节、下肢变得容易活动。前臂旋后伴拇指外展可促进其余四指的伸展。

4. 躯干屈曲

躯干屈曲，全身呈屈曲位，会抑制全身性伸展模式和促进屈曲姿势、屈曲运动，还应注意年长的肌紧张异常手足徐动型脑瘫患者，当坐到椅子或轮椅上，头和背部向后紧靠椅背时，常会出现躯干过度伸展现象。躯干伸展，使全身伸肌占优势，成为抑制全身性屈曲模式的方法。躯干旋转，可以破坏全身性屈曲、伸展模式。

5. 下肢及骨盆屈曲下肢可促进髋关节外展、外旋和踝关节背屈

骨盆的操作主要在坐位、站位使用。坐位骨盆后仰时，上半身屈曲位占优势，下肢伸展位占优势。站位时成后仰姿势及全身性伸展模式。骨盆前倾坐位时，上半身伸展占优

势，下半身屈曲占优势。站位时则成前倾姿势及全身屈曲模式。剪刀式姿势患者，以足前部支持体重的痉挛型患者起立时，如能骨盆后仰，使体重后移，并可促进髋关节、躯干的伸展，可促进良好站位姿势。还有对手足徐动型脑瘫患儿、偏瘫患者，若使骨盆后仰，即能克服其步行时以腰椎前突过度伸展、反张的代偿，防止摔倒，使下肢获得充分可动性。足趾（尤其是第 2 趾、第 3 趾、第 4 趾、第 5 趾）背屈抑制下肢伸肌痉挛型，促进踝关节背屈。

6. 各种体位下关键点调节

（1）俯卧位（图 8-4）。

a. 头部、上肢、肩关节的伸展可促进躯干与髋关节的伸展。

b. 头部背屈、上肢水平外展、肩关节后伸，可促进脊柱伸展、手指伸展及下肢外展。

c. 头部背屈并向一侧旋转，这时可促进颜面侧下肢屈曲外展并向上肢方向移动。

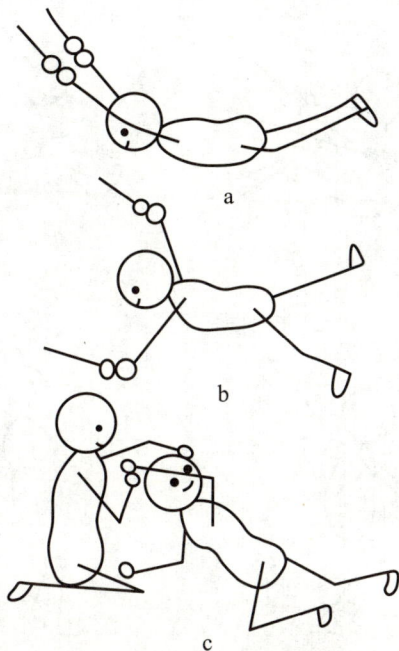

图 8-4　俯卧位时关键点调节

（2）仰卧位

a. 上肢向前方，两手在胸前合拢。下肢外展，屈膝于腹部，这种调节可促进姿势对称。

b. 仰卧位屈髋、屈曲，可利于足背屈、纠正尖足。

（3）坐位（图 8-5）

a. 使下肢外展，两下肢伸展成坐位（长坐位或伸腿坐位），髋关节充分屈曲，可促进脊柱伸展和头部伸展。

b. 使上肢内收内旋，可使肩关节稳定，在拉起时或仰卧时便于头部的调节。

c. 在拉起时，手在前方按压胸骨使胸椎后突呈圆背状，可抑制颈部与肩关节后退。

d. 调节头部和上肢向前、抑制过度伸展的异常姿势，用于重度痉挛患者。

（4）立位（图8-6）

a.调节上肢向前、肩关节前屈、上胸部前屈，可抑制全身伸展，用于抑制手足徐动型脑瘫的伸肌痉挛。

b.使上肢外展外旋，在躯干后方合拢，可抑制痉挛型脑瘫躯干、髋关节、下肢的痉挛，促进脊柱伸展和髋关节、下肢外展、外旋及伸展。

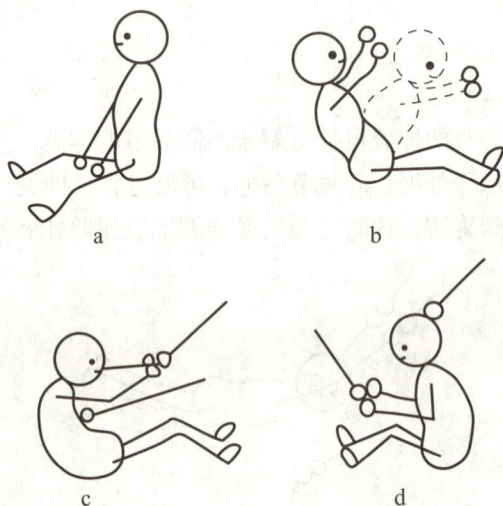

a　　　　　　　　b

c　　　　　　　　d

图 8-5　坐位姿势的关键点调节

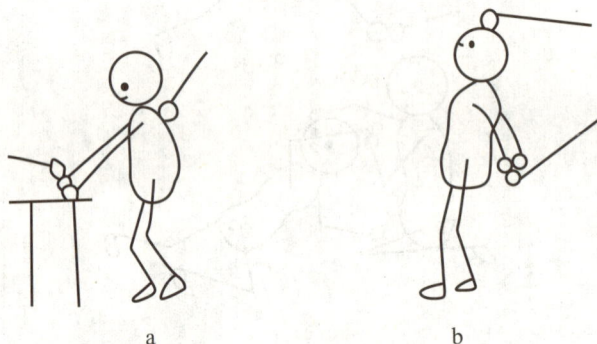

a　　　　　　　　b

图 8-6　立位姿势的关键点调节

（二）促进姿势反射

1.促进翻正反应　翻正反应是当一种稳态（姿势）被打破时，身体重新排列获得新的稳态（姿势）的能力。如仰卧时，当头被旋转到一定程度时，身体会随之旋转直至达到侧卧或俯卧。适应翻正反应的情况有以下几种。

（1）新生儿或年幼患者。

（2）痉挛型患者：主要促进运动模式发育，促进正常发育。

（3）手足徐动型、失调型患者：其肌张力时有波动，同时缺乏共同收缩，故应掌握正确的肌收缩调整时间，使全身收缩均等分配。

（4）弛缓型患者：为了激发自主反应，可以考虑给予强刺激。

仰卧位翻正反应的促进可诱发出侧卧位、俯卧位的活动，但不是以被动操作使之翻身，而是通过促进头翻正反应以诱发肌肉的主动收缩达到目的体位。用于痉挛型及间断性痉挛及轻度的手足徐动型脑性瘫痪，能促进患者两手指向正中位和对称性姿势的侧卧位。对以上臂支持的俯卧位患儿，一边诱发上肢伸展位支持，一边旋转躯干，诱导成为长坐位。继续来回转头，使两手支持体重；旋转躯干，使骨盆从床上抬起成四点爬位。

还可以利用身体对身体的翻正反应、头对身体的翻正反应、迷路性翻正反应、上肢伸展反应以及平衡反应的方法促进自动反应。

2. 上肢保护性伸展反应　上肢保护性伸展反应，自出生后 8 个月起向侧方、10 个月后向后方保护性伸出手，逐渐发育完善，一生中持续保持。

（1）俯卧位以上肢支持体重：从下方将患者抬起，或向后方拽肩胛带，慢慢地向侧方摇动，以此来诱发伸展上肢，并使其手负重。

（2）四点爬体位下的上肢支持体重。

（3）端坐位上肢保护性伸展：对端坐的患者，治疗师事先不要告知，突然进行向前方、侧位推动，使患者上肢伸展，以使身体维持平衡。

3. 促进平衡反应　在仰卧位、坐位、站位等体位来促进平衡反应。可以配合使用大球、滚筒、平衡板等辅助训练器具进行。在治疗过程中，先用抑制的方法抑制痉挛，再不断地利用抑制促进手法来促进患者的肌张力、动作模式、平衡反应。目的是最大限度地诱发患者潜在的能力，以不妨碍自身行动为度，给予适当的刺激后，等待反应（图 8-7）。

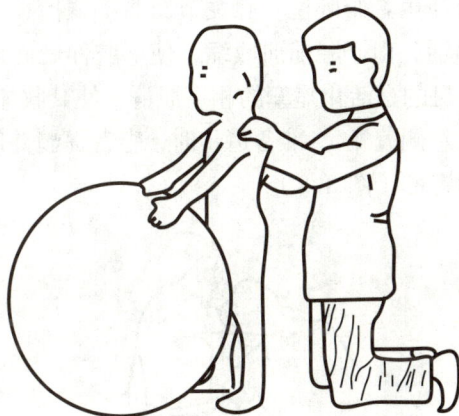

图 8-7　利用大球辅助训练

（三）刺激固有感受器和体表感受器

1. 关节负重　是一种利用体位使重力通过关节，刺激本体感受器使关节周围肌肉产生共同收缩来提高关节稳定性的方法。由治疗师一边施加手法压迫，一边配合抵抗或单独使用关节负重，以对躯干、四肢进行自动调整运动为目的。可以在仰卧位、俯卧位、坐位、站位等各种体位进行。可以俯卧位从上方来压迫肩胛带，使前臂负重，自肩胛带到上臂的肌群同时收缩。或令患者向侧方移动重心增加对抗力，来增加肩关节周围肌肉同时收缩。又如对坐位儿童头顶部或肩胛带向下方压迫，来抑制手足徐动型动作和控制头部。

2. 位置反应 指肢体反应性的短暂的保持某种体位的能力，是肢体的重量刺激引发出的正常姿势反应。如在坐位时，帮助上肢水平位举起，然后治疗师突然撒手，使上肢悬空，此时，上肢本身重量的刺激使关节周围肌肉同时增大收缩力，来试图保持肢体的位置。

3. 保持反应 指身体对所处体位的有意识的控制能力。例如，先轻轻地帮助俯卧位患者下颌部使其抬头，帮助保持在那个位置，再慢慢减少支持，以此让患者通过自身用力来抬头。也可在仰卧位、俯卧位、坐位、立位等各种姿势做上肢、下肢各种体位变化，目的是提高肌群的共同收缩和固有感受器的感受性。

4. 叩击法 又称叩打法或轻叩法，是对浅表感受器及固有感受器的刺激手法。目的是提高患者某一部位肌肉的肌张力，丰富患者的感觉运动经验，根据叩击作用的目的，分为以下 4 种方法：

（1）抑制性叩击法：采用抑制性叩击，是为了刺激浅表感受器与固有感受器，使颈部、躯干部、四肢的姿势张力增强。通过小范围的反复轻轻叩打，激活痉挛肌的相反肌群，使之产生痉挛拮抗肌的相反抑制。例如，肱二头肌痉挛肘关节屈曲时，治疗师可一手在肘部下方支撑，另一手叩击患者前臂，激活肱二头肌的拮抗肌，肱三头肌收缩，使肘关节由肱二头肌收缩的屈曲状态，出现伸展状态，这是由于叩击激活了肱二头肌的拮抗肌，肱三头肌收缩的缘故。

如腓肠肌痉挛时，可使患者俯卧位，膝关节屈曲小腿抬高，这时可叩击足底，使腓肠肌的拮抗肌胫前肌被激活，由于胫前肌收缩，使下肢伸展而抑制了腓肠肌的痉挛。临床上多用在痉挛性脑瘫，目的是活化痉挛的相反肌群，使其收缩，起到相反抑制的作用。抑制性手法矫正摆动相（左侧偏瘫），准备迈步时，患者提髋并使髋后突。治疗师手掌微屈，向下、向前拍打患者臀部（图 8-8）。

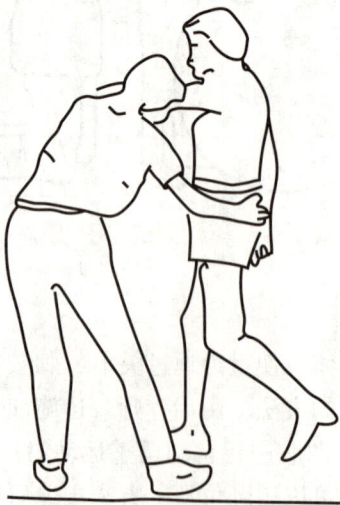

图 8-8 抑制性拍打

（2）压迫性叩击：压迫性叩击多用在对抗重力，保持姿势，增大姿势张力作用，适用于手足徐动型脑瘫或共济失调型脑瘫，因其不随意运动、活动范围过大、稳定性差而不能维持一定姿势。治疗时患者多取坐位，两手在前方支撑，治疗师可在患者后方，从肩部向下给予压迫性叩击，先向下压迫，然后再松开，一压一松反复进行，使肩关节肌肉收缩，维持对称的姿势。压迫性叩击可在各种体位下进行。

（3）交互性叩击：交互性叩击治疗法是利用相反神经支配刺激建立平衡反射的手法。治疗时治疗师用一手轻推身体一定部位，使身体向前、向后、向左、向右失去平衡，然后再用一手轻叩使之又恢复平衡的治疗手法。交互性叩击适用于手足徐动型脑瘫平衡功能障碍的患者。

（4）轻抹（扫）叩击：轻抹叩击法沿着想要诱导出运动的方向，在一定肌肉相对应的皮肤上给予轻抹（扫）刺激，使这个特定肌群收缩产生运动，使主动肌与拮抗肌发生协同作用。例如，在俯卧位时上肢支撑、做抬头训练时，当患者抬头时，在下颌处停止轻抹叩击，而当患者低头时则立即用手轻抹（叩击）下颌，使小儿头部上抬，保持头正中位，促进抗重力肌发育。对上肢屈曲的患者，治疗师可用双手在上肢的两侧，从近位端向远位端做轻抹叩击，可使肱三头肌收缩，出现上肢伸展的效果。

以上介绍了4种常用的叩击手法，在治疗前要根据患者病情选择适当的叩击手法，治疗时要观察患者反应，过强的叩击可引起异常反应，过弱刺激往往达不到治疗效果，治疗时如出现异常肌紧张，应停止叩击，查找原因。叩击疗法在开始时，反应多不明显，这是因为刺激未达到阈值，不应停止，坚持就可以出现效果。应根据患者的反应调整叩击的强度。

【案例分析】

Bobath 技术是偏瘫运动功能康复技术中心最为普及的治疗技术之一，主要采用抑制异常姿势、促进正常姿势的发育和恢复的方法治疗中枢神经损伤的患者，如偏瘫、脑瘫。

■ 任务二　相关基本理论

案例导入

王某，男，63 岁，入院时诊断为脑卒中。

思　考

Bobath 神经发育疗法治疗脑卒中瘫痪的重点是什么？

一、对脑瘫的认识

（一）脑瘫的基本概念

脑性瘫痪（cerebral palsy），简称脑瘫。通常是指在出生前到出生后一个月内由各种原因引起的非进行性脑损伤或脑发育异常所导致的中枢性运动障碍。临床上以姿势与肌张力异常、肌无力、不自主运动和共济失调等为特征，常伴有感觉、认知、交流、行为等障碍和继发性骨骼肌肉异常，并可有癫痫发作。出生 1 个月后各种原因引起的非进行性中枢性运动障碍，有时又称为获得性脑瘫（acquired cerebral palsy），约占小儿脑性瘫痪的 10%。脑性瘫痪的发病率约为 1.2‰～2.5‰（每千例活产儿）。脑瘫是使小儿致残的主要疾患之一，它严重影响了小儿的生长发育、生活自理和接受教育能力。临床上常根据运动障碍的性质可分为痉挛型、不随意运动型（手足徐动型）、共济失调型、肌张力低下型和混合型等，并根据受累的肢体分布，分为单瘫、偏瘫、双瘫、三肢瘫和四肢瘫等类型。

引发小儿脑瘫的原因有很多，具体归纳为以下几点：父母亲吸烟、酗酒、吸毒、母亲患精神病、孕期患糖尿病、阴道出血、妊娠期高血压疾病、前置胎盘、先兆流产或服用避孕药、治疗不孕的药物、保胎药等；高产次、早产、流产史、双胎或多胎等，胎儿发育迟缓、宫内感染、宫内窘迫、胎盘早剥、胎盘功能不良、脐带绕颈、产钳分娩、臀位产程长、早产儿或过期产儿、低出生体重儿、生后窒息吸入性肺炎、缺氧缺血性脑病、核黄疸、颅内出血、感染、中毒及营养不良等。

目前，脑瘫康复常用的方法除了传统的运动疗法，如增强肌力、维持 ROM、理疗按摩、步行训练外，常用到神经生理疗法，如 Bobath 法、Rood 法、Vojta 法等和综合性教育措施，如引导式教育（表 8-1）。

表 8-1　Bobath 法、Vojta 法、引导式教育的比较

	Bobath	Vojta	引导式教育
治疗形式	一对一	一对一	集体、家庭
核心基础	发育神经学理论，评估是非常重要的环节	反射性俯爬、反射性翻身	引导儿童进行主动学习
治疗的实施者	由物理治疗师、作业治疗师、语言治疗师等分别进行治疗	必须家长参与训练	引导员与家长配合
每日疗程	每日 50 分钟的治疗	每日训练 4 次，每次每个诱发带刺激 3～5 分钟	将训练融入每日 24 小时的流程之中
优点	抑制异常姿势，促进正常姿势	早期诊断、早期治疗脑瘫。治疗的范围广泛，经济适用	儿童可以自主地、创造性地、积极地塑造自己，发展人格
适用的年龄	关键期在 4～6 个月的婴儿	出生后半年内，最晚不超过 8 个月	适用于各年龄的儿童

（二）Bobath 对脑瘫的认识

Bobath 认为脑瘫患者和正常儿童不同，存在着精细运动和随意运动等多方面障碍，

因而表现出复杂离奇的动作和各种异常姿势。这种异常不仅仅是运动功能障碍，还有语言、性格、视觉、听觉、智力等多方面程度不同的障碍，这些障碍常重复出现，常在一个脑瘫患者身上同时存在着两个以上障碍的情况。因此必须从多方面着手，按照儿童生长学发育的规律进行治疗。Bobath从神经发育学的角度分析脑瘫，提出以下两个观点：

1. 运动发育的未成熟性　脑瘫是由于脑组织在正常发育中受到损伤，导致运动功能发育迟缓或停止，这种损伤是作用在中枢神经发育过程中未成熟的脑组织。临床上表现出比同龄儿明显延迟或停滞的运动发育，Bobath称此种情况为运动发育的未成熟性。

2. 运动发育的异常性　脑损伤后，高级中枢神经系统抑制调节作用减弱，出现异常姿势反射、异常运动的症状。这种异常的姿势反射和异常运动，是一种紧张性反射群，这种反射群是在种系发生中古老的姿势反射，只在低等动物中存在，在人类的正常发育中只能在一定时期短暂存在，以后很快消失。这些反射性活动如果持续存在，将会影响正常姿势控制的出现。Bobath称此为运动发育的异常性。

运动发育的未成熟性和运动发育的异常性，是Bobath认识脑瘫的两个基本观点。Bobath认为尽管脑瘫定义为"非进行性的大脑损害"，但如果异常姿势、异常运动不能被中断，随着年龄的增长，痉挛及畸形会愈来愈严重，脑瘫的很多症状会逐渐加重，运动发育进一步向异常方向发展。因而患者体会不到正常运动、正常姿势、正常肌张力的感受，相反却不断获得异常的感觉信息，在神经系统中逐渐形成异常传导通路，长期下去这种异常姿势与异常运动就会固定下来。因而患者的异常姿势与异常动作逐渐明显。脑瘫患者肌紧张呈亢进状态也在这个解释范围。所以Bobath强调，应抓住有利时机，提倡早期治疗，尽早切断恶性循环，使中枢神经系统行使正常的功能。

二、对脑卒中的认识

（一）脑卒中的基本概念

脑卒中又称"中风""脑血管意外"（cerebrovascular accident，CVA），是一种急性脑血管疾病，是由于脑部血管突然破裂或因血管阻塞导致血液不能流入大脑而引起脑组织损伤的一组疾病，包括缺血性卒中和出血性卒中。缺血性卒中的发病率高于出血性卒中，占脑卒中总数的60%～70%。颈内动脉和椎动脉闭塞和狭窄可引起缺血性脑卒中，年龄多在40岁以上，男性较女性多，严重者可引起死亡。出血性卒中的死亡率较高。调查显示，城乡合计脑卒中已成为我国第一位死亡原因，也是中国成年人残疾的首要原因，脑卒中具有发病率高、死亡率高和致残率高的特点。不同类型的脑卒中，其治疗方式不同。由于一直缺乏有效的治疗手段，目前认为预防是最好的措施，其中高血压是导致脑卒中的重要可控危险因素。因此，降压治疗对预防卒中发病和复发尤为重要。应加强对全民普及脑卒中危险因素及先兆症状的教育，才能真正防治脑卒中。

中风的最常见症状为一侧脸部、手臂或腿部突然感到无力，猝然昏扑、不省人事，其他症状包括，突然出现一侧脸部、手臂或腿麻木或突然发生口眼歪斜、半身不遂；神志迷茫、说话或理解困难；单眼或双眼视物困难；行路困难、眩晕、失去平衡或协调能力；无原因的严重头痛；昏厥等。根据脑动脉狭窄和闭塞后，神经功能障碍的轻重和症状持续时间，分短暂性脑缺血发作（transient ischemic attack，TIA）、可逆性缺血性神经功能障碍（reversible ischemic neurological dysfunction，RIND）、完全性卒中（complete stroke，CS）三种类型。

（二）Bobath 对脑卒中的认识

1. **异常的肌张力可以通过抑制与促进的手法得到调整**　Bobath 观察到脑卒中后常出现肌张力异常，它大大干扰了患者的功能性活动。Bobath 给上肢呈严重屈曲痉挛的患者治疗时，当她被动地伸展患者肘关节时，患者表现出明显抵抗，全身变硬，痉挛的程度明显加重，患者因局部疼痛而拒绝治疗。Bobath 经过反复思考，改变了那些治疗手法，不再在屈曲痉挛最强的肘关节处直接被动操作，而改为在远离肘关节的肩部及躯干部进行调节，这时痉挛屈曲的肘关节出现了伸展。后来她又多次把这个经验用在四肢瘫痪的患者身上，也得到了同样的效果。之后 Bobath 从神经生理学的角度阐明了这个问题，这就是反射性抑制作用的结果。肩部与躯干就是关键点。因此治疗师必须在治疗前全面分析患者障碍的原因，在关键的部位采用手法治疗，这样才能使症状获得改善，减轻痉挛。但是经过一段时间后患肢又出现痉挛的现象，因而 Bobath 受到启发，治疗时不能只用抑制的手法，而必须在抑制异常姿势的同时促进正常的姿势运动。所以 Bobath 方法提出，脑卒中的治疗应以反射性抑制与促进二者的结合为中心，如利用反射性抑制（RIP）抑制异常运动模式，同时促进（诱发）正常运动模式，特别对翻正反应和平衡反应的促进。正是基于这种观点，到了 20 世纪 80 年代，反射性抑制模式（RIP）被影响张力性姿势（TIP）取代，影响张力性姿势指的是：在某些特定的姿势下，肌张力是可以得到抑制的。例如，当下肢腓肠肌肌张力异常增高时，不再主张在仰卧位下做跟腱的被动牵伸（RIP），而是鼓励患者采用足跟着地站立的姿势（TIP）加以抑制。

2. **运动感觉对脑卒中恢复起重要作用**　Bobath 认为，脑卒中后由于异常运动和异常姿势反射，患者体验不到正常运动的感觉，而这种"正常的感觉"对正常运动是必需的。并且，通过反复学习和训练是可以获得的。脑卒中后传入神经有分路现象，正常情况下，某一神经刺激会被导入一定的神经通路中，而高级中枢神经受损后，传入阻力就显得较大。它们会被导入阻力较小的原始反射路径。传入神经的输入可决定输出神经所输出的信息。因此，当传入信息被导入原始反射的路径时，就会表现出不正常的动作形态，因而脑卒中患者需要抑制手法使其有正常的感觉输入，并使这些输入后传出的为正确的神经路径，获得正确的动作形式。但须知在抑制的方法中也包括了促进诱发的应用。为了学习并掌握运动的感觉需要进行无数次各种运动感觉训练。治疗师根据患者的不同情况及存在的问题设计训练活动，这些活动不仅诱发有目的的反应，还提供可以重复相同运动的机会。通过反复的动作促进和巩固这种正常运动感觉，直至成为自发的技巧性活动。

【案例分析】

Bobath 神经发育疗法治疗脑卒中瘫痪的重点是纠正异常张力与反射模式，易化自主运动反应。

任务三　Bobath 技术的临床应用

案例导入 ◆

　　患儿，女，4 岁，不会爬，不会站，足尖着地，交叉步态。临床诊断为小儿脑性瘫痪。

思　考

如何用 Bobath 技术进行康复治疗？

一、治疗脑瘫儿童

（一）痉挛型

此型儿童肌张力过高，严重限制患儿的主动活动。特别是重度痉挛的儿童，其身体近端的张力往往大于远端的肌张力，所以应以减轻躯干、骨盆以及肩胛带的张力为主要目标，然后再做能够帮助恢复功能的其他练习。痉挛的儿童，即使年龄很小，挛缩的危险性也非常大。可以通过姿势反射和抗重力的活动促进主动活动。一旦主动运动出现，应利用关键点促使患儿保持正常姿势的能力。

1. 治疗原则　分析干扰其正常功能的主要痉挛表现，借助于与痉挛模式相反的运动进行活动。反复进行对功能恢复有利的动作模式，促进影响张力模式的运动。利用关键点促进动作的每一个环节。严重屈肌痉挛的患儿，避免那些使用屈肌为主的运动，如爬、跪或 W 式坐姿。提高平衡及自我保护能力以避免由于恐惧使肌张力进一步增高。

2. 治疗性活动

（1）通过姿势或体位抑制痉挛：仰卧，在婴儿期，利用这种姿势，通过重力促使身体伸展。侧躺在帮助者的腿上，身体弯曲一侧在下边。如果把患儿放成这个姿势前，先把弯曲侧的身体伸展，再在此姿势下，通过重力的作用减轻痉挛。呈这种姿势时，可以促使患儿伸展上肢、下肢，然后，患儿可能会翻身俯卧，并会抬起头和躯干。

采取侧躺姿势抱患儿，呈这种姿势时，弯曲侧被伸展了，帮助者

课程思政

《国务院关于建立残疾儿童康复救助制度的意见》第二条"制度内容"中有针对残疾儿童救助政策：由残疾儿童监护人提出申请，经审核后，符合条件的，由残疾儿童监护人自主选择定点康复机构接受康复服务。

用手将患儿的双下肢分开，促使其外展、外旋并伸展。全身伸展痉挛模式的儿童会很困难，可以利用关键点，让患儿双下肢屈曲，呈这种姿势时，患儿的头没有依靠，而且帮助者的上肢放在患儿的腋下，这样有利于患儿的肩外展。同时，由于髋关节的屈曲，下肢的完全伸展模式也就被打破了。

（2）具体训练方法：早期运用运动疗法效果明显。将功能训练主体方法导入发育训练（图8-9、图8-10）为正常伸展模式练习，患儿下肢稍外展、外旋，颈部、脊柱、髋关节部分充分伸展（图8-11）。同时诱导上肢的正常支持性。加压迫刺激臀部来增强此种姿势，还可和上肢下一阶段"降落伞反应"结合起来进行。训练伸展模式是立位不可少的必要姿势（图8-11）。为很好的利用治疗师膝和腹部，使患儿的上肢稍向后伸展来诱发躯干和颈部的伸展（图8-12）。在拉起同时，诱发患儿积极地屈曲颈部，从这种姿势前后左右，一点点地拉动，尤其是练习躯干上部颈立直运动。

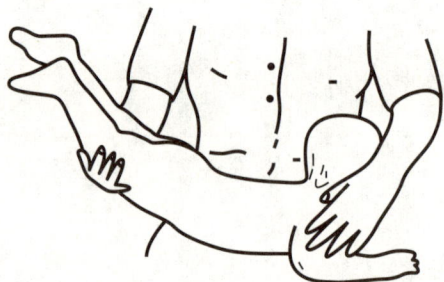

图 8-9　正常伸展模式训练

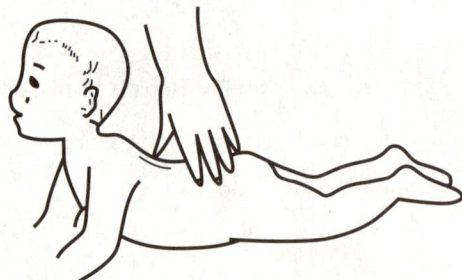

图 8-10　伸展同时诱导上肢正常支持

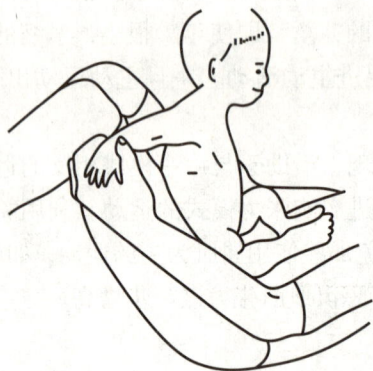

图 8-11　诱发躯干和颈部伸展

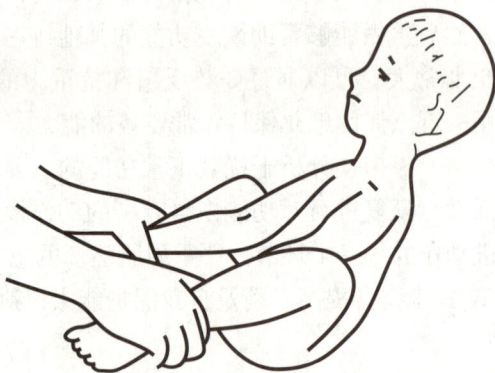

图 8-12　练习躯干和颈立直运动

两手合拢在中央，用手去接触口是婴儿发育的最基本动作行为。图8-13与图8-14类似，是仰卧位合并两手两足，以此去接触口的动作。这种姿势需要抬起骨盆，两腿外展、外旋，几乎是婴儿必定的一种动作形态。婴儿常常以两手撑着两足玩，或拿足到口中。这对婴儿来讲，不只在获得四肢和口的协调性上很重要，而且能举起骨盆左右摇晃时，其中又蕴含着翻身动作。做此训练时，注意不要向后推拽肩部。是进一步采取的回旋动作模式（图8-15、图8-16）。图8-15为导入胸部和骨盆间的分离回旋动作，和俯卧位向仰卧位翻身动作关联着。图8-16同样是在胸部和骨盆部间导入分离回旋，关联自俯卧位向仰卧位翻身。同时在俯卧位伸展两上肢来抬起上体的姿势；具有以一侧上肢支持来解放扭转躯干的姿势，这是将来从俯卧位向坐位发育的必要过程。

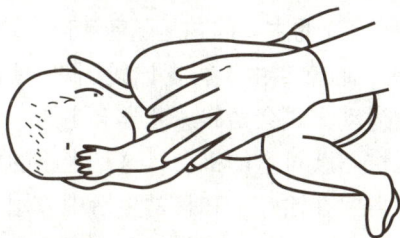

图 8-13　侧位练习对称姿势和使手接触到口

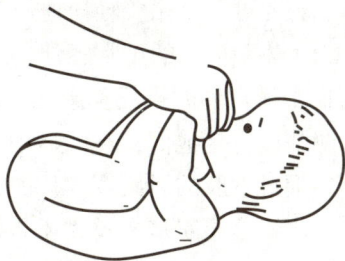

图 8-14　练习四肢和口协调，抬臀

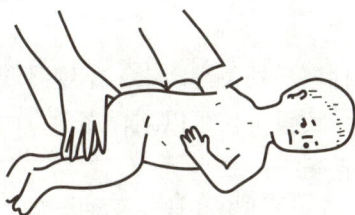

图 8-15　胸部和骨盆间分离回旋

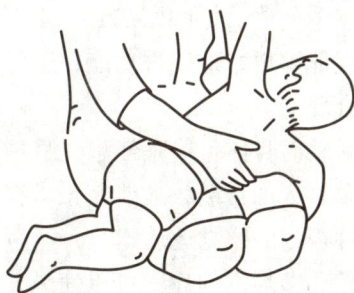

图 8-16　分离回旋和以单肢支持

以上是婴儿早期获得发育基本的躯干和四肢的对称姿位，四肢、口的协调性，体轴内分离回旋的导入典型模式的基本训练。适用于超早期（3～4 个月）、早期婴儿（6 个月以后）。在婴儿后半期和幼儿早期要配合应用大球、滚筒等道具，根据患儿实际病态来治疗。在社区和家庭中要争取家长配合训练，树立信心。

（3）在功能活动中控制痉挛：在吃饭或坐位下做游戏时，让患儿坐在地板上，帮助者用两个膝盖将其夹在中间。患儿的髋和膝关节保持轻微屈曲。帮助者的肩膀前倾，并且用手按着患儿的胸骨。这个关键点可以减轻患儿颈部的紧张。

重度痉挛的患儿还可能从伸展模式突然变成屈曲模式。因此，应选择多种体位有针对性地抑制痉挛模式的运动。如让患儿俯卧在治疗师的腿上轻轻活动膝部，以减轻患儿的屈肌痉挛。从肩胛带及骨盆这些关键点开始，转动患儿的身体，促使患儿抬头及主动伸展全身。用治疗师的前臂压住患儿的躯干，以便治疗师用手来外展并外旋患儿肢体。

下肢内收肌痉挛的儿童存在髋关节脱位的危险。可以让患儿仰卧，把叠起来的小毛巾垫在患儿头后方，使患儿的头向前弯曲。也可以用一些东西垫在肩下边，让肩胛前伸。把患儿的手臂放在身体两侧，调整成这种姿势后再进行下肢的活动。

开始的时候，在俯卧位下，轻轻晃动患儿的髋部，让骨盆前后活动一下。然后，使髋关节外旋并外展，同时伸展膝关节，如果可能的话，让踝关节背屈。通过将下肢向上推，将股骨头推进髋臼。通过本体感觉刺激减轻痉挛。用一只手固定伸展的下肢，然后可以开始伸展另一侧。治疗师用自己的上肢压住患儿的大腿，保持这种姿势，用手抬起患儿的骨盆。可以让患儿自己抬起臀部。

这个练习可以减轻痉挛，并且可以促使髋关节主动伸展和外展，这是使患儿能够站立的预备练习。然后再把他扶起来，让他站直，不要让髋关节和膝关节屈曲。通过这些活动，患儿可能就比较轻松地伸展髋关节和膝关节。

（4）体验运动的正常感觉：有中度痉挛的患儿所面临的主要问题是随着年龄的增大，要面临生活自理的挑战。患儿常用异常的动作模式。通常，由于行走比较困难，所以，弯曲两腿爬行是他们喜欢的运动方式。但是，这种运动方式会妨碍患儿学会走路，并且很容易促成下肢的屈肌挛缩。因此，应该适时地提供下肢负重的机会，这是走路的预备活动，不论是屈肌痉挛模式还是伸肌痉挛模式，均需要在治疗中和日常生活中采用反射性抑制模式（RIP）或影响张力性姿势（TIP）对抗。年龄小的偏瘫的患儿会侧坐着靠臀部蹭，身体的另一侧蜷缩着拖在后边。我们必须促使他瘫痪侧的身体在坐、站或其他动作环节中负重。当他做游戏时，必须让他有机会伸展瘫痪侧的手臂，或者让他的手臂负重。这不仅能够更好地促进功能，还可以防止因为在玩耍时只用那只功能较好的手臂而引起的联合反应。

活动时身体负重是使患儿从一种姿势变换成另一种姿势的关键因素。中度痉挛的患儿需要别人的帮助，才能使张力很高的肢体负重。肢体负重不仅可以减轻痉挛，而且还是一种很好的感觉运动体验，可为其他动作环节做好准备。

髋关节周围的痉挛可以使患儿感到不适，甚至痛苦。当把患儿放在某种姿势，而他知道这种姿势会引起他的髋关节不适时，患儿就会非常害怕。恐惧会加剧痉挛程度。必须做好准备活动，先减轻髋关节的屈肌痉挛，使发生髋关节不适的可能性减到最小。你可以让患儿俯卧，用手按在其骨盆处，左右轻轻摇动，这样可以利用脊柱这个关键点减轻痉挛。可以通过俯卧在滚筒上，通过运动减轻痉挛。

（二）手足徐动型

手足徐动型的患儿肌张力波动不定，动作幅度过大且不准确。尤其是当他们抬起身体时，其头和躯干的控制能力很差。如果不进行治疗，手足徐动型的患儿可能会经常躺在地板上，因为这样患儿就没有摔倒的危险。被支撑着坐起来时，因为屈肌痉挛，患儿可能会向后摔倒并碰伤头部。患儿可能不喜欢爬行位，因为躯干不稳定，使其很难抬头，也几乎不能运用双手向四周移动。通常他们的移动方式是仰躺在地板上双臂外展、外旋；用完全伸展模式及用腿蹬的力量移动身体。如果想改善其头部和躯干的控制力，并且促进其手的功能，那么就必须先阻止这种情况。帮助他从地板上站起来，然后再调整姿势，让其身体负重。

1. 治疗原则 做小范围有控制的活动；提供固定的机会；鼓励中线活动，包括手和头的控制；提供负重（站、坐）的机会。

2. 治疗性活动

（1）通过使四肢或躯干（在直立情况下）负重：给肢体或躯干加压，可以增强张力，并促使患儿更好地控制姿势。越能经常地控制这些有用的姿势，就越能控制不随意动作。然而在刚开始的时候，患儿承受不了多少刺激。有手足徐动型的患儿需要逐渐地强化其承受刺激的能力。

　　在学习控制姿势的同时，患儿还必须学习如何活动，如果患儿被支撑着坐起来，并且能通过手臂负重就可以挺起头。这时可以促使其用两手抓住杯子，患儿一旦可以用肘部支持体重就有可能用有两个把手的杯子，把杯子送到嘴边自己喝水。或者，被别人扶着站起来，两腿均匀负重。大部分手足徐动型的患儿只能用一条腿负重，而另一条腿则弯曲或伸直，总之是既不能负重，也不能迈步。

　　一旦双足可以均匀负重，就可以促使他迈步。迈步时必须保证其身体与地面垂直，头在身体的中轴线上。很多手足徐动型的患儿用非对称性紧张性颈反射（asymmetrical tonic neck reflex，ATNR）的模式行走。他们把头转向右侧，伸展身体，这样，重心就放在了右腿上；而当他们想把重心放在左腿上时，就会把头扭到左边。一旦患儿学会用反射动作走路，他就很难学会正常的走路姿势。若习惯用 ATNR 模式，他既不可能把头摆正，也不可能向前看。

　　（2）给予合适的支撑：手足徐动型的患儿若上肢被支撑，他就比较容易站立，并且迈步。治疗手足徐动型的患儿时，要保持其身体与地面垂直，并且要保持两条腿均匀负重。只有这样，练习走路才会有效果。注意，避免让患儿靠在帮助者身上，患儿的两腿在前边，迈着像跳舞一样的步子。这样的练习不会有任何效果。还有很多其他的方法，这取决于患儿不自主动作的多少以及其躯干部位需要多大的支持。扶着患儿的头，把头摆正，治疗师可以让患儿的身体对称，并且使身体重心向前并超过足的位置（图 8-17）。

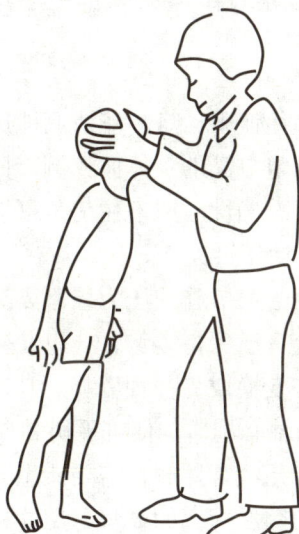

图 8-17　给予合适的支撑

　　（3）鼓励中线位活动：促使患儿伸手并抓住物体是治疗手足徐动型患儿的另一个基本要素。对于许多徐动型患儿来说，保持头部在身体的中线位上会比较困难。若让患儿在面前用双手握住物体，可能就比较容易让他们的身体对称，这样他们就不会突然向后摔倒。扶着他让他站立是最好的姿势；坐在凳子上，让髋关节保持屈曲也是一个促进中线活动的姿势。

治疗师可以把木棒放在患儿的手里，通过促进其腕关节背屈，两臂前伸，治疗师促使他用两只手同时握住。一旦他能够做这个动作，治疗师就可以上下左右活动患儿手中的木棒，让患儿自己感觉一下用不同方向握住物体的运动感觉体验。在这个动作过程中，治疗师始终要看着患儿的眼睛，并和患儿说话，保持其中线定位。像所有的治疗一样，治疗师的手必须非常敏感，并且根据患儿的需要给予帮助，这样患儿才能够学会自己控制动作。

尽管手足徐动型的患儿在坐位或仰卧时，其身体会过度伸展，而且会控制不住地向后倒，但这种伸展没有功能性。为了能控制躯干，他们需要的是主动抗重力伸展。可以让患儿俯卧在你的腿上，你的一只足放在凳子上，这样患儿就不是水平俯卧。在这种姿势下，重力的影响非常小，这样可以促使患儿抬起头和主动地伸展身体，并且保持几秒钟的伸展。随着患儿抗重力伸展能力的增强，你可以慢慢地降低角度，让患儿的身体更接近于和地面平行，也可以指导家长在给患儿穿衣服、脱衣服时，使用这个姿势。为了促使患儿更好地固定身体中心，治疗师必须用手按住患儿的骨盆、肩膀或躯干，以保持身体中心的稳定和垂直，这样能促使患儿有目的地运用手或腿。如果不这样治疗，患儿唯一能固定身体中心的办法是把躯干、肩膀或骨盆弄成夸张的姿势，通过头的动作来完成某一姿势。因为手足徐动型的患儿总是把头偏向一边，所以他的身体就不能对称。治疗的意义在于让患儿体验把肩膀放正的感觉（介于弯曲和伸展之间，既不向一边弯曲，也不向一边旋转）。同时，骨盆必须是水平的，既不回缩，又不倾斜。如果所有这些部位都能放正，那么患儿就很有可能学会控制姿势，这就为学习更准确的运动技能做好了准备。

（三）共济失调型

共济失调型的患儿肌张力往往低下，且不能协调地进行活动。例如，穿衣服或用勺子吃饭时，因动作失调或不能稳定自己的身体而摔倒。摔倒的原因可能是躯干和髋关节周围的肌张力低下，且动作缺乏准确性。握不住勺子可能是因为肩关节不能稳定使上肢活动，或者是因为意向性颤动或动作过大。

1. *治疗原则*　通过负重以及给关节施加压力控制姿势张力。调整并且使之保持能够促进共同收缩的姿势。鼓励患儿自己保持姿势，让患儿脱离保护。通过活动时负重以及准确的动作促使患儿从一种姿势变换成另一种姿势。有选择地做动作，促使肢体不再依赖躯干。尽量促使患儿以身体为轴心旋转。促进平衡和自我保护反应能力。

2. *治疗性活动*　为了防止患儿经常摔倒，需要让患儿体验在重力环境下恢复平衡的运动感觉。可以把患儿放成一种容易摔倒的姿势，用这种姿势促使患儿逐渐适应这种不平衡的感觉。例如，让患儿站立，并且让他的一条腿抬离地面，让患儿轮流把双上肢伸向不同的方向既不让他摔倒，也不要给他太多帮助，这样可以促使患儿在即将摔倒时做出反应。

（1）促进上肢负重：抬起患儿的两腿，让患儿的双臂负重（手推车式行走）。如果张力太低，你需要扶住他膝盖上边一点的位置。促使患儿用手走路，这样他就不得不进行抗重力伸展，并且不得不以身体为轴心转动身体。

（2）在功能活动中练习平衡反应：穿衣、脱衣也是治疗的一个重要组成部分。找到那些能促使患儿做各种动作的最佳姿势，比如坐着，然后站起来，抬起一条腿，将双臂举过头顶。在做治疗的同时患儿也在学习生活自理能力。

（四）软瘫型

发生持续性软瘫的机会很少，通常肌张力是发生变化的。如果张力持续过低，患儿容易出现学习障碍，而且很难用手拿住东西。此时，治疗的主要目标是尽可能活动，并且找到可以抗这些不良姿势的最佳姿势。

1.治疗原则 努力促进持续性共同收缩；促进患儿对抗重力的能力；用多种姿势让四肢负重；利用发声和笑声促进张力增高；保持姿势，给患儿反应的时间；让患儿有运动感觉体验。

2.治疗性活动 在给低龄的患儿做治疗时，在刺激关键点时，不要引发痉挛。还存在另一种危险：把患儿放成适合张力过低的患儿的姿势，但如果开始出现屈肌痉挛，那么就很容易发展成挛缩。

要意识到低龄患儿的张力过低最终会演变成张力过高或张力波动。通过给患儿的关节施加压力并给他适度的刺激，促使患儿的张力增强，目标是让患儿挺直头和躯干。让患儿的身体与地面垂直，让他上下跳跃，然后站立，用两只手从患儿的肩颈处开始轻轻往下拍打。如果患儿能够保持姿势，那么可以把手松开，哪怕只有一小会儿，然后继续拍打。

（五）混合型

混合型指的是患儿同时伴有几种类型的情况。对于混合型脑瘫患儿治疗的指导原则是对你所发现的问题进行治疗。特别要注意的是，患儿是怎样代偿其运动功能不足的。例如，由于手足徐动而一直不能控制躯干稳定的患儿，随着时间的推移，很可能会患上屈肌痉挛，因为他们用腿来固定身体。当共济失调型的患儿起身站立时，他也会痉挛。他们可能用这种姿势站立，即把髋关节内收并内旋，这样可以使身体稳定，但同时也会导致髋关节的主动伸展不足。

如果患儿的张力过低，那么给他以足够的刺激，促进其抗重力保持姿势的能力。如果发现非随意性运动，那么努力促进其头和躯干的控制力，促进其对称性和中线定位能力。如果发现他的身体痉挛，那么通过控制关键点以及 TIP 的作用，促进其张力正常，使患儿能够独立完成有功能意义的活动。

二、治疗脑卒中患者

（一）床上活动

1.上部躯干屈曲和旋转 当被动地使上部躯干屈曲和旋转时，可以抑制肢体痉挛，而主动进行时则刺激腹斜肌的活动发生。首先使患者健侧向前旋转。最终躯干的旋转抑制肌张力升高，为进一步使患侧向前运动做准备。患者仰卧在病床上，两腿伸展、外展、外旋。腿的这种位置有利于骨盆稳定和躯干运动发生。治疗师对患者两侧的帮助与促进是相似的，所不同的是，当患者向健侧屈曲和旋转时，躯干回缩肌的过度活动妨碍运动的发生，此时，需治疗师予以较多帮助。

2. 促进主动旋转活动 治疗师使患者上部躯干尽可能充分地屈曲、旋转，然后要求患者抬头。她用一只手辅助患者头部运动以达适当位置，即患者的下颌与胸廓的中线对齐，患者头部尽力侧屈并主动保持其位置。

当治疗师放在患者肩胛后面的手给予患者的支持逐渐减少时，鼓励他主动保持头和躯干的位置，如果患者矫正躯干位置及增加躯干侧屈等运动困难，治疗师可以给予一定的支持，她可将一只手臂放于患者的枕后及患肩部，引导患肩向足部方向运动，其手臂也有助于使患者头部达到正确位置，另一只手将患者的患侧肋部向下压，辅助该侧腹肌活动。

当所有腹肌对抗重力侧屈活动时，躯干的侧屈是非常重要的。治疗师在使患侧向前时，可能需支撑患臂以防止患手从治疗师肩上滑落。通常治疗师的手臂将提供充分固定，否则，治疗师需要侧屈颈部保持患者手臂在其颈部一侧。然而，当躯干旋转重复进行时，整个上肢肌张力将受到抑制，手臂仍能够留在治疗师肩上，向两侧重复进行这种运动，直到治疗师的帮助减至最小，在治疗师稍加帮助下，患者的躯干上部主动屈曲和旋转。

3. 向患侧翻身 由于躯干屈肌主动控制能力丧失，患者通常以伸肌模式用健侧上下肢推床翻身至俯卧位。在康复的各个阶段，促使患者躯干主动屈曲，从仰卧位主动翻身到侧卧位，然后再回到仰卧位，以改善患者躯干的控制能力。这个活动可以在床上、垫上或并起来的检查床上进行。不要让患者在狭窄的检查床上做这个活动，因为患者常常害怕摔到地上而不能完成。

治疗师跪在患者患侧，将患臂抱于腋下，用手从下方支撑患肩以保护肩关节，在无痛范围内，调整关节活动范围。然后要求患者将健侧肢体向上向前抬起，移向治疗师，同时不伴有患足蹬推治疗床动作。随着运动控制能力改善，患者可以轻轻移动健腿，使整个下肢轻松地放在前面的治疗床上，而不是在放下健腿时仅蹲趾抵住支撑面。最初患者始终躺在枕上，当他能够正确地向侧卧位翻身，再回到仰卧位后，他可抬起头来。患者通过从治疗床上抬起腿并向外展回到仰卧位，轻轻将腿放到治疗床上，这样提高了腹肌的保持性活动能力。

一旦患者学会了这种运动顺序，就要求他从仰卧位向患侧翻身时抬起头，并保持住。抬头可以触发向患侧旋转及翻身活动。当回到仰卧位时，主动保持头部位置，直到健腿放回到支撑面上。

当患者能够适当用力翻向一侧，然后再回到原位时，治疗师的帮助就应减少。治疗师可以仅指导头部到正确位置并拉健手向前，促进翻身活动完成。当患者恢复到仰卧位时，患臂尽量放在治疗床上，自觉地抑制屈曲，最后达到在无任何帮助的情况下，重复整个活动。然后，治疗师再进一步促进患者向俯卧位翻身。治疗师一手拉患者健手向前，另一手帮助患臂保持上举，动作完成后颈部伸展，躯干和健髋也转为伸展，健腿从空中落下。

4.向健侧翻身　一个未接受训练的患者向健侧翻身，通常是通过头部伸展抵住枕头及支撑面，背部伸肌用力带动患侧伸展的下肢向前，应该避免这样做。治疗师以接近正常的方式帮助患者带动患侧骨盆和下肢向前移动，由于治疗师需用双手促进这个活动，所以患者要两手交叉握住，在健臂的帮助下带动患臂向前。治疗师帮助患者从治疗床上抬起患腿，并要求他慢慢放下，躺回到治疗床上，从而回到仰卧位。

当患者能够在无帮助的情况下带动患腿向前时，治疗师可以仅拉其患手促进翻身。也可以通过指导患者头部旋转和屈曲，促进翻身活动。然后可以促进向俯卧位翻身。治疗师站在治疗床的一头，通过拉患手向前，引导患者头部屈曲、旋转、伸展翻向俯卧位。在此过程中，要求患腿始终留在空中，直到完成俯卧位后再放下。

由仰卧位向俯卧位翻身需要躯干屈曲，同时伴有旋转、伸展和侧屈的诸肌具有控制能力。头部的翻正反应也受到刺激。由于躯干旋转，上肢远端痉挛减轻。正确翻身将改善患者的步行能力，用于康复训练的整个过程中。当患者躯干的控制能力提高后，治疗师支持及帮助的力量就应减少。

5.下部躯干屈曲和旋转　首先向患侧进行，通过躯干旋转，患侧肌张力受抑制，随后可使健侧的运动更易发生。

患者仰卧位，放松，治疗师将患者双腿屈曲，使髋关节屈曲接近90°，要完全放松，并将双膝屈曲靠到治疗师身上，这样患者无须用力，通过双膝屈曲，治疗师旋转患者的腰椎，注意运动不要发生在上部胸椎。治疗师将一只手放在患者骶部，用上臂或身体支撑患者双腿，然后侧移体重，屈曲患者腰部，被动地移动患者骨盆。另一只手保持患者胸廓向下，用示指和拇指表明运动发生的部位。当治疗师将患者骨盆向前拉时，患者髋关节屈曲的角度不改变，就像治疗师在患者两腿之间向上推骶尾部。如果患者的上肢妨碍运动，他可以屈肘将双手放在胸前。当此被动运动不感到任何阻力时，治疗师要求患者主动地轻轻收缩下腹部肌肉，配合他活动。这样可减少下腰部伸肌的过度活动，使腹肌收缩，同时也抑制整个下肢的伸肌痉挛。

6.桥式运动　偏瘫后早期进行桥式运动的目的是学习控制骨盆的运动，为以后的良好的行走模式做准备。患者仰卧位，头枕枕头上，上肢放松，放在身体两旁，治疗师帮助患者屈膝，双足放在治疗床上，足跟不必在膝的正下方，当要求患者从床上抬臀时，要注意运动发生在骨盆；而不是通过伸髋、弓背、头顶枕头完成。

为了使活动有选择性，首先治疗师应教患者收缩下腹肌肉，向前上倾斜骨盆。治疗师将一只手放在患者健侧臀部，将骨盆向前、向上拉，另一手于脐部下压，脐部正是运动发生的关键部位。从前面轻轻敲击肌肉以保持骨盆位置，患者从治疗床上抬起臀部。治疗师要求患者将健足抬离治疗床，然后再放下，而臀部始终悬在空中，这个活动应以接近行走的节律重复进行。如果不仔细指导患者，他就会直接抬起健腿，从而不适当地强化患侧髋伸肌的活动，在治疗师的帮助下患者尽力保持骨盆水平，不使其倒向健侧。

当患者能做一足先抬起，然后再抬起另一足的交替运动而不伴骨盆倾斜、下降时，就需要更多的协调运动，他应该以接近正常步行速度的节奏两足交替地离开床面。

许多患者很难保持住骨盆的水平，尤其是当健足抬离床面时，治疗师应仔细地、以适宜的力量拍打胸部以激活相应的腹斜肌群。当患者将健足抬离床面的一刻，治疗师用半握成杯状的手快速、坚定地向下拍打肌肉，提高肌张力，刺激肌肉活动。治疗师利用蚓状肌的活动使手成杯状，手指伸展。用于拍打的手，沿肌纤维方向，斜行向下，向脐拍打。

7. **坐到床边**　偏瘫发生后几天内，应帮助患者从床上坐起，然后坐到直背扶手椅或轮椅上。帮助患者坐起，将双腿垂到床边，然后再躺下的活动是非常重要的。如果让他自己做，患者将努力用健手将自己拉起坐直，通常必然引起联合反应，即上肢屈肌张力和下肢伸肌或屈肌张力增加。因此，在一开始就应该教会患者以正确的运动顺序（包括躯干旋转）坐起。

从患侧坐起应包括如下活动：抬起患腿搭到床边。抬起头和健肩并翻向患侧，健臂同时向前，跨过身体，直到健手能平放在患侧床上。抬起健腿到床边，同时坐起来。如果需要，可用手推床辅助躯干运动。在患者学会不过多用力能正确坐起前，治疗师需要适当地予以协助。

8. **从坐位躺下**　由双腿位于床旁的坐位躺下，其运动序列与由仰卧位坐起相似，顺序相反。患者先将健手平放于患侧床边，以支撑部分躯干重量，抬起健腿，并带动患肩向前，转身躺下。此时，将健腿放到床上，同时也将患腿抬到床上。在早期阶段，患者通常需完全躺下，以便在患腿屈曲、上抬到床上前，躯干得到充分支撑。

帮助者将一只手放在患者的肩胛骨上以拉患肩向前，并且在患者躺下时支持体重，促进躯干运动。另一只手放在患者健肩前，引导其向后，辅助躯干旋转。在患者将头和肩完全躺到床上前，健手短暂离开支撑面。当患者要仰卧位时，帮助者从患腿股后支撑其重量，保持患者足中间位，帮助他将患腿带到床上，治疗师用另一只手使患者足趾伸展。此后患者应不需健手支撑躺下。反复练习坐起、躺下活动中各不同阶段的活动是很有益的。

（二）坐位活动

1. **双腿下垂坐在床边做下列许多活动**　可以让患者坐在床边、椅上或治疗室的凳上进行。虽然，在日常活动中，我们坐着时通常是将双足平放在地板上的，但刚开始这个活动时，使患者的双足无支撑，即不着地，从事各项活动更容易些。如果他的双足放到地板上，他会试图利用健足帮助进行活动，结果是使用代偿的肌肉活动。此外，双足着地对治疗师控制患足不期望的联合反应，促进躯干的正确运动也是很不利的。一旦患者学会了一个活动，就应该让他在正常的坐位下继续练习。

2. **保持坐位平衡**　在坐位练习其他活动前，患者学会矫正姿势非常重要。胸椎的稳定和上肢选择性的技巧活动都是正常步行的前提。如果让患者自己坐，他的坐姿就可能是双髋伸展，胸椎后凸。在他能够坐直以前，需要矫正患者骨盆的位置。

治疗师站在患者面前，将一只手放在患肩上以阻止其后缩，另一只手放在腰部帮助他伸直脊背并屈髋。然后，治疗师在患肩上的手保持不动，指导患者整个脊柱屈曲，同时另一只手辅助患者收腹。患者颈部也屈曲。当患者能够做到脊柱伸展、弓背交替活动时可以练习更精细的选择性活动。治疗师要求患者头和肩部保持竖直位，仅屈、伸下部躯干，活动应发生在脐下水平。当患者能够稳定胸椎，且有较高的腰椎屈伸能力后，就可以坐在椅上或凳上，双足着地进行活动。

3. 躯干旋转伴随躯干屈曲　患者坐直，治疗师帮助其将患手放到对侧肩上，用其健手协助保持患侧上肢的位置，以便在治疗师向后移动患者躯干超过重心时，使患侧肩胛骨向前。治疗师将手绕过患者颈后，压住患手的手指以保持患手的位置，同时用他的上肢将患肩向前下压。另一只手指导患者肋部向下、内活动，并向患者说明肌肉活动发生的部位，使患侧肘关节向健侧髋关节方向移动。

4. 向健侧旋转　患者健手放在身旁治疗床上，向健侧旋转，同时治疗师帮助他将患手放到治疗床上，与健手平行。由于患侧不能向前旋转，看起来像患臂太短不能抵达治疗床一样。治疗师坐在患者身旁，用手握住患肢上臂，将其向前拉，同时用手腕背部以相反方向将患者胸骨向后压，以帮助患者胸部屈曲和患侧肩胛骨前伸。治疗师用另一手引导患者将手放到治疗床上，由于治疗师需用手矫正患者的其他部分，因而治疗师就需要用腿轻轻放在患手上，帮助保持手的位置，通常患者移动髋关节表现为患髋内收向前以代偿躯干旋转不充分。治疗师先纠正患肩和躯干的位置，然后再调整骨盆和患腿的位置。大多数患者需患臂用较大力量才能主动保持患肩向前以阻止躯干旋转。治疗师用手指导健肩向后，促使躯干旋转。患者的双肩一旦达到正确的位置，治疗师就将一只手放在股部使其外展并保持他坐在治疗床上。

5. 向患侧旋转　治疗师引导患臂向另一侧，并将手放在身旁床上，位置约在大转子水平。治疗师支撑患臂肘关节呈伸展位，患者自己带健手向前，放在床上，与另一只手平行，两手与肩等宽。治疗师用一只手推患肩向后，而前臂使肩胛骨向前达正确位置。此时治疗师需给予较多帮助，因为要达到该位置，患者会利用运动手臂前伸、内收而努力使手臂伸展。患侧这些活动阻止躯干旋转，治疗师要求患者头部在两臂间尽量向治疗床接近同时治疗师也应注意其健肘的运动方向是否正确，健侧应与患侧相平行，移动方向一致。通常因躯干旋转困难，健肘代偿性向患肘移动。治疗师用手指出最佳的运动方向，但是如果患者了解了他的目标，治疗师就需要用手再一次支撑患侧肩部和肩胛骨。当肘关节屈曲时，体重移到手掌桡侧缘，伸展时又恢复到手掌尺侧缘。

6. 躯干侧屈　患者向健侧躺下，用肘支撑体重，然后不用健手推治疗床，再恢复到直立坐位。健肘仍保持屈曲 90°。这样，位于躯干上方的肌肉被激活，头向患侧侧屈。治疗师站在患者面前，引导健肘向下抵治疗床，如果需要，用放在患者肩后的另一上肢支撑患者。当用健肘躺下时，大多数患者将表现为健侧躯干缩短，患侧拉长。结果当恢复到直坐位时，这些肌肉活动就会改变，治疗师需花时间矫正患者开始的体位，教给患者靠近支撑面一侧的躯干肋部下降，并用手表明躯干活动的部位。治疗师也可向患侧调整患者头部的位置，要求患者再坐起。而后，治疗师用前臂向下压患肩，刺激患者颈部和躯干侧屈，用另一只手从上面轻轻握住患者健手，提醒他不要用它辅助运动。当患者躯干控制能力改善时，治疗师可以干预患者做坐起、躺下的活动，使其肌肉活动尽可能保持较长时间。

7. 前后挪动　当患者需要调整在床上的位置时，他得学会向前向后挪动臀部，如果不仔细教给患者，他将利用健手帮助做这些活动。结果，这个活动只发生在单侧，患腿则不可避免地呈现强烈的痉挛性伸展模式。而不像应该做的那样，即双手交叉握于身体正中，先挪动一侧臀部，然后向期望的方向挪动另一侧臀部。

治疗师站在患者面前，一只手放在患者将要移动的臀下，促使正确运动的发生，他的另一只手放在患者对侧肩后，以使他能够将体重移向那侧，并保持躯干直立。他帮助患者将臀部从床面抬起，向前向后移动。然后，治疗师换另一只手放到对侧臀下，以同样方式帮助对侧臀部前后运动，两侧交替进行。

当患者掌握了这个运动后，治疗师就可逐渐减少帮助。一旦患者能够保持直立位后，治疗师就将双手放在患者骨盆两侧，辅助骨盆旋转，促进躯干前后运动。在此活动中，患者的双手始终应交叉放在身体前面。最终，患者要学会在坐位时用臀部自动地向前移动，无论何时需要都行。

（三）从坐位到站位

1. 躯干前倾　治疗师把足踏在患者正前方的凳子上，把患者伸展的上肢放在自己的大腿上，使其肘和上臂与肩保持一条直线的姿势得到支撑。治疗师用一只手推脊柱使其伸展，另一只手反推患者的胸，如有需要，这只手也可以支持患者的肩，通过外展自己的大腿，治疗师可以使患者躯干进一步前倾，同时使脊柱仍保持伸展。

在上肢有支撑的情况下完成伸展准备工作后，患者将手放在两侧，并且主动将躯干前移，治疗师帮助其保持伸展，可能需要治疗师用腿帮助其保持膝关节前屈超过双足。

开始，可能发现有些患者的脊柱即使没有向前倾斜，也不可能伸展。治疗师为了给患者更多的帮助，用自己的一侧膝盖顶住患者脊柱后凸的部位，再用自己的双手帮助其把肩拉向后。治疗师让患者试着将其后背相应的部位离开他的膝部，这样就给了患者一个清楚的参照点，然后用同样的方法鼓励患者向前倾，再回到直立的位置，每一次更向前倾一些。患者只应当尽量前倾，而不失脊柱的伸展。

当完成几次躯干前倾再坐直之后，治疗师会注意到，其腿不再内收，而且可以减少治疗师需要用腿给予支撑的量。还要要求患者保持腿不向后拉，把足有意识地平放在地面上，而不要向前下蹬。治疗师将腿置于患者腿之上，示意他将腰挺直，不能一下子坐直。治疗师将一只手顶住其胸部，帮助伸展胸椎，他的另一只手用相反的压力推腰椎，以防其后仰。患者应保持头与脊柱成一线，并在背伸直时颈过伸。保持患者腰背伸展的正确姿势后，治疗师回到直立位，然后使患者躯干伸展向前倾，以其髋关节做运动轴。脊柱在任何水平上治疗都不应屈曲。

2. 帮助患者由坐位站起来　帮助者坐在患者前面，两膝夹住其患膝，以便可以控制其向前运动，不要试图站起来，而只是向前、向治疗师倾斜。治疗师将患者的患手放在自己相应的腋下，为了保护患者的肩，轻轻地握着他的上肢。治疗师用另一只手通过支撑背部后凸部位，通常在 T8～T10 之间，来帮助其伸展胸椎。患者伸展其脊柱后，治疗师让患者从支撑面抬起臀部，不要向后顶治疗师的手。治疗师用膝向前移患者的膝，与此同时，还要防止患者的足跟离地。治疗师放在患者后胸上的手有助于向前运动。患者站起来后，治疗师松开患者上肢，帮助其伸展髋关节。治疗师的一只手帮助髋伸肌，另一只手在前面帮助患者下腹肌上提骨盆。由于治疗师坐在患者的前面，可以腾出双手随时给患者提供帮助。治疗师可用膝部帮患者向患侧转移体重，而不致使其膝向后过伸，即使患者抬起健侧足时，也不会出现膝过伸。当治疗师再次帮患者坐下时，多采用帮助他能够站起来时一样的方法。治疗师把患者上肢举起，靠在自己身上，使他能够向下慢慢地坐下，并很好地保持重心向前，治疗师要用另一只手扶住患者的后背。抗上肢痉挛性躯干运动可以抑制上肢屈肌的过度活动，使上肢准备参与更主动的活动。

（四）行走

1. 协助髋伸展　在患者不伴有膝过伸，患腿能负重之前，治疗师需用手扶住患者骨盆，并以此来协助髋关节伸肌的活动，预防髋向后的移动。治疗师拇指放在股骨头的部位并使其向前超过患者的足，另一只手放在对侧骨盆上。上肢抵住患者的胸椎部位，以增加他的信心，并在需要时能为其支撑部分体重。

2. 促进倒行　当站立或行走时，为了患者的信心和安全，当向后倒时，他必须有能力重获平衡。在坐下之前或为了躲开旁人或物体，他还需要有主动向后移动的能力和身体重新排列的能力。学好倒行也会改善前行所需的运动成分。

要求患者向后迈步时，未经训练的患者无疑会使用背伸肌，靠患侧骨盆上提以完全伸展的模式向后抬腿，这是不应该提倡的。

治疗师跪在患者的侧面，以正确的模式活动他的下肢。治疗师的一只手使患侧足趾背屈，另一只手放在臀部，当下肢移动时阻止其骨盆上提和后缩。

患者可先以健侧站在桌旁或治疗床旁，以便需要时用健手支撑。治疗师指导患者不要抵抗下肢的活动，让他感觉一下活动应是如何完成的。如果他试着主动活动，髋关节的伸展可能引发足和踝的伸展。先以屈膝的形式向后近一小步，可以避免出现完全伸展模式。当治疗师感觉到向后移动患腿不存在阻力、骨盆无移动时，可以要求患者随着自己的力量向后迈一小步，然后治疗师再根据自己的手感逐渐地减少帮助。

当患腿位于后方时使它放松，不要用足蹬地，治疗师告诉患者足跟向内指向健腿，避免伸肌痉挛模式中的足内翻的产生。练习这个活动时，患者注意不用健手扶住治疗床，反复进行。

健侧单腿站立会感觉疲劳，治疗师需把此活动与患腿负重交替进行。在患腿不做任何活动时，健腿向后做膝关节的屈伸活动。

当患者能用患腿向后迈步时，在健腿迈步的过程中治疗师应帮助患侧足跟着地，用另一只手协助他保持膝向前。

把各个运动成分都练习了之后，患者在稍加帮助下进行主动活动。治疗师站在他后面，帮助倒行。一只手放在患者腹部协助躯干前倾，另一只手放在患侧骨盆后面使它保持水平。治疗师使患者体重向后，并要求他向后迈步。倒行的速度可逐渐加快，直到治疗师突然向后推患者时，患者能自发地快速向后迈步。

3. 促进侧行　为了行走的安全，不失去平衡，患者必须能够一只足从另一只足的前方跨过去，向侧方快速迈步。在行走过程中他需要向侧方迈步以躲开旁人或物体。侧行需要的肌肉活动，也会帮助改善步态模式。

（1）向健侧行走：治疗师站在患者的侧面，一手放在患侧髋部，另一只手放在健侧肩部，患者向健侧迈一步，患腿跨过去并位于健腿的前面，试着把足放正并与健足平行。然后再用健腿迈一步，并连续向一个方向行走。

另一种方法是治疗师一手放在健侧髋部，另一侧抵住患者的胸部，当患者患腿迈步时使过度活动的健侧躯干放松。

（2）向患侧行走：治疗师紧挨着站在患者患侧，一只手放在患者的髂嵴上，使患侧躯干拉长，另一只手放在对侧骨盆上，使体重侧移至患腿，患者健腿从患腿的前面过去。双足要相互平行，并持续走一条直线。只有患者把骨盆充分前移超过患腿才可能阻止膝过伸的发生。

许多患者把位于后方的患腿向侧方迈步时会有很大困难，因为这里需要相当大的分离运动，即髋伸展时的膝屈曲。开始时治疗师可以先帮助患者躯干后旋来完成这个活动，随着控制能力的改善再逐渐去除帮助。

患者能够控制骨盆和下肢的运动时，治疗师把手放在其肩部帮他向侧方移动，先向一侧然后再向另一侧。开始时应缓慢仔细地进行。

4. 促进向前行走　方法如下：

（1）稳定胸部使躯干向前：当行走时，许多患者不能保持胸椎伸展或防止躯干侧屈。他们可能还会使重心过度向后，那样就阻止了正常的反应性摆动相的产生，而是下肢有意识地抬高迈步。治疗师走在患者的侧面，并使患者的胸部稳定于伸展位。

治疗师一手放在患者剑突的位置，另一只手位于同等高度的胸部背面，并且拇指向上。双手稳定地扶住胸部于正确位置，沿着行走平面使胸部同时前移，患者相应地移动下肢。在患者移动时，治疗师也可帮助支撑躯干的部分重量。行走速度适当时治疗师也可用手引导躯干旋转。

（2）防止躯干侧屈和上肢的联合反应：患者可能很难保持双肩水平，患侧肩部下垂可能伴有上肢的联合反应，它把上肢拉向痉挛性屈曲模式。即使上肢看上去是软瘫的，也同样可以有肩下垂。

（3）支撑患侧上肢：治疗师走在患者的侧面，把偏瘫的上肢前伸至肩屈90°。治疗师的手紧靠患者，支撑患者的肘关节于伸展位，并把肩关节抬高至正确水平。治疗师的手位于患者肱骨髁处，上臂抵住他的肋骨，施加与患者相反的力来矫正他的胸部姿势，即治疗师外展上肢把患者的胸部向外推。用另一只手保持患者的腕、手伸展，用示指保持他的拇指于外展位。

治疗师的拇指位于患者手背侧，另一只手于肱骨髁。在和患者有节奏地行走时，引导他重心向前。

（4）抱球走：双臂抱球将帮助患者重心向前，加大步幅并防止上肢的联合反应。治疗师面对患者，帮患者抱住球。患者双手在球侧放平，齐肩水平，向前行走。治疗师有节奏地向前轻拉患者。当步行有节奏时，治疗师可通过向两侧轻轻移动球来引导躯干旋转。

（5）控制胸部关键点：在行走周期中，对摆动患腿向前有困难者，会用许多不同的代偿运动向前迈步。许多人靠健侧髋的伸展、躯干向后晃动来摆动患腿向前，或者靠患侧提髋；有些人靠健足的跖屈来给患腿向前摆动提供更多的空间，即使穿戴踝背屈支具或足托者也是如此。

治疗师手指伸展、掌指关节屈曲，用手背侧抵住患者的胸骨。腕关节于中间位，肘关节伸展，然后要求患者前倾抵抗自己的手，并保持躯干伸展，其运动杠杆的支点位于踝关节。因为患者体重向前，并且腹肌活动，通常患腿无须费力向前摆动，且不再向后仰、提髋和健足跖屈。

5. 兴奋性和抑制性拍打　兴奋性刺激增加肌群的活动和抑制性拍打抑制异常运动模式都可以促进行走。准确的时间控制是拍打的关键。

（1）髋关节伸肌的兴奋性拍打：髋关节伸肌的活动，可通过对站立相开始时对髋关节伸肌群轻而准地拍打来实现，即在足跟着地那一刻或患足接触地面之时。否则，当髋关节已经开始负重时，刺激不到位，髋关节则会产生后突。

治疗师位于患者的前侧方，向前握住患手，手握住肘关节下面支撑患者的上肢并引导患者体重向前，患者的上肢与躯干成直角。

随着患者行走，在足接触地面时，治疗师另一只手手掌微屈，在患侧臀部给向下、向前的拍打。治疗师的手与患者臀部接触要实，直至患腿开始向前运动。在摆动相把手迅速移开，准备下一个站立相开始时的对髋关节伸肌的刺激。

（2）下部腹肌的兴奋性拍打：促进和启动摆动相，可以通过握住患者的上肢于前伸位。如前所述，用另一只手的手背在患膝将屈的那一刻，快速拍打下腹部，治疗师的手保持与患者接触直至患腿开始负重。站立相时把手移开，准备下一个摆动相。

（3）抑制性拍打：如果在摆动相开始时，患者试图提髋或髋后突，治疗师可通过抑制性拍打抑制异常模式。行走时，握住患者上肢于前伸位来帮助引导体重前移。治疗师用另一只手掌向下、向前拍打患者的臀部，正好在提髋或髋后突前给予抑制，也就是在摆动相将要开始的那一刻。治疗师的手一直放在患者臀部直至患腿开始负重，然后把手拿开准备一下步。

6. 促进减小步宽为代偿躯干控制不良和保持平衡　很多患者的步宽大于正常。步宽的增大需要骨盆的进一步侧移，把体重移向负重的下肢，这样躯干肌使用不当，耗能也过多。可以让患者沿直线行走来逐渐减小步宽。

（1）沿直线走：用粉笔、油漆或胶带在地上标出一条线让患者沿线行走，练习髋的旋转和足的放置，要求足踏在线上。治疗师位于患者侧面，帮助髋关节运动，一手拇指从后方放在股骨头上，协助患侧髋伸展并外旋，另一只手放在对侧骨盆处，以使患者稳定。

当患者能准确地把足踏在线上时，治疗师可用一只手从后面放在患者胸椎上以稳定胸部。另一只手放在前面剑突处，也可以通过矫正肩的摆动协助足的摆动。

（2）沿木板行走：行走过程中，患者为了加大支撑面，在摆动相终末会自动把足过于向外侧放。这种支撑面积的加大，会成为他今后习惯性步行模式的一部分。

通过练习沿木板行走，患者可以体验正常步宽，因为木板可以提示其足在前面应该放的位置。除了体验正常步宽之外，也可刺激躯干肌的活动。开始时治疗师可能需要先支撑他的患侧臀部，但当他的下肢活动较自由时，可以减少支撑，而只在肩部给予适当协助。

当有信心沿木板行走时，患者还可以双臂抱球行走。抱着球意味着他不能直接看着足，但可以看到前方远处的木板，而且必须感觉足的位置，排除了健侧上肢和肩的代偿性运动。靠下部躯干和髋关节的活动使足踏在木板上。如果患者不能自己做，治疗师可以帮助患臂放在球上。

7. 重建行走节律 患者往往意识不到他的步行是缺乏节律或是已经改变了节律。练行走有助于改善节律，这些活动还可以帮助体重前移，使行走更具自发性，而无须用心琢磨足的交替向前迈步。有多种原因影响步行节律，常见的是膝过伸，因为它可引起站立相开始时体重向患腿转换时的延迟。

（1）踩锣点行走：患者按着自己敲锣的节奏行走，迈一步敲锣一次。治疗师在前面帮助患手抓住锣，另一只手握住患者拿锣锤的健手，引导他在准确的时候，即当足踏地的那刻，有节奏地敲锣。也可根据需要改变节奏，可快可慢，患者按时迈步。

一旦患者恢复了步行节律，治疗师可允许患者自己敲锣。几步后若失去节律可重新帮助敲几次，以利矫正。还可以每迈一步敲两次或三次来增加难度。最后一次落在摆动相终末足落地之时，例如，咚咚锵，咚咚锵。

（2）健手拍球：患者用健手向地上拍球然后再接住。让他掌握球弹跳的时间，正好摆动相终末患足着地时球也落地；球弹起来时，健肢向前迈步，足着地时再接住球。此活动不仅强调节律，还可使健手与对侧足同时活动而不是保持在一固定位置，如外展和伸展。

（3）双手拍大球：患者双手抱着一个大球，按固定节律向前走，边走边拍球。患者先学在站稳的情况下拍球和接球，治疗师站在侧面让他用双手拍球和接球。如果治疗师不引导他用健手，患者可能试图从下方抓住球。患者向前走，走两步之后治疗师握住患者的手拍球，然后迈两步再接住球，即"迈—迈—拍—接"而不干扰行走。拍球着地正好与一足摆动终末同步，接球与另一足摆动终末同步。当治疗师引导患者的手行走能与拍球和接球同步时，可以放开患者的健手。可先站稳，练习轻而准地拍球和接球，治疗师引导患手的正确活动。随着拍球和接球行走，如果患手有足够的主动活动，治疗师可逐渐减少对患手的协助。

（4）模仿治疗师的步伐：通常患者步幅不均等，健侧步幅小于患侧步幅，上肢屈肌张力增高，并且由于联合反应使得上肢呈僵硬屈曲位。

治疗师走在患者患侧，自己的手与患手交叉握在一起，要求患者准确地模仿其步伐，从时间到步幅都要一致。患者向前迈健腿，治疗师摆动患侧的上肢向前，然后随着迈患腿，患侧上肢向后摆动。

（5）足尖行走：要达到较正常的步态，帮助患者获得主动的踝关节跖屈是很重要的。

许多治疗师回避此活动，因为他们害怕增加痉挛状态和引发踝阵挛。相反，只要此活动是选择性完成的，主动的跖屈可以抑制踝关节跖屈肌和足趾屈肌的肌张力增高。当患者学习足趾步行时，要特别注意膝关节保持在踝关节的前方，而不能以伸肌共同运动模式造成膝过伸。膝应与踝在一条直线上，而不应有向内侧或向外侧的偏移。

治疗师可位于患者侧面帮助控制膝关节的位置，并且防止在练习足趾步行时的趾屈曲。随后可在患者的侧方一起步行，并通过稳定患者胸椎矫正患者的活动，同时为其支撑一定程度的体重。随着主动跖屈控制能力的改善，患者可以进行交替的踝关节背屈和跖屈的步行，这对患者来说是很困难的。在摆动相后期，患者足跟应着地，随着抬高足趾，而对侧下肢摆动向前，重复进行此顺序。患者以轻松的步伐，站立相夸张的跖屈步态行走。

（6）扔球与接球：患者向前走，用健手把球扔给离他不远、与他平行往前走的人。此时，要求患者注视那个人的眼睛。然后接住他扔过来的球，球在二人之间来回传递。尽管头可以旋转但躯干和足应沿一条直线前行。治疗师贴着患者患侧走，但略靠后，以免妨碍他接球。治疗师的手轻轻放在患者两侧髋部，只在需要时提供一点帮助。此活动可以从健侧扔球进行，也可以从患侧扔球进行。步行的节律应保持恒定。

（7）敲锣：患者边走边敲打治疗师从不同方向伸出的锣，保持步行节律、速度和方向不变。

（五）与日常活动结合

Bobath 早在 1965 年就曾经指出，治疗师的操作手法是治疗的第一步，也是非常重要的一步，但是如果患者本身的主动性没有被调动起来，一切都是徒劳的。1980 年 Bobath 又指出，应该让患者意识到，所有的治疗都是他日常生活的一部分，而不只是一系列的锻炼而已。Bobath 方法强调运动感觉的重要性，运动感觉可通过后天的反复学习、训练而获得，为了掌握运动感觉，需要进行无数次的活动。这种重复不可能单靠有限的治疗时间达到。治疗的最终目的是提高患者的功能，患者将治疗中所学到的技能应用到日常生活中才能将其巩固、提高及永久保持。

现任英国伦敦 Bobath 中心主任 Margaret Mayston（2000 年）曾撰文指出，若将 Bobath 的理念理解为只是通过手法引导患者的活动是不正确的。设计选择患者能够进行的最佳活动是 Bobath 治疗方法的核心，既不能让患者过度用力导致肌张力增高，又不能恐惧肌张力的增高而限制患者的活动。况且，已有证据显示：合适的主动活动不会导致肌张力上升。日常生活中应用 Bobath 理念的例子有：弛缓阶段和痉挛初期患者在坐位下吃饭，注意胸骨作为关键点维持坐位平衡；在相对恢复期用患手从高处取物，如从书架上拿书、放书，并在空中保留数秒，利用本体感受器来加强患肢的活动能力；吃饭时将肘关节固定在桌子上（关键点控制）来稳定前臂的活动。Bobath 方法作为一种治疗理念，治疗师在掌握其中心思想后，可以为患者设计出丰富多彩的有功能意义的治疗性活动。

【案例分析】

此患者为痉挛型脑瘫，可以通过姿势反射和抗重力的活动促进主动活动。一旦主动运动出现，应利用关键点促使患儿保持正常姿势的能力。促进左右对称的姿势和运动，诱发和强化所希望的固定运动模式，逐渐完成由单个运动向多个运动的协调运动。

学习检测

Bobath 技术治疗原理是什么？

项目九
Brunnstorm 治疗技术 —————————————

学习目标

1. 能说出 Brunnstorm 技术的治疗原理。

2. 会使用 Brunnstorm 技术的评定量表进行评价。

3. 具备使用 Brunnstorm 技术进行治疗的能力。

Brunnstorm 疗法由瑞典物理治疗师 Singe Brunnstorm 于 1961 年在哥伦比亚大学物理疗法科应用并推广。Brunnstorm 提出了脑损伤恢复后的六个阶段，并利用这个规律创立了治疗脑损伤后运动功能障碍的方法。作为创立神经生理学疗法的先驱者，Brunnstorm 对瘫痪本质的认识为康复医学的发展奠定了理论基础。她的理论对当前以及以后的康复治疗技术的发展提供了宝贵经验。

▌ 任务一　概述

案例导入　◆

　　患者，女，64 岁，脑卒中后 2 个月。患者意识清楚，言语存在障碍，现生活无法自理。患者上下肢肌力均较差，评价为 1 级。头转向一侧时会引起患侧上肢肌肉紧张，下肢不能抬起但有运动。患者本人与亲属康复意愿强烈。

思　　考

　　根据患者情况应进行哪些方面的康复训练？患者处于脑损伤恢复后的哪个阶段？根据是什么？

一、基本原理

Brunnstorm 认为脊髓和脑干水平的反射以及整体运动模式是早期发育中的必然阶段，脑损伤后，中枢神经系统失去了正常的运动控制能力，重新出现了发育初期才有的运动模式，并认为这些异常模式都是偏瘫患者恢复过程中必须经过的阶段，肢体的随意运动恢复应遵循从整体、刻板的屈肌运动模式到两种模式结合，最后出现随意的分离运动的规律。但并非所有患者的恢复过程都严格遵循这一规律。由此 Brunnstorm 提出，在脑卒中的恢复初期阶段可利用各种原始反射和运动模式诱发连带运动，进而促进随意运动的恢复。患者从中观察到瘫痪肢体的运动，进而刺激主动参与的欲望，再从固定的运动模式中脱离出来，直到恢复正常的、随意的分离运动。

二、偏瘫患者的运动模式

（一）原始反射

新生儿出生后具备许多运动反射。随着神经发育的不断完善，大部分原始反射在 1 岁后逐渐消失，脑部受损后这些反射再次出现为病理性反射。原始反射包括同侧侧屈反射、交叉伸屈反射、屈曲回缩反射、伤害性屈曲反射、紧张性颈反射、紧张性迷路反射、紧张性腰反射、正负支持反射。

（二）联合反应

联合反应是在某些环境下出现的一种非随意运动或反射性肌张力增高的表现，也属于中枢神经系统损伤后被重新释放的原始反射。脑损伤患者在进行健侧肢体抗阻运动时，不同程度增加患侧肢体的肌张力或患侧出现相应的动作，这种反应称为联合反应，用来确定在瘫痪的早期阶段是否会诱发患侧随意收缩或运动。诱发联合反应方法如表 9-1。

表 9-1 联合反应的诱发方法及患侧肢体反应

联合反应		诱发方法	患侧肢体反应
对侧性联合反应	上肢	抵抗健侧肩关节上抬或肘关节屈曲	患侧上肢屈肌联带作用
		肩关节抗阻水平内收	患侧上肢伸肌联带运动
		健侧紧握拳	患侧抓握反应（对称性）
	下肢	健侧髋关节抗阻力内收或外展	相同的运动（Raimiste 现象）
		健侧下肢抗阻力屈曲	患侧下肢伸展（非对称性）
		健侧下肢抗阻力伸展	患侧下肢屈曲（非对称性）
同侧联合反应		患侧下肢抗阻力屈曲	患侧上肢屈肌收缩或肌张力增加

联合反应不同于联合运动，前者是病理性反射，后者是健康人的运动模式，长期处于弛缓阶段，患者可考虑使用联合反应。但应在诱发出随意运动后予以尽早抑制，不得强化。

（三）联带运动

联带运动是病理性的异常运动模式，是没有实用价值的运动，可在随意控制的早期阶段出现。偏瘫患者恢复至痉挛阶段时期的模式就具有连带运动特点，在下一阶段（第三阶段）该模式达到顶峰。上下肢联带运动的特征见表 9-2。

表 9-2　上下肢联带运动模式

		屈肌联带运动	伸肌联带运动
上肢	肩胛带 肩关节 肘关节 前臂 腕关节 手指	上抬、后撤 屈曲、外展、外旋 屈曲 旋后 掌曲、尺偏 屈曲	前突 伸展、内收、内旋 伸展 旋前 背伸 伸展
下肢	髋关节 膝关节 踝关节 足趾	屈曲、外展、外旋 屈曲 背屈、外翻 伸展	伸展、内收、内旋 伸展 趾屈、内翻 屈曲

【案例分析】

（1）言语训练，根据 Brunnstorm 技术进行动作诱发训练，心理治疗与沟通。

（2）处于第二阶段，根据是患者开始出现运动，但这种运动伴随痉挛联合反应和联带运动的特点。

■ 任务二　评价

案例导入 ◆

　　患者，女，50 岁。半年前突发脑出血进入康复阶段，目前患者精神意识、行走功能正常。上肢在抓握物品时，肩部控制存在障碍。在肩关节、肘关节同时抬起时，手指抓握无法完成，但手指有伸展动作。上肢肌力 4 级，下肢肌力 4 级。

　思　考

　　根据 Brunnstorm 评价其手的功能，并简单制订康复计划。

偏瘫的运动功能评定是确定康复治疗目标、制订康复治疗计划、评估治疗效果必要的根据。Brunnstorm 按照疾病的发生发展规律，将整个康复过程分为六个阶段，通过对患者上下肢运动功能的评价，可以了解患者所处的功能水平阶段，从而制订治疗计划。

Brunnstorm 将偏瘫肢体功能的恢复过程，根据肌张力的变化和运动功能情况分为六个阶段，来评定脑卒中后运动功能的恢复过程，具体内容见表9-3。对患者的评价内容主要为：偏瘫上肢的评价、偏瘫下肢的评价，以及手指功能的评定，具体内容见表9-4、表9-5。

表9-3　Brunnstorm 肢体功能恢复阶段

阶段	上肢	手	下肢
Ⅰ	弛缓，无任何运动	弛缓，无任何运动	弛缓，无任何运动
Ⅱ	出现痉挛；出现联合反应，不引起关节运动的随意肌收缩	出现轻微屈指动作	出现痉挛；出现联合反应，不引起关节运动的随意肌收缩
Ⅲ	痉挛加剧，可随意引起共同运动或其成分 屈肌异常运动模式达到高峰	能全指屈曲，可做钩状抓握，但不能伸展，有时可由反射引起伸展	痉挛加剧 1.随意引起共同运动或其成分 2.坐位和立位时髋、膝可屈伸肌异常运动模式达到高峰
Ⅳ	痉挛开始减弱，出现一些脱离共同运动模式的运动： 1.手能置于腰后 2.上肢前屈90°（肘伸展） 3.肩0°肘屈90°的情况下，前臂可旋前旋后	能侧方抓握及拇指带动松开，手指能半随意、小范围地伸展	痉挛开始减弱，开始脱离共同运动，出现分离运动： 1.坐位，足跟触地，踝能背屈 2.坐位时，足可向后滑动，使其背屈大于0°
Ⅴ	痉挛减弱，共同运动进一步减弱，分离运动增强： 1.上肢外展90°（肘伸展，前臂旋前） 2.上肢前平举并上举过头（肘伸展） 3.肘呈伸展位，前臂能旋前旋后	用手掌抓握，能握圆柱状及球形物，但不熟练，能随意全指伸开，但范围大小不等	痉挛减弱，共同运动进一步减弱，分离运动增强： 1.立位，髋伸展位能屈膝 2.立位，膝伸直，足稍向前踏出，踝能背屈
Ⅵ	痉挛基本消失，协调运动大致正常 Ⅴ级动作的运动速度达健侧2/3以上	能进行各种抓握；全范围地伸指；可进行单指活动，但比健侧稍差	协调运动大致正常，下述运动速度达健侧2/3以上： 1.立位，伸膝位，髋外展 2.坐位，髋交替地内旋、外旋，并伴有踝内翻、外翻

表9-4　偏瘫上肢的评价

被动运动感觉	肩关节		
	肘关节		
	前臂旋前旋后		
	腕关节屈曲伸展		
1.出现运动，无诱发			
2.出现痉挛，联带运动初期表现			
屈肌联带运动			
伸肌联带运动			
3.联带运动阶段，痉挛明显			

屈肌联带运动	肩胛带	上抬		
		后撤		
	肩关节	屈曲		
		外展		
		外旋		
	肘关节	屈曲		
	前臂	旋后		
伸肌联带运动	肩关节	伸展		
	肘关节	伸展		
	前臂	旋前		

4. 部分分离运动阶段，痉挛稍减弱

（1）手背后摸脊柱

（2）肩关节屈曲，肘关节伸展

（3）肘关节屈曲，前臂旋前与旋后

5. 分离运动阶段，痉挛减少

（1）肩关节外展，肘关节伸展

（2）上肢上举

（3）肩关节屈曲，肘关节伸展，前臂旋前旋后

6. 正常

| 手指从大腿到下颌 5 秒钟（次数） | 健侧 | 患侧 |
| 手从大腿到另一侧膝关节 5 秒钟（次数） | 健侧 | 患侧 |

表 9-5 偏瘫躯干、下肢的评价

1. 仰卧位

被动运动感觉	髋关节	
	膝关节	
	踝关节	
	拇趾	
屈肌联带运动		
伸肌联带运动		
髋关节外展		
髋关节内收		

2. 坐位

躯干的坐位平衡		
足底感觉（问答次数）	正	反
髋、膝、踝关节同时屈曲		
膝关节屈曲（小范围活动）		
膝关节伸展（小范围活动）		
膝关节屈曲 90° 以上		
踝关节背屈		

髋关节内旋		
3. 坐位		
独立站立		
辅助站立		
单足站立	健侧（秒）	
	患侧（秒）	
髋、膝、踝关节同时屈曲		
膝关节的屈曲和伸展（小范围活动）		
踝关节单独背屈		
膝关节伸展并髋关节外展		

【案例分析】

根据患者情况制订的康复计划：五指伸展练习，肩上举 90°，并进行抓网球练习，手指夹纸练习，系纽扣等练习。

■ 任务三　治疗方法及临床应用

案例导入 ◆

　　患者，男，51 岁，脑卒中后 3 个月。言语吞咽功能无障碍，精神尚可。Brunnstorm 评价为三期。上下肢肌力均为 3 级。

　　思　考

　　请根据评价结果制订康复治疗计划。

一、治疗原则与心理支持

（一）治疗原则

治疗根据发育顺序有规律地进行，即反射→随意运动→功能活动。无随意运动存在时，利用反射、联合反应、本体感觉性刺激和皮肤触觉刺激增加肌张力，促进运动出现。当随意运动出现时，首先要求患者使肢体定位并保持做等长收缩。如果成功，继续做离心性收缩，最后做向心性收缩。一旦患者出现随意控制，应尽快终止各种刺激。首先停止反射刺激，最后停止触觉刺激。第三阶段以上不得使用原始反射（包含联合反应）。为克服或破坏联带运动模式，应加强主动运动的训练。一旦诱发出正确的运动，要不断重复，直至学会。为了将这种运动感觉与有目的的运动相结合，还应将其融入功能活动训练中。

（二）心理支持

治疗师要注意利用自己的知识、技术、判断力给患者足够信心，能够及时处理各种问题，建立良好的医患关系。在治疗过程中不要要求患者做无法完成的训练。这种要求不但无法成功，反而会破坏患者的自信心，使基本训练都无法完成，最终导致治疗效果失败。作为治疗人员，需要做到的是努力提高自己的业务能力，增强自己的判断力。这是康复治疗效果的保证。多站在患者立场上想问题，沟通过程要简练，尽力让患者保持乐观的态度，努力配合治疗达到自己所能完成的训练水平。

二、训练方法

（一）床上姿势与卧位训练

1.**床上姿势**　患者处于弛缓期应注意避免上肢过度外展，防止肩关节半脱位，应在肩关节下方垫枕头。当患者出现痉挛时，上肢会出现肩关节内收、内旋情况，上肢屈肌紧张。因此，除要做相反方向的关节活动训练外，还应注意保持屈肌的放松。膝关节下方垫一小枕，维持膝关节轻度屈曲。为防止髋关节外展、外旋，在下肢外侧放置毛巾、沙袋等支持物。足的上方避免放置重物，避免踝关节出现指屈内翻（图 9-1）。

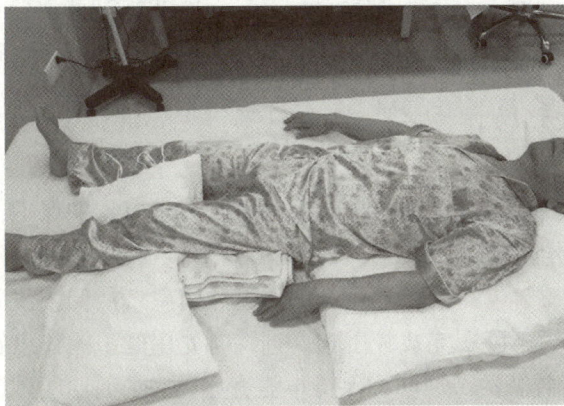

图 9-1　床上姿势

注意事项：应经常变换体位，防止关节挛缩及褥疮。

2.**床上被动、辅助主动运动训练**　患者处于弛缓期，随意运动丧失。治疗师根据患者情况进行头、颈、躯干及四肢的被动活动。比如防止关节挛缩，可在各个关节进行每日两次的全范围关节活动。伴随患者肢体功能改善调整为辅助运动及体位变换训练，如翻身等，上下肢辅助运动（图 9-2、图 9-3）。

课程思政

肢体有缺陷的人，不要放弃自我，经过自己的努力，也可以找到自己的理想，有所作为。

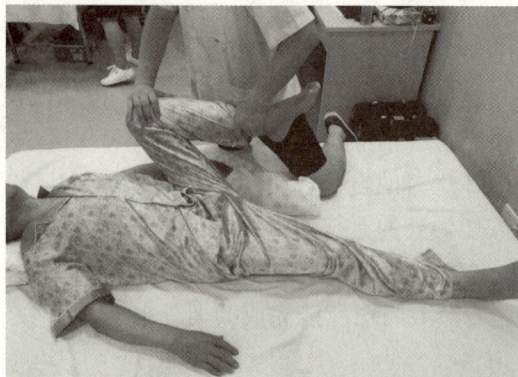

图 9-2　下肢辅助运动

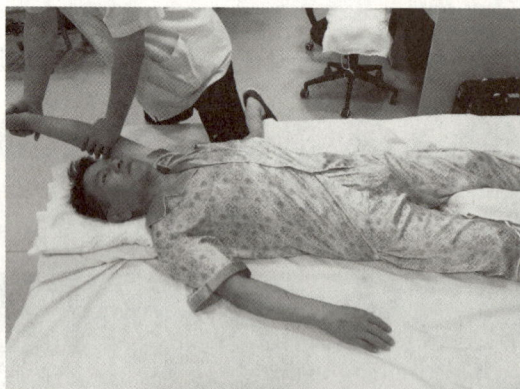

图 9-3　上肢辅助运动

注意事项：被动活动要轻柔缓慢，对患侧肩关节予以特别保护，防止出现肩关节损伤。急性期病情未稳定患者禁用。

3.仰卧位向侧卧位翻身训练　利用健侧上下肢使患者从仰卧位向患侧翻身。向健侧翻身时，由于患侧能力下降，完成较困难。训练时先用健手握住患侧腕关节，保持肩关节屈曲90°，患侧下肢膝关节屈曲，保持小腿直立，必要时给予辅助。翻身时利用健侧带动患侧左右摆动，完成躯干骨盆及下肢的旋转（图9-4、图9-5）。

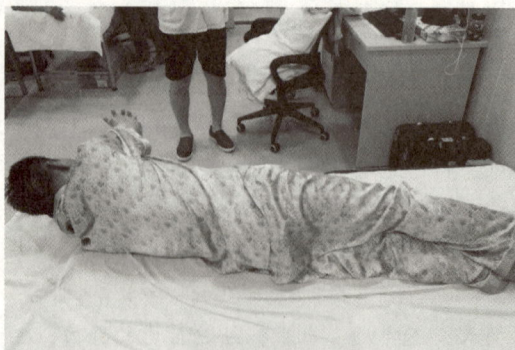

图 9-4　翻身训练

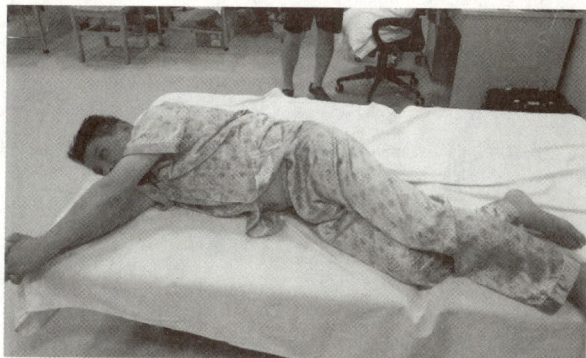

图 9-5　翻身训练

注意事项：患侧不能完成膝直立的患者，治疗师可以协助控制。对于翻身完成困难的患者，在骨盆给予帮助，逐渐提高患者控制能力。该法适用于处于弛缓期的偏瘫患者。

（二）坐位的躯干、颈、四肢训练

1. 坐位平衡诱发训练　患者取坐位，应保护患侧肩关节，健侧手抓握椅子，让患者用健手托患侧肘关节。治疗师向各个方向轻推患者肩部破坏平衡，或者趁患者注意力不集中突然施加外力，诱发患者的自动平衡反应（图 9-6）。

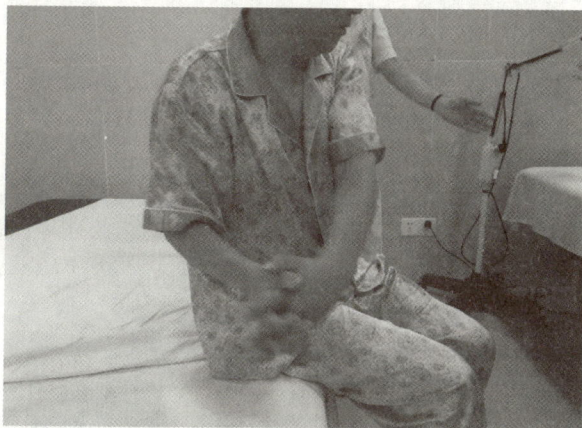

图 9-6　坐位平衡训练

注意事项：向患者告知训练方法和目的，外力不应过大，加强对患者的安全保护。此法适用于中枢性瘫痪所致坐位平衡反应障碍的患者。精神过度紧张，无法取坐位的患者不应用此法。

2. 躯干屈曲训练　患者取坐位，上肢保持抱肘姿势。治疗师坐在患者对面，扶持患者双手诱导躯干及上肢运动，躯干平衡较差时出现患侧下肢外展，治疗师可用自己膝关节协助控制患肢的稳定，伴随躯干前倾，治疗师诱导患者完成肩胛骨的运动（图 9-7）。

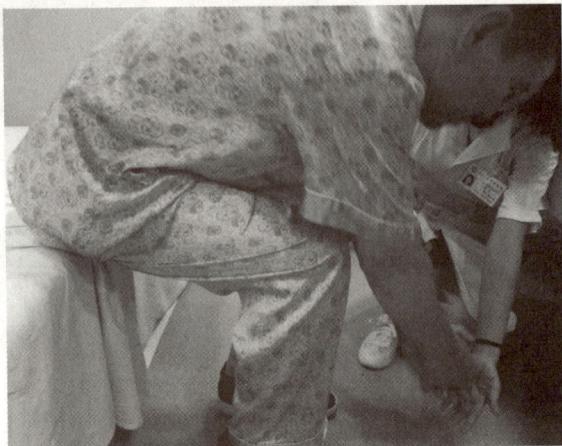

图 9-7　躯干屈曲训练

　　注意事项：躯干向前方屈曲时，治疗师应给予诱导，返回正直坐位时由患者独立完成。

　　3. 躯干旋转训练　患者取坐位健侧手托患侧肘关节，治疗师站在患者身后协助躯干的旋转。训练时患者从目视前方逐渐过渡到完成头、颈、躯干的全部旋转。在完成躯干向一侧旋转的同时，头向另一侧做最大限度的旋转，同时保持一侧上肢外展，一侧上肢内收（图 9-8）。

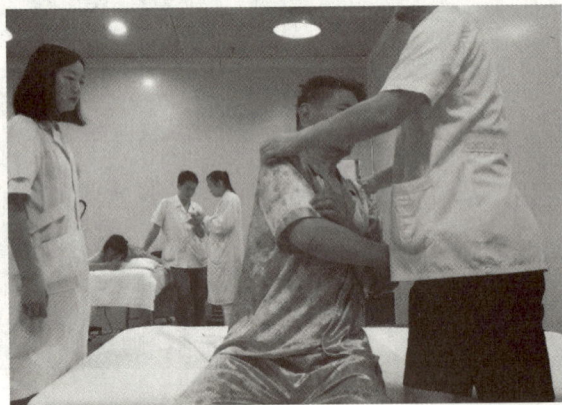

图 9-8　躯干旋转训练

　　注意事项：为了增加躯干旋转的角度，治疗师应一手置于患者肩部，一手置于健侧躯干，予以最大范围活动。此法适用于平衡功能障碍、躯干张力异常的患者，不能独立完成坐位的患者不应进行此项训练。

　　4. 肩胛带诱发训练　通过头颈部运动异化肩胛带的运动，治疗师一手扶持肩锁关节处，一手抵于患者头部侧面，令患者头部向患肩方向侧屈。同时治疗师用手固定头部，诱发颈部肌肉等长收缩。此时出现肩部上抬，再予以肩部固定，便可出现提肩胛肌的作用，诱发出肩上抬的随意动作（图 9-9）。

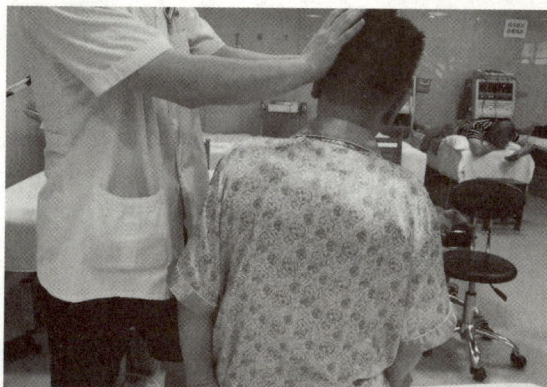

图 9-9　肩胛带诱发训练

注意事项：治疗师用力要适度，随患者的用力缓慢柔和加以对抗，防止颈部损伤。此法适用于肩胛带处于弛缓状态，随意运动消失的患者。训练中痉挛加重、不能缓解者或出现疼痛患者不能使用此法。

5. 髋关节屈肌群对称性训练　患者取坐位，躯干后倾，双足离地，双侧髋关节屈曲。当躯干向后方倾斜时会有效刺激髋关节屈肌和腹肌的收缩，提高躯干平衡能力（图 9-10）。

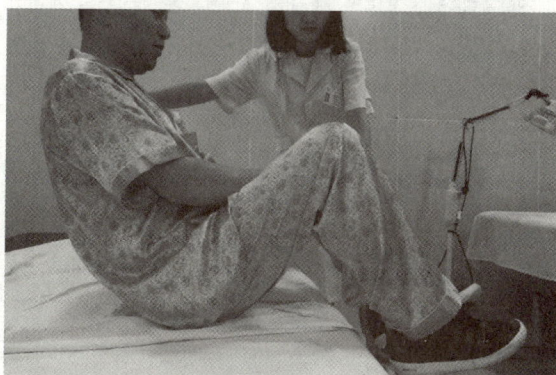

图 9-10　髋关节屈肌群对称性训练

注意事项：根据患者具体情况设计训练环境，以消除患者恐惧。此法适用于髋关节屈曲困难、腹肌运动能力低下、躯干平衡力差的患者。

（三）上肢训练

1. 上肢屈曲运动训练　用屈肌联带运动模式，按照被动运动—主动运动—抗阻运动的顺序进行训练。肘关节一般可进行全范围活动。肩关节训练难度较大，在训练初期会出现各种各样的并发症导致出现治疗障碍，应予以注意。

（1）伴有肩关节疼痛的训练：通过辅助运动方式完成肩胛带的上举、内收、外展。关节活动获得改善后，将肩胛带与肩肱关节按照正常的运动模式进行上肢辅助运动，这样可缓解或消除肩关节疼痛，改善关节活动范围，提高上肢运动能力（图 9-11）。

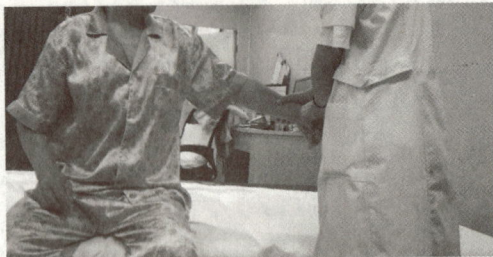

图 9-11　肩关节辅助运动

（2）不伴有肩关节疼痛的训练：患者不能完成肩胛带上举的运动，治疗师用前臂支撑患者肘关节，控制患者腕关节呈背伸位，使肘关节屈曲状态下完成肩关节的外展。同时叩打斜方肌诱发其离心性收缩。在肩关节活动改善的基础上，上肢运动应在屈曲与外展的中间位置，前臂旋后与肩关节外旋的模式下进行。这种模式可以有效诱发上肢的屈曲运动以及深肌的联带运动（图 9-12）。

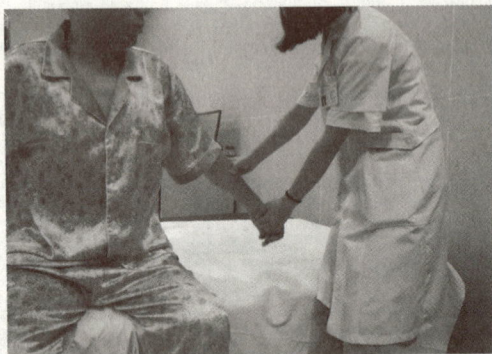

图 9-12　诱发上肢的屈曲运动以及深肌的联带运动

注意事项：训练力度柔和缓慢，防止出现损伤。完成上肢上举动作时，要辅助患者手腕在背伸位。本方法适用于上肢具有屈曲随意运动的患者。

2. 上肢伸展运动训练

（1）胸大肌随意性收缩训练：患者双侧肩关节屈曲并水平外展，双侧上肢克服治疗师阻力向中间做内收运动（图 9-13）。

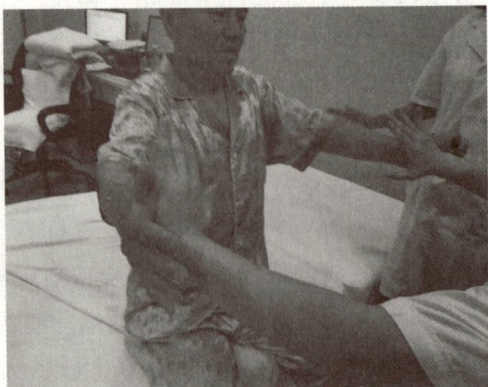

图 9-13　胸大肌随意性收缩训练

（2）肘伸展强化训练：使患肢延伸肌联带运动轨迹伸展肘关节，治疗师做患者对面控制腕关节，同时对患侧手掌近端施加抵抗，使患者对抗外力达到肘伸展动作（图 9-14）。

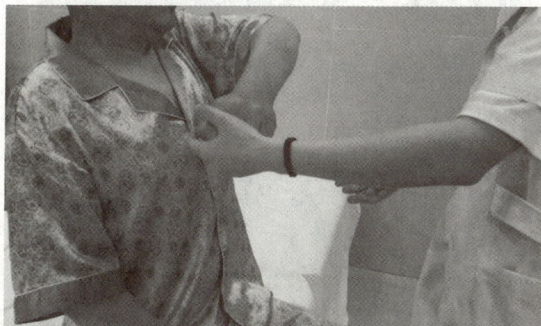

图 9-14　肘伸展强化训练

注意事项：诱发上肢伸展并非力量性训练。当患者完成肘伸展后，应及时改为姿势的调整训练，令患者头完成向健侧旋转，前臂由旋前位转为旋后位。初期患者坐位难以完成时，可以仰卧位下进行，利用迷路反射实现肘关节伸展，体会到运动感觉后可变为坐位训练。

（四）上肢训练

1. 上肢屈曲训练　患侧肘关节与躯干靠拢，抑制肩关节外展；进行肘关节屈曲、患手触摸嘴唇等动作。为诱发出各种脱离联带运动束缚的动作可进行主动运动，分别使患手完成摸嘴、摸耳朵、摸健侧肘关节、摸前额、摸头顶等动作（图 9-15）。

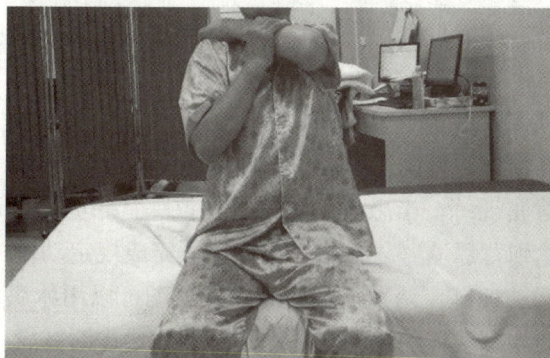

图 9-15　患侧肘关节屈曲状态下完成手部训练

注意事项：为了诱发分离运动，应克服肘关节屈曲时肩外展、外旋。当以上运动可以完成时应尽早向应用动作转化，如摸嘴变为吃面包。

2. 上肢伸展运动训练　患者取坐位，患手摸脊柱，肘关节伸展，肩关节屈曲向上方举；肘关节屈曲，前臂旋前旋后；肘关节伸展，肩关节外展；肘关节伸展，上肢向头上方举；肘关节伸展，肩关节屈曲，手掌上下旋转（图 9-16）。

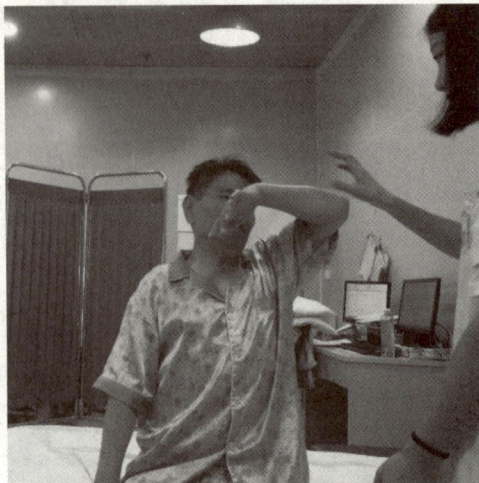

图 9-16　上肢伸展运动训练

注意事项：以上模式分别为四阶段至五阶段的分离运动。偏瘫患者往往受联带运动限制而难以完成，训练时可由治疗师辅助，由被动运动开始逐渐诱导至完成独立动作。当较好完成上述运动时应结合应用动作进行训练，因为正常人的功能性活动可以有效地控制痉挛，也可以根据患者不同情况选择性应用。

（五）下肢运动模式矫正训练

占有相当大比例的患者运动模式由于被联带运动支配，阻碍正常运动的恢复。为了抑制联带运动，建立正常运动模式，必须诱发踝关节背屈、髋关节的外展和伸展以及膝关节伸展的组合运动模式。

1. 踝背屈诱发训练　患者仰卧位，治疗师手握患足，足趾被动屈曲的同时令患者踝关节背屈。

（1）坐位踝背屈训练。在患者患侧膝关节上方施加压力，使髋关节屈曲，伴随阻力增大，使其进行等长性收缩，可诱发踝关节背屈的运动。

（2）站立位的踝背屈训练。当患者可以完成坐位踝背屈的随意运动时，可逐渐提高椅子的高度，并逐渐达到背靠墙壁，在站立位姿势下完成规定动作。

（3）踝外翻背屈运动训练。诱发踝背屈与外翻运动可以用冰块、毛刷等方法刺激足背外侧，诱发踝关节的外翻，伴随运动水平提高，刺激量逐渐减少。

注意事项：诱发反射时需注意手法力度，防止患者受伤或引起疼痛。准备训练时注意防止诱发或强化联合反应及痉挛状况，局部刺激达到目的后应逐渐减量直至撤销。

2. 髋关节外展的诱发训练　由于联带运动，髋关节伸展时外展肌不能协同完成骨盆的固定功能。因此造成患侧下肢支撑体重时，骨盆向摆动的健侧下肢方向倾斜。

（1）用 Raimiste 现象诱发髋关节外展肌的反射性收缩。患者仰卧位，髋关节、膝关节伸展，治疗师对健侧下肢施加阻力进行外展，患侧下肢即出现反射性外展（图 9-17）。

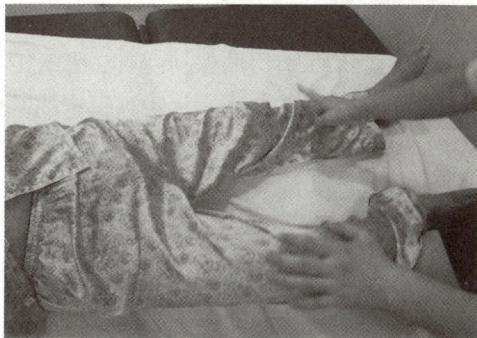

图 9-17　髋关节外展的诱发训练

（2）侧卧位髋外展训练。患者取健侧在下方侧卧，髋、膝稍屈曲。治疗师一手持患者患肢呈外展位，另一手扣打臀中肌，令患者维持不动，如果患者不能保持姿势，可以反复训练，从而达到患侧下肢可以维持在外展位（图 9-18）。

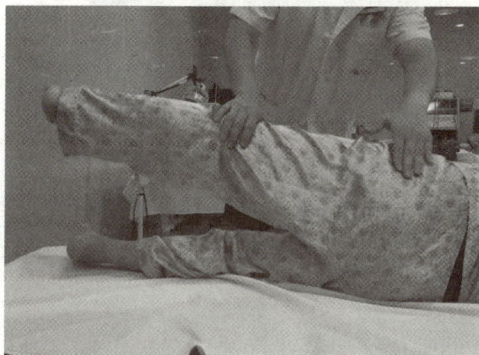

图 9-18　侧卧位髋外展训练

（3）双侧髋外展肌运动训练。患者取立位，令患者首先做患侧下肢外展位摆动，再做健侧下肢外展位摆动。此训练的要点是一侧下肢外展，负重下肢外展肌收缩时，将骨盆予以固定。因此该训练是两侧髋外展肌的训练（图 9-19、图 9-20）。

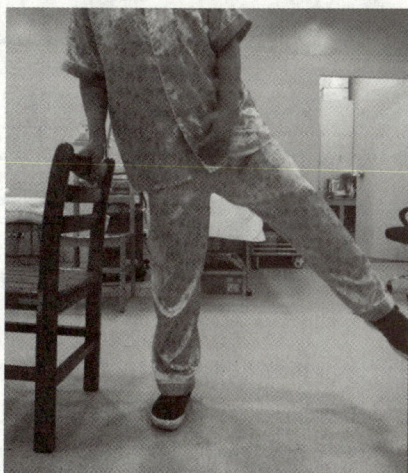

图 9-19　双侧髋外展肌运动训练

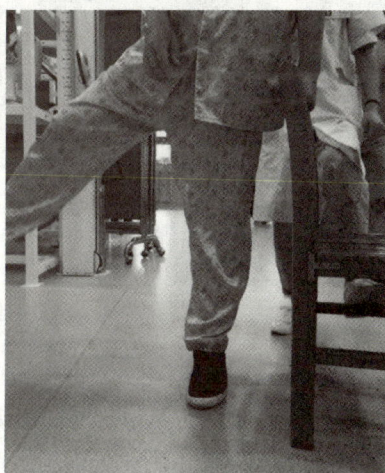

图 9-20　双侧髋外展肌运动训练

（4）立位一侧髋外展肌运动训练。患者取立位，健侧下肢抬起同时骨盆上抬。此运动模式需患者髋外展肌强烈收缩。治疗师协助保持身体的稳定，强调骨盆运动，两侧交替进行骨盆上抬训练。髋外展肌的控制功能是骨盆外侧固定的基础（图9-21）。

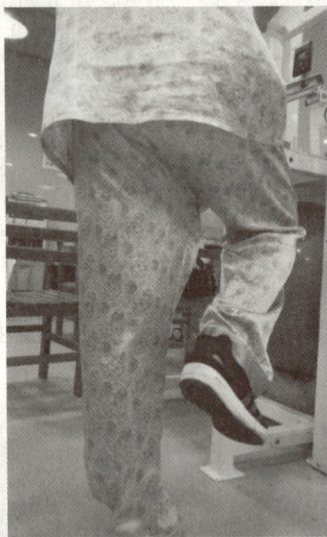

图9-21　立位一侧髋外展肌运动训练

注意事项：此方法是提高外展肌控制能力的方法，不可片面理解为肌力训练，否则难以实现目标。评价训练效果的要点是骨盆的控制，而非肌力的大小。

3.膝关节屈肌与伸肌的交互反应训练

（1）仰卧位。患者取仰卧位。因紧张性迷路反射影响，难以完成膝关节屈曲运动，刺激股二头肌肌腱可使股四头肌缓解痉挛。当痉挛出现缓解时，治疗师令患者下肢屈曲，同时控制足部不离开台面进行滑动，如此反复地进行屈曲与伸展交替运动，并尽可能改善运动速度（图9-22、图9-23）。

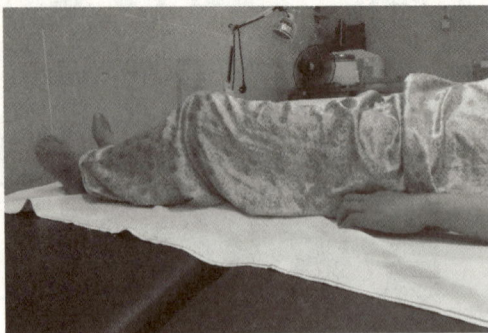

图9-22　仰卧位膝关节伸肌

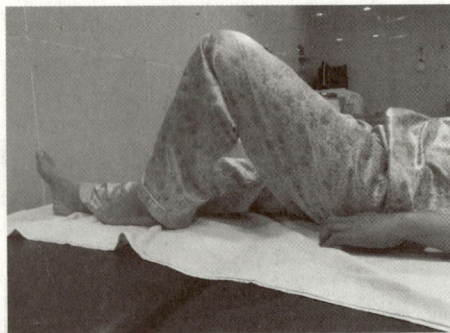

图9-23　仰卧位膝关节屈肌

（2）坐位。不能完成仰卧位屈曲收缩的患者可以进行坐位训练。患者用健手托住患侧足跟着地，足前伸膝关节呈伸展位，足掌着地做后撤动作，直至膝关节屈曲。训练前先让健侧下肢进行训练，使其正确理解动作要领。训练开始后可予以辅助，减少足底与地面的阻力（图9-24、图9-25）。

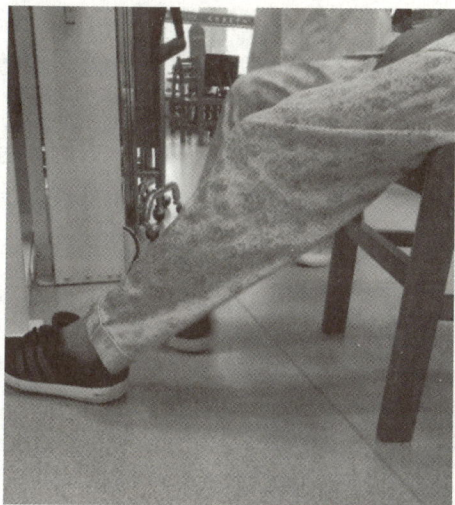

图 9-24 坐位膝关节屈曲训练

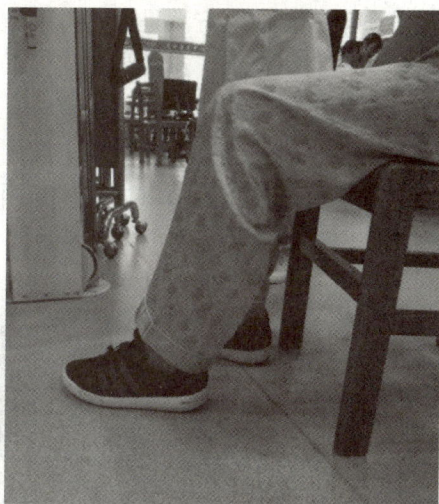

图 9-25 坐位膝关节屈曲训练

（3）立位。从坐位高度逐渐提高椅子的高度直至立位，在髋关节充分伸展的状态下做膝关节屈曲运动。如果能够较好完成，说明膝关节已经脱离联带运动束缚。

注意事项：本训练对患者步行影响较大，应掌握正确的运动模式，然后是自动的控制，最后才能提高运动的速度。该训练方法利用了屈肌联带运动和代偿，动作不宜强化。当膝关节屈曲出现后，尽早练习膝关节分离运动，以避免强化异常模式，局部手法应用时应避免强化痉挛联合反应等异常反应。

（六）手的功能训练

手的康复目标是获得全手指的同时抓握和同时伸展动作，如果能够达到这个目标，患者就可以掌握一般抓握动作。

1.通过近端牵引反应诱发抓握动作　当患侧上肢近端出现联带运动后，治疗师对屈肌收缩予以抵抗。此时患侧腕关节出现屈曲，手指屈肌群也会产生收缩，这种反应为近端牵引反应。以上手法同时使用并且指示患者用力做握拳动作，在反射和随意运动刺激的相互作用下，部分患者可以完成手指的屈曲动作（图 9-26、图 9-27）。

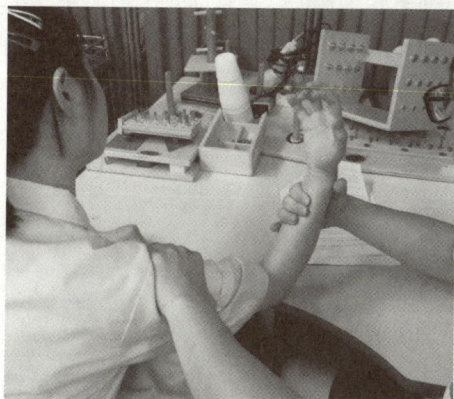

图 9-26 近端牵引反应诱发抓握

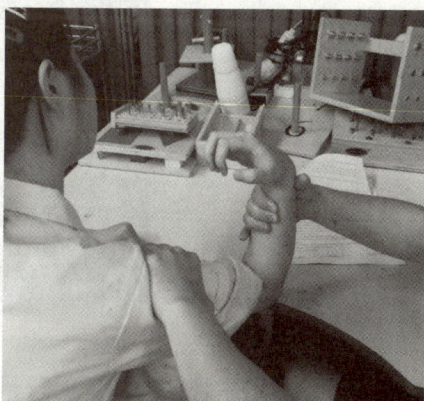

图 9-27 近端牵引反应诱发抓握

注意事项：本训练方法是通过近端牵引反应，使手指出现联合屈曲。当手出现联合屈曲后应尽早终止训练，避免强化代偿动作，以防止上肢屈肌痉挛加重。此外，伴随手指屈曲动作的出现逐渐减少反射刺激。

2.诱发手指联合伸展的手法　　上肢屈肌痉挛的典型模式为肩关节内收、内旋，肘关节屈曲，前臂旋前，腕关节掌屈，拇指内收。缓解痉挛时应先使患手的拇指外展。治疗师另一手固定患侧肘关节将前臂旋后，停留数秒，痉挛可自动伸展（图9-28）。

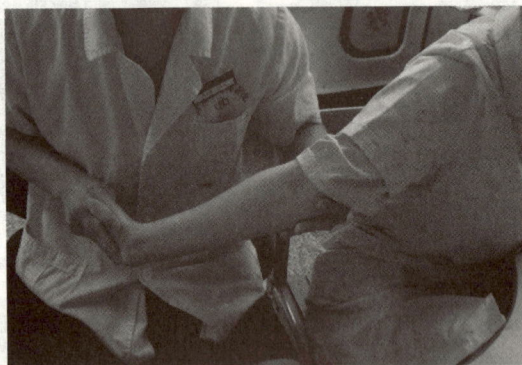

图 9-28　诱发手指联合伸展

注意事项：在做任何训练之前，应缓解手部的痉挛情况，手法操作要轻柔，不得出现疼痛。本方法适用于手部屈曲痉挛的偏瘫患者。

3.利用紧张性拇指反射诱发拇指伸展　　治疗师站在患侧身后固定患者前臂近端，使上肢上举头顶，再将前臂旋后，拇指出现伸展。这种反射经数秒钟可达最大限度，示指往往随拇指出现伸展，但不同患者其反应程度有明显差异（图9-29）。

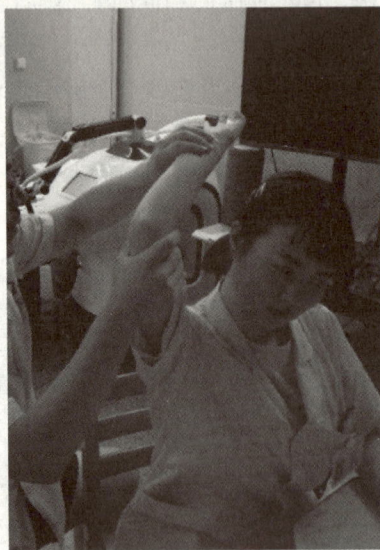

图 9-29　利用紧张性拇指反射诱发拇指伸展

注意事项：利用紧张性拇指反射时，应让患者体会运动感觉，继而诱发随意运动。

4.拇指分离运动的诱发手法　　在进行缓解痉挛的手法后，将患手放在膝关节上，尺侧在下方，练习拇指与示指分离。拇指的分离运动是手功能的基础，不能独立完成时，应对其腕关节的拇长展肌和拇短伸肌肌腱做轻叩和刷擦动作（图 9-30、图 9-31）。

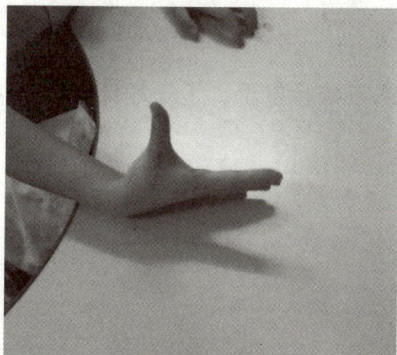

图 9-30　拇指分离运动的诱发　　　　图 9-31　拇指分离运动的诱发

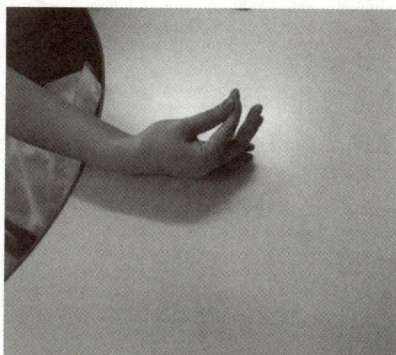

注意事项：训练的环境要安静，使患者精力集中。要调节好患者的情绪，使其耐心、愉快地训练。不得急躁，全身尤其患侧肌肉要充分放松。

（七）手的能力训练

1. 钩型抓握　钩型抓握不需要掌握伸开手指动作，只需患侧手能握拳即可实现。但是由于拿轻的物品也需要一定的耐力，所以应注意保持手的耐力训练，同时提高患者的注意力（图 9-32）。

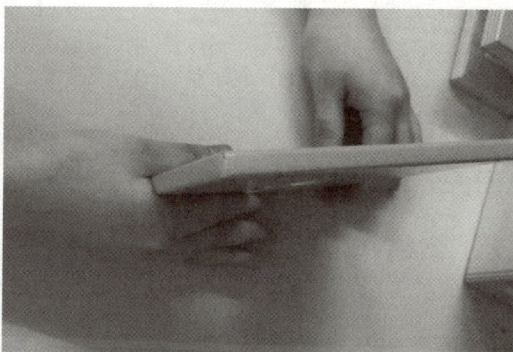

图 9-32　钩型抓握

2. 侧捏　侧捏动作只要拇指能够按压和离开示指桡侧就可以实现，所以相对比较容易。侧捏是手功能训练的重点内容。一般练习方法从较小物品开始，其中重点是练习拇指的分离运动。在手的功能尚未达到较好水平以前，没有必要练习理想模式的抓握动作，如能熟练使用拇指的侧捏，就可完成日常生活中的大部分动作，比如切肉时用健手持刀，患手可以帮助固定餐具等。

3. 理想模式　一般理想模式抓握须具备三个条件：①握拳的手指可随意伸展；②拇指与其他各指具有对掌功能；③预备拿物品，接触时手指可以自如分开。能够具备以上条件的患者在生活中需配有一定的自助器具，通过反复练习多可以完成精细动作。比如用粗大的毛衣针编织毛衣，用鞋拔进行穿鞋训练。一般患者需较长时间练习手指的协调性和提高手的动作速度。

【案例分析】

根据患者的具体情况，利用偏瘫上肢评价表与偏瘫躯干、下肢评价表对患者进行评定。具体评价见书内相关内容。

学习检测

简述 Brunnstorm 肢体功能恢复阶段。

参考文献

［1］于兑生，恽晓平．运动疗法与作业疗法［M］．北京：华夏出版社，2002．

［2］于兑生，恽晓平．运动康复治疗［M］．北京：北京体育大学出版社，2006．

［3］于兑生，恽晓平．功能康复训练［M］．北京：北京体育大学出版社，2006．

［4］励建安．临床运动疗法学［M］．北京：华夏出版社，2005．

［5］卓大宏．中国康复医学［M］．北京：华夏出版社，2003．

［6］张琦．临床运动疗法学［M］．北京：华夏出版社，2014．

［7］纪树荣．运动疗法技术学［M］．北京：华夏出版社，2011．

［8］周同，王于领．运动疗法［M］．广州：中山大学出版社，2017．

［9］胡永善．运动疗法应用研究进展［M］．北京：人民卫生出版社，2010．

［10］田莉．运动疗法［M］．北京：人民卫生出版社，2016．

［11］章稼，王晓臣．运动治疗技术［M］．北京：人民卫生出版社，2014．

［12］张绍岚，王翔．运动治疗技术［M］．郑州：河南科学技术出版社，2014．

［13］陈书敏．运动治疗技术［M］．北京：中国中医药出版社，2018．

［14］宋卫军，袁景和，高东梅，吕德林．肩胛上神经阻滞治疗早期冻结肩的效果及其作用机制研究［J］．西南国防医药，2018（09）．

［15］李飞．动态关节松动疗法治疗继发性冻结肩的疗效观察［J］.解放军医学院学报，2015（08）．

［16］程明，王跃．臂丛神经阻滞下关节粘连传统松解术治疗肩周炎的疗效［J］.实用医院临床杂志，2017（01）．

［17］徐银亮．关节松动术治疗肩周炎10例疗效观察［J］.当代医学，2011（35）．

［18］巩治华，张效斌，徐文涛．踝关节和膝关节运动性损伤的原因及预防［J］.郑州铁路职业技术学院学报，2016（04）．

［19］段好阳，闫兆红，刘娜，刘福迁，怀志刚，李贞兰．等速肌力训练不同介入时机和治疗时程对恢复期脑卒中偏瘫患者步行功能的影响［J］.中国康复医学杂志，2018（10）．

［20］周海晏，吴立新，汪苗，黄青云，叶玲．多学科合作连续康复护理对脑卒中偏瘫患者生存质量的影响［J］.安徽医药，2018（08）．

［21］张学慧，毕霞，孙丹，邵静雯，汪敏，张礼礼．不同等速肌力训练模式对脑卒中偏瘫患者下肢功能恢复的影响［J］.中国康复医学杂志，2018（05）．

［22］尹正录，朱小云，范章岭，张熙斌，王奎．等速肌力训练对脑卒中偏瘫患者上肢运动功能及日常生活活动能力的影响［J］.中国康复理论与实践，2017（09）．

［23］李水琴，欧妍．等速运动锻炼对老年脑卒中偏瘫患者下肢肌力学及步行能力的影响［J］.中国老年学杂志，2017（18）.

［24］刘金明，肖府庭，章志超，马艳．呼吸训练对脑卒中患者肺功能及上肢运动功能的疗效观察［J］.中国康复，2019（02）.

［25］王文龙，张颖，杜金刚．本体感觉强化训练对骨性关节炎患者平衡能力的影响［J］.中国康复医学杂志，2019（01）.

［26］徐乐义，周颖，刘美快，林玲，陈琪琪，李海燕．镜像治疗对亚急性脑卒中患者下肢运动及步行功能的影响［J］.中国康复理论与实践，2018（07）.

［27］冷情英，张新斐，郑文华，曾晓林，莫昊风，胡淑萍．针刺激痛点治疗小儿脑瘫足内翻的疗效观察［J］.中国康复，2018（03）.

［28］陈英伦，白玉龙．镜像疗法在脑卒中偏瘫患者运动康复中的研究进展［J］.中国康复理论与实践，2018（06）.

［29］文涛，房冬梅．脑卒中偏瘫患者足内翻的治疗进展［J］.当代体育科技，2018（11）.

［30］杨婷，李雪萍，林强，杨倩，许亮，高政，俞长君．步态诱发功能性电刺激对偏瘫足下垂患者步行能力的影响［J］.中国康复医学杂志，2018（02）.

［31］段好阳，闫兆红，刘福迁，刘娜，徐国兴，李贞兰．动态平衡训练仪中的视觉反馈任务导向性训练对脑卒中后倾斜综合征的影响［J］.中华物理医学与康复杂志，2017（09）.

［32］付水生，龙耀斌，肖靖华．新 Bobath 技术介入对脑卒中偏瘫上肢功能的影响［J］.中国康复，2018（06）.

［33］李建鑫，朱晓龙，李建伟，屈阳，武慧丽．针对性 Brunnstorm 分期仿真康复治疗脑卒中患者神经功能康复的效果分析［J］.检验医学与临床，2018（08）.

［34］王雪强，陈佩杰．腰痛常见不良姿势及其运动疗法［J］.中国疼痛医学杂志，2014（10）

［35］李婉玲，兰红珍，孔婵．Bobath 技术在脑卒中后偏瘫患者体位转移中的应用［J］.护理学报，2018（01）.

［36］宋媛媛．观察新 Bobath 技术对脑卒中后患者上肢功能康复的效果［J］.双足与保健，2018（01）.

［37］黄长琴，钟艳．脑卒中患者运动功能障碍康复治疗新进展［J］.检验医学与临床，2017（03）.

［38］孙京，王可升，张馨月．运动想象疗法结合 PNF 疗法对脑卒中偏瘫患者上肢及手功能的疗效观察［J］.大医生，2017（06）.

［39］高洁，鞠晶昀，徐茜．PNF 上肢和躯干模式对脑卒中偏瘫患者坐－站转移能力的效果［J］.交通医学，2018（04）.

［40］杨知博，刘东，常悦松，乔鹤，贾力．眼针配合 Rood 物理技术治疗中风后偏

瘫肩痛的临床研究［J］.中国中医药现代远程教育，2015（19）.

［41］Kelly R. Anderson，Michelle L. Woodbury，Kala Phillips，Lynne V. Gauthier. Virtual Reality Video Games to Promote Movement Recovery in Stroke Rehabilitation：A Guide for Clinicians［J］. Archives of Physical Medicine and Rehabilitation，2015（5）.

［42］Emilia Mikoajewska. Changes in Functional Outcomes in Elderly Patients as a Result of Poststroke Rehabilitation Using the NDT–Bobath Method：Preliminary Findings［J］. Topics in Geriatric Rehabilitation，2014（3）.